高等职业教育素养课系列教材

海船船员专业培训教材

精 通 急 救

（修订版）

李 俐 主编
赵邦良 蔡金梅 主审

科 学 出 版 社
北 京

内 容 简 介

本书以交通部海事局《20110122_STCW 公约马尼拉修正案履约_船员培训合格证_培训纲要》为指南，并结合我国船员的需求组织编写。

本书共分 12 章，主要介绍医学基础知识以及常见急症的观察、诊断和处理，旨在使船员掌握医疗救护知识和技能，以便船员在航行途中遭遇危急重伤病时，能有效组织急救，正确应急处理，适时对伤病员进行转运。教材内容包括：人体的解剖及生理学，伤病员的病史采集和体格检查，基本护理，船舶药品器械管理，消毒与灭菌，外来援助，生命急救技术，常见急症的现场急救，创伤，环境和理化因素损伤，船载有毒货物中毒，实操训练内容及要求。

本书实用性较强，图文并茂，不仅可作为海船船员专业培训教材，也可作为船、岸人员医疗救护和健康保健参考读物。

图书在版编目(CIP)数据

精通急救（修订版）/ 李俐主编. —北京：科学出版社，2012
（高等职业教育素养课系列教材 · 海船船员专业培训教材）
ISBN 978-7-03-035378-8

Ⅰ. ①精…　Ⅱ. ①李…　Ⅲ. ①急救 - 高等职业教育 - 教材
Ⅳ. R459.7

中国版本图书馆 CIP 数据核字（2012）第195546号

责任编辑：唐寅兴 / 责任校对：耿　耘
责任印制：吕春珉 / 封面设计：东方人华平面设计部
版式设计：金舵手世纪

科学出版社 出版
北京东黄城根北街16号
邮政编码：100717
http://www.sciencep.com
三河市骏杰印刷有限公司 印刷
科学出版社发行　各地新华书店经销
*
2012年9月第　一　版　开本：787 × 1092　1/16
2021年2月第七次印刷　印张：14 3/4
字数：340 000

定价：59.80元

（如有印装质量问题，我社负责调换〈骏杰〉）
销售部电话 010-62136131　编辑部电话 010-62135763-2015

Preface

前　言

原中国港监局组织编写的《船上精通急救》一书，自1998年问世至今已14年。本书作为船员培训指定教材，因针对性较强，颇受船员们的青睐。

随着医学和航海业的发展及“2010马尼拉公约修正案”的出台，对船员的医疗救护和疾病防治培训内容及要求也在不断更新和提高，因此有必要对1998版教材进行修订。

2009年由江苏海事局组织，江苏航海类高校相关负责人、医疗培训专业教师及海员船长代表曾共同探讨了原书需修改和增减的内容。

在此基础上，编者结合《20110122_STCW公约马尼拉修正案履约_船员培训合格证_培训纲要》的要求，对原稿内容再次进行了整合和修订。新书具有以下特点：

1．时效性：章节编排严格遵循新大纲和指南要求，内容上体现现代医学进展成果。根据新大纲要求删除了一部分药品种类，以及“急腹症”、“中暑”、“晕厥”等章节；补充了“船舶常见传染病的消毒隔离措施”、“冠状动脉粥样硬化性心脏病”、“高血压及高血压急症”、“伤病员的搬运”、“《危险货物事故医疗急救指南》有关规定”等章节。在“心肺复苏术”、“高血压及高血压急症”编写中参阅了“2010美国心脏协会心肺复苏及心血管急救指南”及“2010中国高血压防治指南（修订版）”相关内容；“船舶药品器材管理”一章中参照了《国家基本药物目录》，并用“◇”标识。

2．横向型：对“基本急救”、“精通急救”、“船上医护”培训大纲及评估标准进行横向比较，在编写上力求做到详略得当、侧重分明、难度内容适中。如“基本急救”和“船上医护”培训中对“中毒诊断和急救处理”未作要求，但在“船载有毒货物中毒”一章中作了较详细介绍。

3．可操作性：船上医疗培训针对人群是船员，因大多数无医学专业基础，受教育层次不一，因此在内容上力求阐述到位，便于理解和运用，尤其在实用性和可操作性内容编写上避免形式上的泛泛而谈。对“生命体征观察评估”、“心肺复苏”、“止血”、“伤病员搬运”、“骨折固定转运”、“开放性软组织损伤急救处理”等实际操作内容，做到描述具体、操作规范、注重细节。

4．拓展性：船员在航行途中对“危急重伤病”的现场急救目的是稳定病情，维持生命，而更多更重要的环节应是专业治疗、后续和并发症处理。本书对与临床诊疗密切相关的内容，如“氧气疗法”、“除颤”、“心梗介入治疗”、“腰椎间盘突出症”、“颈椎病”、“肩周炎”、“营养与饮食”等作了简要介绍，并用“★”标注，以求在不增加船员学习负担的前提下，普及船员医学常识。

5．书中配有大量彩色图片，以增强读者阅览性和理解性。

本书由江苏海事职业技术学院教师主持编写工作，江苏省人民医院、南通大学附属医院、明基医院、南通航运职业技术学院、浙江国际海运职业技术学院、中外运长航集团南京油运股份有限公司等企事业单位临床一线医务人员、专业教师及船舶管理级人员共同完成。

本书由李俐主编并统稿，赵邦良、蔡金梅主审。参编人员有：薛群、蔡伟、邢蓓蓓、陈依群、童晓明、沈默、庞辉、李明霞、施拥群、史方敏、张静、童学友、丁振国、赵越。编写过程中承蒙缪克银、阎羡功、王锦法、张海峰等院系部领导以及南通航运职业技术学院汤国杰的指点和大力支持，编者同时参阅了大量国内外著述，在此一并表示感谢。

由于水平有限和时间仓促，本书难免有疏漏和错误，真诚希望读者和专家批评指正。

主　编

2012年6月

Contents

目　录

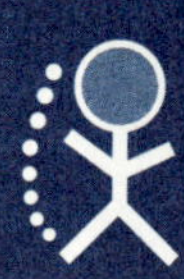

第一章

人体解剖及生理学

第一节　概　　述

构成人体最基本的单位是细胞；形状相仿，作用相近的细胞与细胞间质构成组织（上皮组织、结缔组织、肌肉组织、神经组织四大组织）；几种组织结合在一起，执行一定的功能，形成器官（心、肺、肝、肾、脑等）；几种功能接近的器官组合在一起，执行一定任务，称为系统（运动系统、脉管系统、呼吸系统等），系统间协调配合，使人体内各种复杂的生命活动能够正常进行。

运动系统（the skeletal and muscular system） 由骨、骨连接和骨骼肌组成。具有支持、保护、运动的功能。常见疾病有骨折、关节脱位、软组织损伤等。

脉管系统（the circulatory system） 包括心血管系和淋巴系，它是人体内一套封闭的连续管道系统。其功能是将消化系吸收的营养物质和肺吸收的氧气运送到全身各器官、组织和细胞，供其新陈代谢之用；并将它们的代谢产物排出体外。淋巴系参与机体的免疫机制。脉管系对维持机体内环境的相对稳定也起着重要作用。常见疾病有高血压、冠心病、心律失常等，以及一些免疫系统疾病。

消化系统（the digestive system） 由消化道和消化腺组成。其功能是负责食物的摄取、消化、吸收，并具有分泌及排泄的功能。常见疾病有上消化道溃疡、胆囊炎胆石症、阑尾炎等。

呼吸系统（the respiratory system） 由呼吸道和肺组成。其功能主要是完成氧气的吸入及二氧化碳的排出。常见疾病有上呼吸道感染、支气管炎、肺炎等。

泌尿系统（the urinary system） 由肾、输尿管、膀胱及尿道组成。其主要功能为排泄。常见疾病有肾炎、泌尿系结石、泌尿系感染等。

生殖系统（the reproductive system） 分男性和女性两类。男女主性器官睾丸和卵巢能产生生殖细胞和性激素，参与生殖及生长发育。常见疾病有前列腺肥大、卵巢囊肿、附件炎等。

内分泌系统（the endocrine system） 主要是由无管道的腺体组成，包括甲状腺、甲状旁腺、肾上腺、垂体、松果体、胰岛、胸腺和性腺等。其分泌的激素对整个机体的生长、发育、代谢和生殖起着调节作用。常见疾病有甲状腺机能亢进、垂体瘤、原发性醛固酮增多症等。

神经系统（the nervous system） 由中枢神经系统和周围神经系统组成，是机体内起主导作用的系统，其功能是通过控制和调节身体各个系统的活动，使机体成为一个有机整体。常见疾病有脑出血、脑梗塞、面神经炎等。

部分学者认为：随着免疫性疾病增多，可将淋巴系从脉管系统中分离出来，单独作为免疫系统介绍，更方便读者理解。免疫系统是由免疫器官、免疫细胞、免疫分子组成，它是人体抵御病原菌侵犯最重要的保卫系统。常见疾病有红斑狼疮、过敏性疾病、艾滋病等。

第二节 运动系统

一、骨及骨连接

（一）骨

全身骨共 206 块，按其在体内位置可分为颅骨、躯干骨和四肢骨；按其不同形态可分为长骨、短骨、扁骨和不规则骨。骨具有支持、保护、运动的作用。人体骨骼的分布如图 1-1 所示。

骨是由骨质、骨膜、骨髓，以及神经、血管等构成（见图 1-2）。

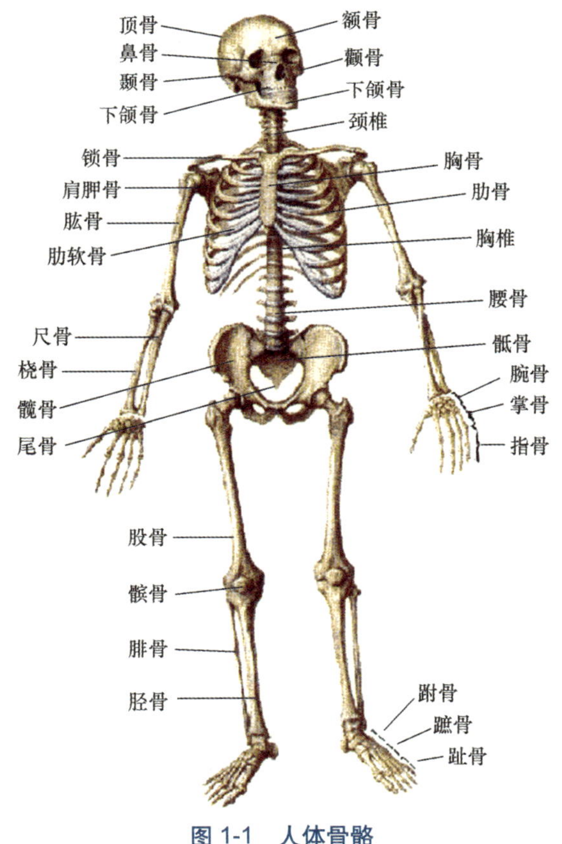

图 1-1 人体骨骼

骨膜 骨膜有营养骨质，促进骨的发生、生长、改造和修复作用。

骨质 骨质是骨的主要成分，有骨松质和骨密质两种形式。前者分布于骨骺及骨的内部，呈蜂窝状；后者分布于骨及骨骺的外层，致密而又坚硬。

骨髓 骨髓分为红骨髓和黄骨髓。前者有造血功能，后者因含大量脂肪组织基本失去造血功能，胎儿及婴幼儿全是红骨髓，随着年龄增大，长骨内红骨髓逐步转化为黄骨髓，红骨髓仅保留在肋骨、胸骨、椎骨、髂骨等骨松质内。

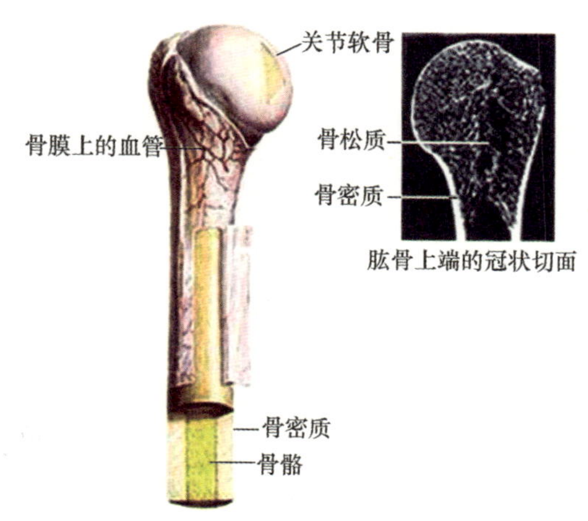

图 1-2 新鲜骨的构造

临床 采取红骨髓检查骨髓象时，常在髂嵴，偶胸骨进行穿刺取样。当大量失血或贫血时，黄骨髓重新转化为红骨髓产生造血功能。

（二）骨连接

骨连接方式有直接连接和间接连接两种。前者主要是纤维连接、软骨连接及骨连接；后者主要是关节连接。

（三）全身骨

1. 颅骨

颅骨位于脊柱上方，共 23 块。除下颌骨和舌骨外，其余各骨都借缝（少数借软骨或骨）牢固连结，形成许多腔洞，容纳、支持和保护脑，是感觉器官以及消化系统、呼吸系统的起始部分。颅骨分为脑颅骨和面颅骨。下颌骨是颅骨中唯一能活动的骨。人类颅骨侧面如图 1-3 所示。

临床 下颌关节是由下颌骨及颞骨的下颌窝构成。因张口过大，关节囊过份松弛时，下颌头可能滑到关节结节的前方，而不能退回关节窝，造成下颌关节脱位。

2. 脊柱

脊柱位于背部正中，由 24 块椎骨（7 块颈椎、12 块胸椎、5 块腰椎）、1 块骶骨（5 个骶椎融合而成）、和 1 块尾骨（4 个尾椎融合而成）借助软骨、韧带和关节连结而成（见图 1-4）。脊柱椎管内容纳脊髓，脊神经从每个椎间孔里出来。脊柱具有支持、保护胸、腹、盆内脏器，保护脊髓，以及进行多种运动的功能。

临床 第 7 颈椎的棘突特长，末端无分叉，可在皮外扪到，常作为计数棘突的标志。

临床 椎间盘是连结相邻两个椎体的纤维软骨盘。盘中央是胶状物质髓核，因纤维环后侧最薄，故髓核容易从后外侧突出，突入椎管或椎间孔，产生神经压迫，称为椎间盘突出。年轻人可因急性腰扭伤，造成腰椎间盘突出。

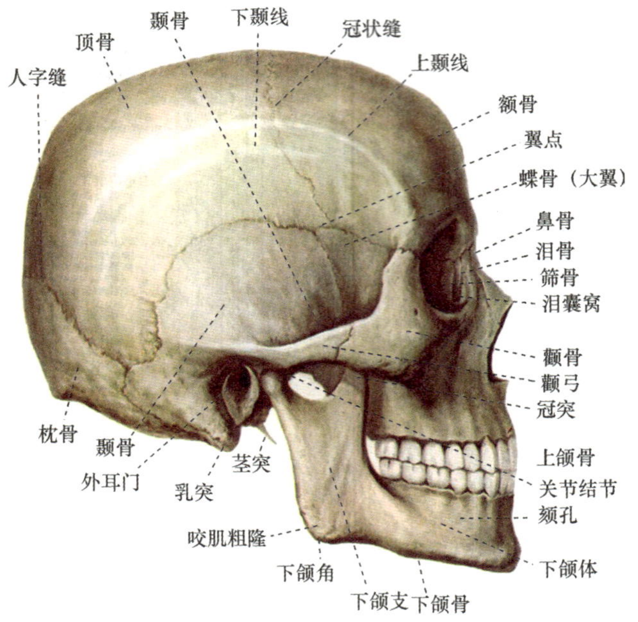

图 1-3　颅骨侧面

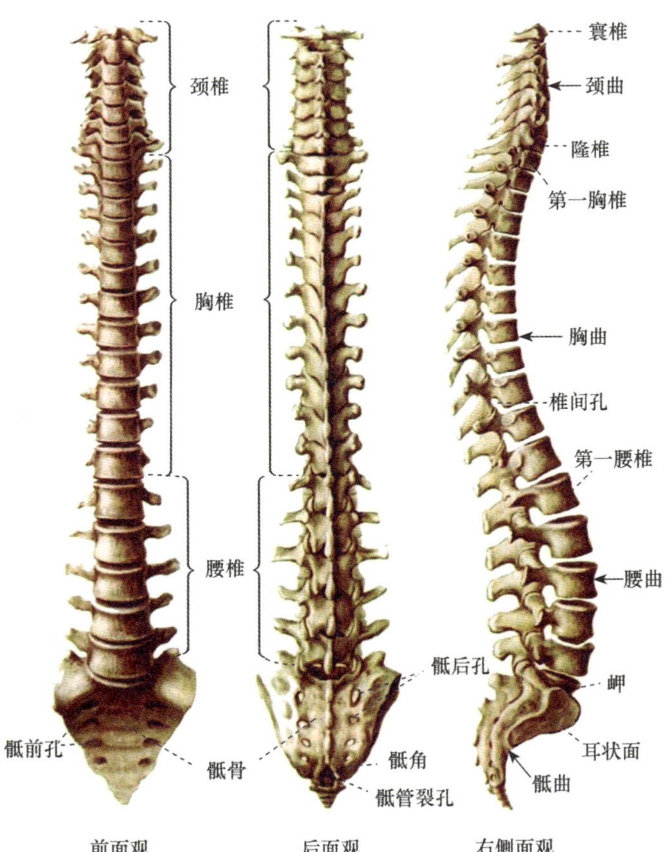

图 1-4　脊柱

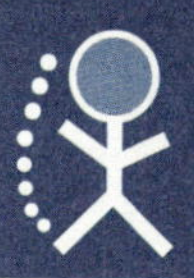

3. 胸廓

胸廓是由 12 块胸椎、12 对肋骨、1 块胸骨和它们之间的连接组成的笼状支架，起着支持、保护胸腹器官的作用，并参与呼吸运动（见图 1-5）。

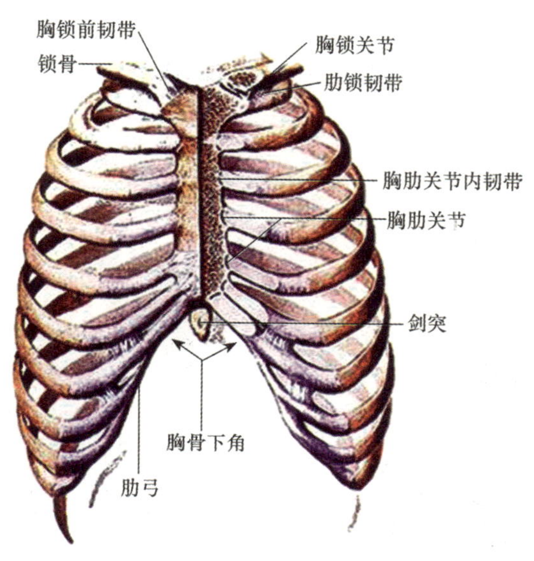

图 1-5 胸廓前面观

胸骨 胸骨是由胸骨柄、胸骨体和剑突组成，呈“匕首”状，柄与体间的连接为胸骨角，与其侧方连接的是第二肋软骨。

临床 胸骨角是计数肋的重要标志。胸骨为胸外心脏按压部位。

肋骨 肋骨有 12 对，第 1 ～ 7 对直接与胸骨相连，第 8 ～ 10 对借肋软骨与上位肋骨相连形成肋弓，第 11 ～ 12 对前端游离，不与胸骨或上位肋软骨相连。

4. 上肢骨

上肢骨由与躯干相连接的上肢带骨（锁骨、肩胛骨）及自由活动的自由上肢骨（肱骨、桡骨、尺骨、掌骨组成）。

锁骨 呈波浪形，是重要骨性标志。

肩胛骨 呈三角形扁骨，位于胸廓的后外侧上方。肩胛骨外侧与肱骨头相连接。

肱骨 是上臂长骨，肱骨上端呈半球形，称肱骨头，与肩胛骨关节盂相连，组成肩关节部分，下端与桡骨、尺骨上端构成肘关节。

桡骨 位于上肢前臂外侧。

尺骨 位于上肢前臂内侧。

掌骨 包括腕骨、掌骨和指骨。

临床 肩关节是由肱骨头与肩胛骨的关节盂构成，是典型的球窝关节。因关节囊的下方缺少肌附着，成为关节的薄弱处，肩关节脱位时，肱骨头常从此处脱出。

5. 下肢骨

下肢骨由与躯干相连接的下肢带骨（骨盆）及自由活动的自由下肢骨（股骨、髌骨、胫骨、腓骨、足骨）组成。

骨盆 是由左右髂骨和骶尾骨组成。髂骨的外侧有一个杯状的臼，称为髋臼，容纳整个股骨头，组成髋关节，如图 1-6 所示。

股骨 是人体最长、最结实的长骨。其头成球形，称股骨头，头下外侧狭细部分为股骨颈，股骨下端连接胫腓骨。髋关节及股骨如图 1-7 所示。

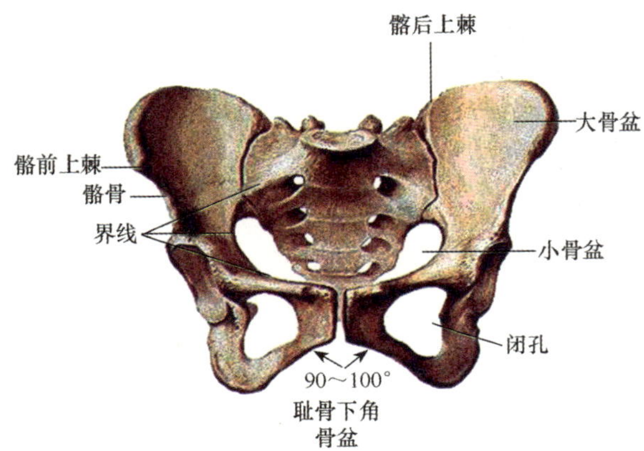

图 1-6　骨盆

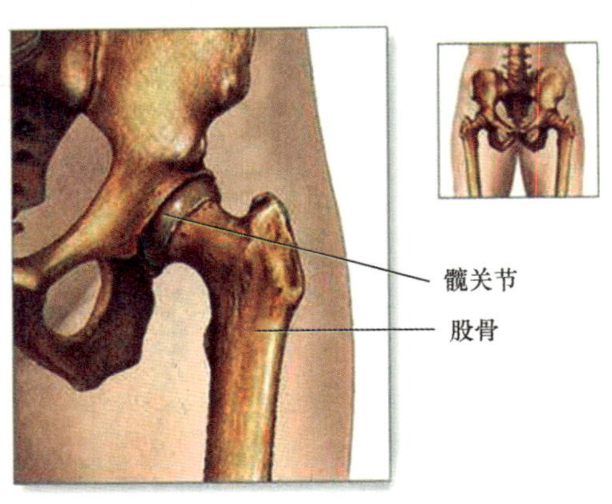

图 1-7　髋关节及股骨

临床 股骨颈是易发生骨折部位；激素、外伤、酗酒易造成股骨头坏死。

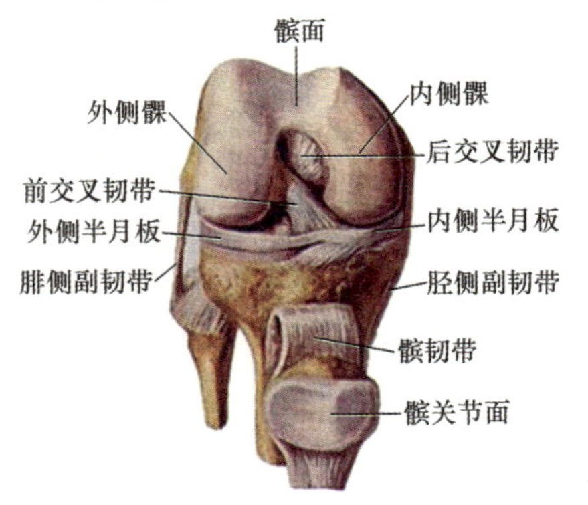

图 1-8　膝关节

髌骨 髌骨是全身最大的籽骨，上宽下尖，前面粗糙。髌骨可在体表扪到。

胫骨 胫骨位于小腿内侧，较粗大。

腓骨 腓骨位于小腿外侧，细长形。

足骨 足骨由跗骨、跖骨和趾骨组成。

临床 “膝关节”是人体最大、最复杂的关节。由股骨下端、胫骨上端和髌骨组成。由膑韧带、胫腓侧副韧带、半月板组成。由于膝关节用力过大、过猛，极易造成半月板及韧带损伤。膝关节结构如图 1-8 所示。

二、骨骼肌

运动中使用的肌均属横纹肌，一般附着于骨，可随人的意志而收缩，所以又称骨骼肌或随意肌。骨骼肌在人体分布广泛，约占人体重 40%。每一块肌都有丰富的血管、淋巴结和神经。

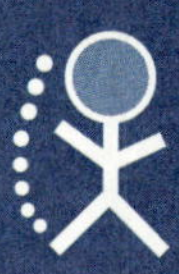

（一）骨骼肌的构造

骨骼肌是由**肌腹**（有收缩能力）和**肌腱**（无收缩能力）组成，肌腹通过肌腱附着于骨。阔肌的肌腹和腱均呈薄片状，其腱称腱膜。

★ 肌的辅助装置

筋膜 分浅筋膜和深筋膜。浅筋膜位于真皮之下，包被整个身体，有保护和对压力有缓冲作用。深筋膜随肌的分层而分层，有的插入肌群之间，有保护肌免受摩擦，分隔肌群，并调节肌的作用。

滑膜囊 多位于腱与骨面接触处，以减少两者间的摩擦，有的滑膜囊在关节附近与关节腔相通。滑膜囊炎症可影响肢体局部运动。

腱鞘 是套在长肌腱表面的鞘管，存在于活动较大的部位，它使腱固定于一定位置并减少腱与骨面的摩擦。

临床 腹外斜肌腱膜的下缘卷曲增厚连于髂前上棘与耻骨结节之间称为腹股沟韧带。

（二）骨骼肌名称及位置

骨骼肌名称及位置如图 1-9 所示。

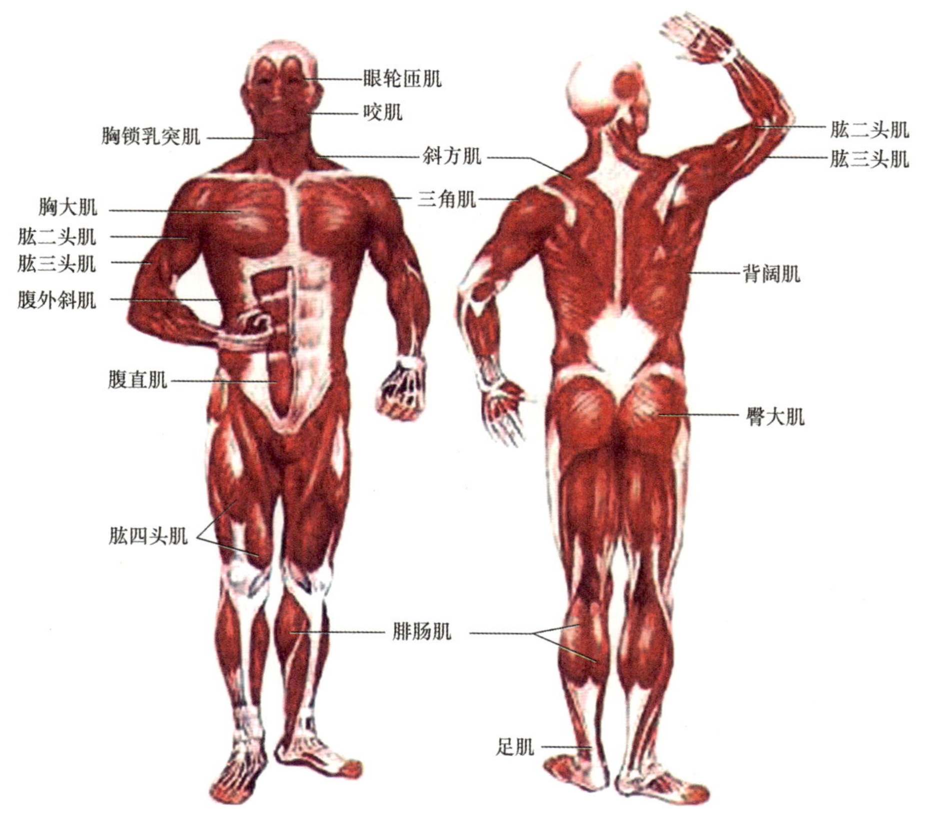

图 1-9 骨骼机名称及位置

头部肌群 由口轮匝肌、眼轮匝肌、咬肌等组成。

颈部肌群 由胸锁乳突肌等重要体表标志等组成。

胸部肌群 由胸大肌、胸小肌、前锯肌、肋间肌、膈肌（膈肌将人体体腔分为胸腔和腹腔）等组成。

腹部肌群 由腹外斜肌、腹内斜肌、腹横肌、腹直肌等组成。

背部肌群 由斜方肌、背阔肌、肩胛提肌、菱形肌、骶棘肌等组成。

上肢肌群 分为肩胛肌群（三角肌等）、上臂肌群（肱二头肌、肱三头肌等）、前臂肌群（桡尺侧腕屈肌、桡尺侧腕伸肌等）和手肌群（鱼际肌等）。

下肢肌群 下肢肌群分为髋肌群（髂腰肌、臀大肌等）、股部肌群（缝匠肌、股四头肌、股二头肌、半腱肌、半膜肌等）、小腿肌群（胫骨前肌、腓骨长肌、腓肠肌、比目鱼肌等）、足肌群（足背肌、足底肌等）。

第三节 脉管系统

脉管系统由心血管系和淋巴系组成。

一、心血管系

心血管系主要是由心脏、血管、血液组成。在神经系统的调节下，心脏终身有节律地收缩与舒张，像泵一样不停地将血液由静脉吸入，由动脉射出，使血液在心血管系川流不息，将消化系统吸收的营养物质和肺吸收的氧气运送到全身各器官、组织和细胞，供其新陈代谢之用，并将他们的代谢产物，如尿素、二氧化碳等，运送到肺、肾等器官，排出体外。

（一）心脏

心脏是循环系统的中枢，位于胸骨后，胸腔内及两肺之间，略大于本人的拳头，稍偏左。心脏为中空的肌肉器官，被中隔分为左右两半，即右心房、右心室和左心房、左心室，共四个腔。同侧的房、室借房室口相通，但左右侧互不相通。上部的心房接收静脉，下部的心室发出动脉。在房室口和动脉口均有瓣膜，它们像阀门一样，血液顺流时开放，逆流时关闭，保证血液向一个方向流动。心脏的结构如图 1-10 所示。

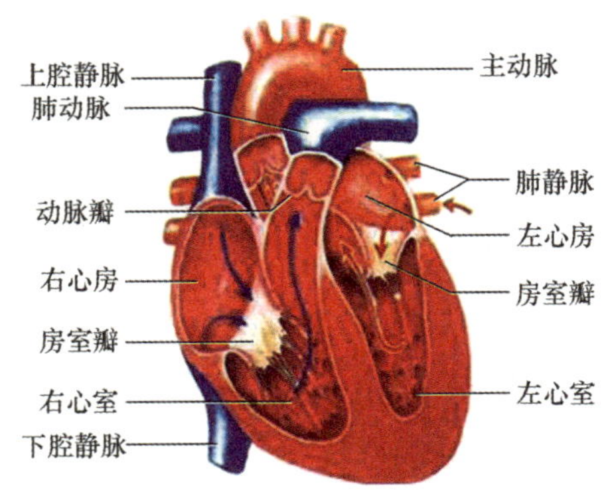

图 1-10 心脏结构

心脏活动：每分钟 60 ～ 100 次，且强弱相等、节律均匀，无病理性杂音、心包摩擦音及额外心音。

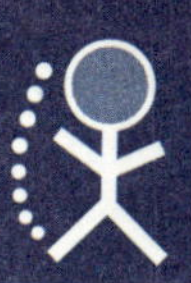

（二）血管

血液循环系统的血管主要由动脉、静脉、毛细血管组成（见图 1-11）。

1．动脉

动脉是由心室发出的血管。动脉在行经中不断分支，愈分愈细，小动脉进入各组织，最后移行为毛细血管。动脉因承受压力较大，管壁较厚。冠状动脉由左、右冠状动脉组成，是营养心肌的专用血管（见图 1-12）。

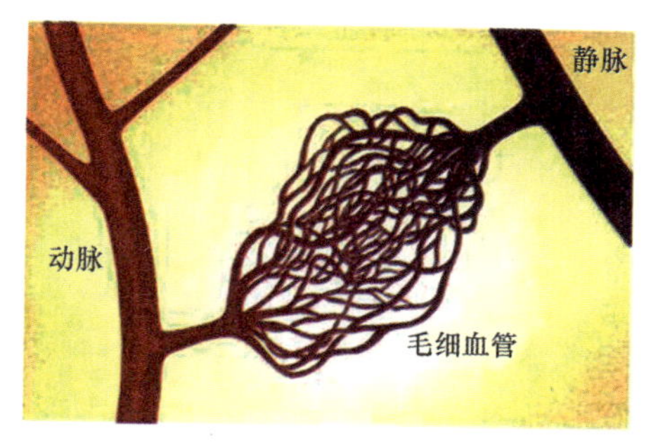

图 1-11 血管结构

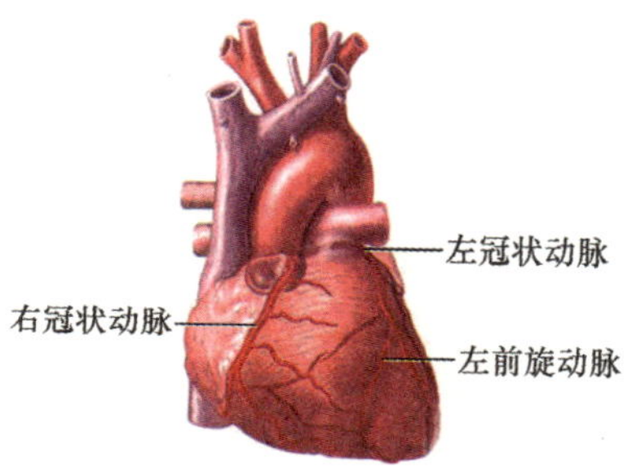

图 1-12 冠状动脉

临床 因高血脂、高血糖、高血压、肥胖等多种因素，极易导致动脉粥样硬化。当冠状动脉粥样硬化，则会产生心肌供血不足或中断，出现心绞痛或心肌梗塞，甚至有猝死可能。

2．静脉

静脉是引导血液流回心房的血管。小静脉起于毛细血管，在回心过程中逐渐汇合成越来越粗大的静脉，最后注入心房。静脉因承受压力较小，管壁薄。

3．毛细血管

毛细血管连于动、静脉之间，互相连接成网状，是极细的血管。在此进行物质和气体的交换。

（三）血液

血液是由血浆和血细胞组成（见图 1-13）。正常人体血液总量为 4000 ~ 5000ml，为体重的 7% ~ 8%。一个 50kg 重的人，血量约 4000ml。

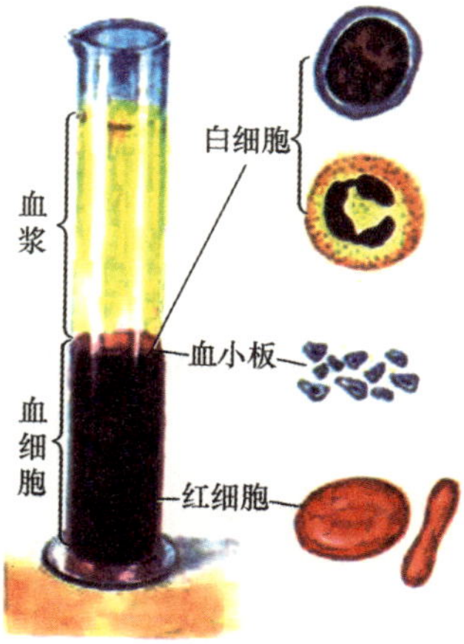

血浆
白细胞
血小板
血细胞
红细胞

图 1-13 血液成分

1．血浆

血浆主要是由水和血浆蛋白组成的。血浆蛋白有白蛋白、球蛋白和纤维蛋白原三类。血浆蛋白的功能是维持血浆胶体渗透压，参与维持血液酸碱平衡，运输营养和代谢物质，参与

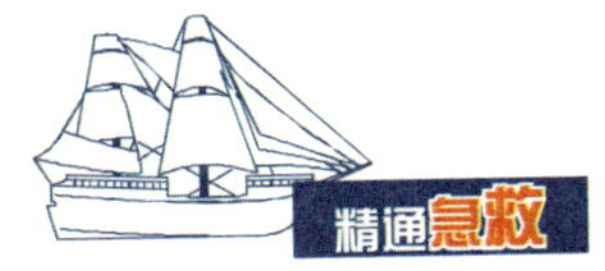

凝血和免疫作用。

血浆的组成如图 1-14 所示。

- 血浆
  - 水-占血浆的91%～92%。
  - 血浆蛋白
    - 白蛋白维持血液胶体渗透压，白蛋白过低会导致水肿或腹水。
    - 球蛋白与免疫有关，对人体有保护作用。
    - 纤维蛋白原与血液凝固有关。
  - 其他-葡萄糖、氨基酸、脂肪、尿素、尿酸、胆红素、无机盐等。

图 1-14　血浆的组成

2. 血细胞

血细胞主要含有红细胞、白细胞、血小板三个部分，如图 1-15 所示。

- 血细胞
  - 红细胞（RBC）
    - 平均寿命 120天，有携氧功能
    - (4.0～5.5) $\times 10^{12}$/L（男），血红蛋白（Hb）　(120～160) g/L（男）
    - (3.5～5.0) $\times 10^{12}$/L（女），血红蛋白（Hb）　(110～150) g/L（女）
  - 白细胞（WBC）
    - 吞噬功能，扮演免疫角色
    - (4-10) $\times 10^{9}$/L
    - 中性粒细胞分叶核（N）：50%～70%
    - 淋巴细胞（L）：20%～40%
    - 其他细胞
  - 血小板（PLT）
    - 寿命约10天，在止血、凝血、促进血栓形成中起重要作用。此外血小板还有保护血管内皮、参与内皮修复、防止动脉粥样硬化的作用。
    - 100～300 $\times 10^{9}$/L（10～30万/ul）

图 1-15　血细胞的组成

临床　男性＜ 120g/L，女性＜ 110g/L，为贫血。

临床　白细胞总数或中性粒细胞增高提示可能有细菌性感染。

临床　血小板减少易造成皮肤及内脏的出血。

二、淋巴系

淋巴系是由淋巴管道、淋巴器官、淋巴结等组成。

淋巴管道　可根据结构和功能不同，分为毛细淋巴管、淋巴管、淋巴干和淋巴导管，为输送淋巴液管道。

淋巴器官　具有造血（产生淋巴细胞和单核细胞）、滤过淋巴、产生抗体等功能，故又是身体重要的防御装置。脾为体内重要的淋巴器官，其主要功能是参与身体免疫反应。脾也能储存血液，需要时可将其输入血液循环。扁桃体在口腔上壁后部两侧，产生淋巴细胞，具有防御功能。

临床　脾质软而脆，故左季肋部受暴力打击时易导致脾破裂。

淋巴结　是插于淋巴管向心行程中的淋巴器官，一般为圆形或椭圆形小体，多沿血管周围配布。当身体某器官或部位发生病变时，毒素、细菌、寄生虫或癌细胞可沿淋巴管到达相应的局部淋巴结。该局部淋巴结可阻截或清除这些异物，对机体起着重要保护作用。

三、血液淋巴循环

人体循环包括血液循环和淋巴循环。

（一）淋巴循环

血液经动脉运行到毛细血管动脉端，其中含有一定成分的液体经毛细血管壁滤出，进入组织间隙，形成组织液。组织液与组织进行物质交换后，大部分在毛细血管静脉端和毛细血管后静脉被吸收入静脉，小部分（主要是水和从血管逸出的大分子物质如蛋白质）进入毛细淋巴管成为淋巴。淋巴沿淋巴管、淋巴干、淋巴导管向心流动，最后归入静脉。因此，淋巴系常被看做是静脉系的辅助部分。淋巴循环可促进蛋白质的吸收、运输脂肪和其他营养物质，调节机体内液体平衡以及增加抵御力。

（二）血液循环

血液循环具有输送物质作用，可通过体循环和肺循环来完成。体循环路径长、流经范围广，以动脉血滋养全身，将代谢产物运回心脏；肺循环路径短，只通过肺，主要功能是使静脉血变成含氧丰富的动脉血。血液循环路径如图 1-16 所示。

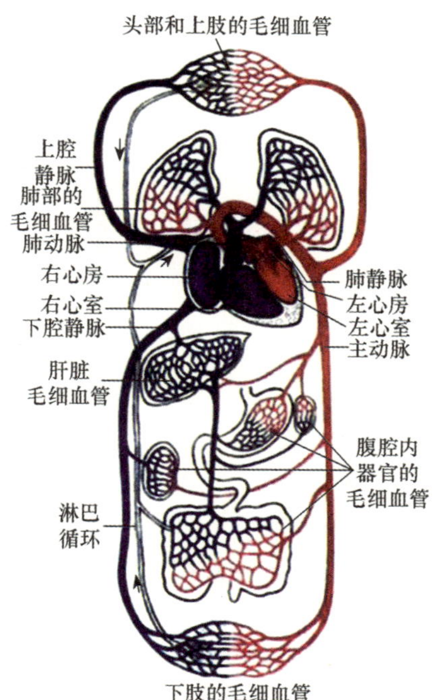

图 1-16　血液循环路径

1. 体循环路径

左心室→主动脉→分支小动脉→组织内小动脉→组织毛细血管，进行物质交换（营养物质、氧气被组织细胞吸收；代谢产物、二氧化碳回到血液，此时鲜红色动脉血变为了暗红色静脉血）→分支小静脉→大静脉→上下腔静脉→右心房（→右心室）。

2. 肺循环路径

右心室→肺动脉→肺小动脉→肺组织内小动脉→肺毛细血管，与肺泡进行气体交换（肺毛细血管从肺泡吸入氧气，将二氧化碳排出到肺泡，使静脉血变成含氧丰富的动脉血，此时暗红色静脉血变为了鲜红色动脉血）→分支小静脉→肺静脉→左心房（→左心室）。

第四节 呼吸系统

呼吸系统主要是由呼吸道和肺两部分组成，其主要功能是进行机体与外界环境间的气体交换，将吸入空气中的氧弥散到血液，保证组织的氧需要，同时将代谢产物二氧化碳排出。呼吸系统结构如图 1-17 所示。

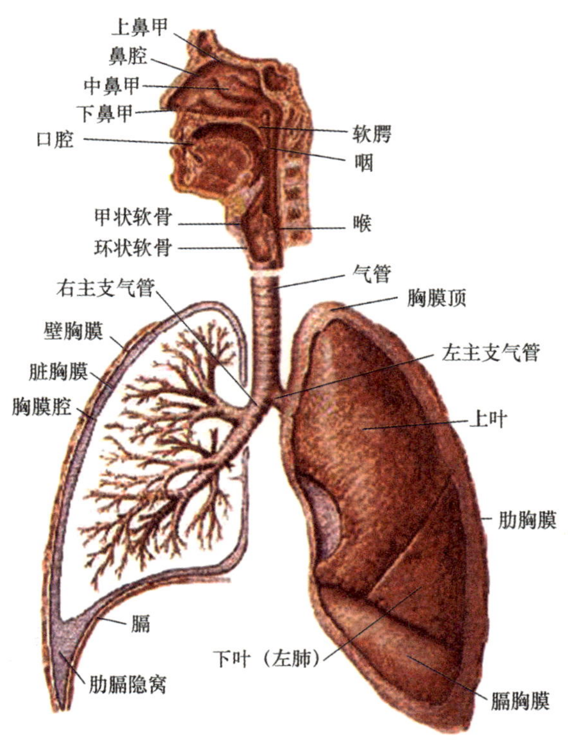

图 1-17 呼吸系统结构

一、呼吸道

呼吸道自鼻→咽→喉→气管→支气管→终末细支气管，是传递气体的通道。临床通常把鼻、咽、喉叫**“上呼吸道”**，把气管、支气管及其在肺内的分支叫“下呼吸道”。

（一）鼻

鼻是呼吸道起始部分，同时又是嗅觉器官。鼻包括外鼻、鼻腔和鼻旁窦三部分。鼻腔有清滤、湿化、加温等作用。鼻旁窦，又称副鼻窦或鼻窦，为鼻腔周围颅骨（额骨、蝶骨、上颌骨、筛骨）内的含气空腔的总称，均有窦口与鼻腔相通，具有加湿吸入的空气，并对发音起共鸣作用。

临床 鼻腔底部即口腔顶借助于薄弱的筛骨筛板（有嗅神经通过）与颅前窝相邻，故外伤引起筛板处骨折常引起嗅觉障碍，也可因颅底骨折伤及脑膜及鼻腔顶部粘膜引起血及脑脊液溢

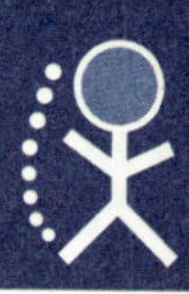

出，产生脑脊液鼻漏。

临床 在两侧鼻腔共同内侧壁（鼻中隔）前下部的区域，具有丰富的血管丛，称为易出血区。

（二）咽

咽是消化道与呼吸道的共同通道。

（三）喉

喉既是呼吸的管道，又是发音的器官。咽喉富有淋巴组织，包括增殖体和扁桃体，起保卫作用。喉以软骨为支架，包括甲状软骨、环状软骨、会厌软骨和成对杓状软骨等（见图 1-18）。

临床 由弹性纤维组成的环甲膜张于甲状软骨下缘与环状软骨弓上缘之间，且位置表浅，易于从体表触之。在气道梗阻、严重呼吸困难来不及建立气道时，可在此进行穿刺或切开。

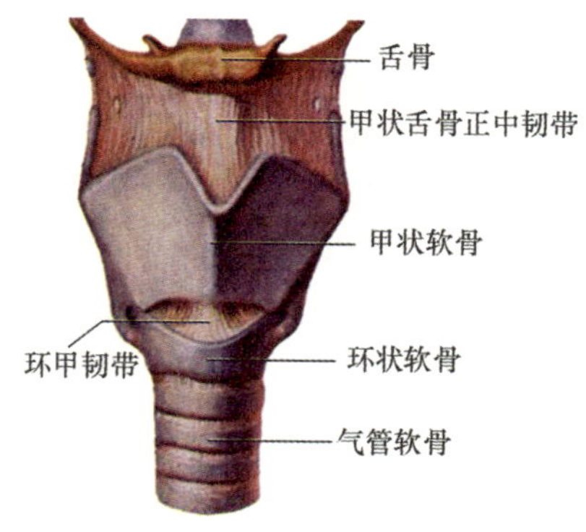

图 1-18 喉的软骨及连接（前面观）

（四）气管、支气管

气管起自喉，向下到胸骨角平面，开始分左、右主支气管。左、右主支气管在肺门处分出肺叶支气管，肺叶支气管入肺后再分为肺段支气管，此后反复分支，呈树枝状，称为支气管树，支气管分支可达 23 ～ 25 级，最后连于肺泡。

临床 因右支气管可视为气管的直接延续，短粗而陡直，且右肺通气量较大，所以经气管坠入的异物易进入右侧。

二、肺

肺是进行气体交换的器官，位于胸腔内，左、右两肺分居纵膈两侧，横膈以上。左肺有两叶，形扁窄而长；右肺三叶，形宽而短，肺表面由胸膜覆盖。肺泡是肺中的支气管经多次反复分枝成无数细支气管，它们的末端膨大为很多突出的小囊泡而形成的。肺泡是气体交换的场所，肺泡膜总表面积为 60 ～ 100m^2。

每侧肺表面有一层润滑浆膜覆盖，叫脏层胸膜，在胸壁内表面、膈上面及纵膈侧面也覆盖一层浆膜，此膜为壁层胸膜，两层胸膜在两肺周围分别形成两个完全封闭的腔，称为胸膜腔。胸膜腔内为负压，腔内仅有少量浆液可减少呼吸时的摩擦。

临床 由于某种原因，使胸膜腔内存在了气体或较多的液体，则分别称为气胸和胸腔积液，从而出现呼吸困难。

纵膈是两侧纵膈胸膜间的全部器官、结构与结缔组织的总称，前界为胸骨，后界为脊柱胸

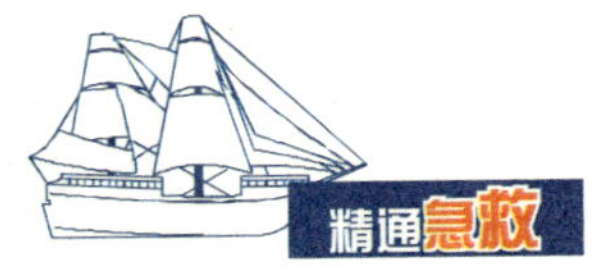

段，两侧为纵膈胸膜，上达胸廓上口、下至膈。

三、呼吸运动

健康人在静息状态下呼吸运动稳定而有节律。呼吸运动借助于膈肌和肋间肌的收缩和松弛来完成。正常情况下吸气为主动运动，吸气时胸廓前部肋骨向上外方移动，膈肌收缩使腹部向外隆起，此时胸廓增大，胸腔内负压增加，肺扩张，空气经上呼吸道进入肺内。呼气为被动运动，此时肺脏弹性回缩，胸廓缩小，胸腔内负压减少，肺内气体呼出。正常男性与儿童的呼吸以膈肌运动为主，表现为腹式呼吸，即胸廓下部及上腹部的活动度较大。女性呼吸以肋间肌的运动为主，表现为胸式呼吸。

正常人静息状态呼吸频率为 16 ～ 18 次 / 分，呼吸与脉搏之比为 1 ： 4，呼吸节律均匀整齐，且无呼吸音以外的附加音。潮气量是正常成人在安静状态吸入或呼出的气体量，约 8 ～ 10ml/kg。肺活量是指在不限时间的情况下，一次最大吸气后再尽最大能力所呼出的气体量，这代表肺一次最大的机能活动量，是反映人体生长发育水平的重要机能指标之一。

临床 当吸入气流受阻，呼吸肌收缩，胸腔内负压增加时，可出现胸骨上窝、锁骨上窝及肋间隙向内陷，称为“三凹征”，多见于气管异物、气管肿瘤导致的上呼吸道部分阻塞，因吸气时间延长，故称为吸气性呼吸困难。当下呼吸道狭窄或部分阻塞时，病人表现为呼气费力，呼气时间延长，称为呼气性呼吸困难，常见于支气管哮喘和慢性阻塞性肺疾病。一般呼吸困难病人选择半卧或端坐体位。

第五节 消 化 系 统

消化系统是由消化道和消化腺组成，是保证机体新陈代谢活动正常进行的重要系统。消化系统基本功能是摄取食物，进行物理和化学消化，吸收其分解后的营养物质和排出消化吸收后剩余的食物残渣。此外，口腔、咽等还与呼吸、发音和语言活动有关。消化系统结构如图 1-19 所示。

一、消化道

消化道自口腔→咽→食管→胃→小肠（十二指肠→空肠→回肠）→大肠（盲肠→结肠→直肠），最后由肛门排出粪便。通常把从口腔到十二指肠的一段称为上消化道，空肠以下的部分称为下消化道。

（一）口腔

口腔为唾液腺开口，且具有咀嚼及部分消化作用。

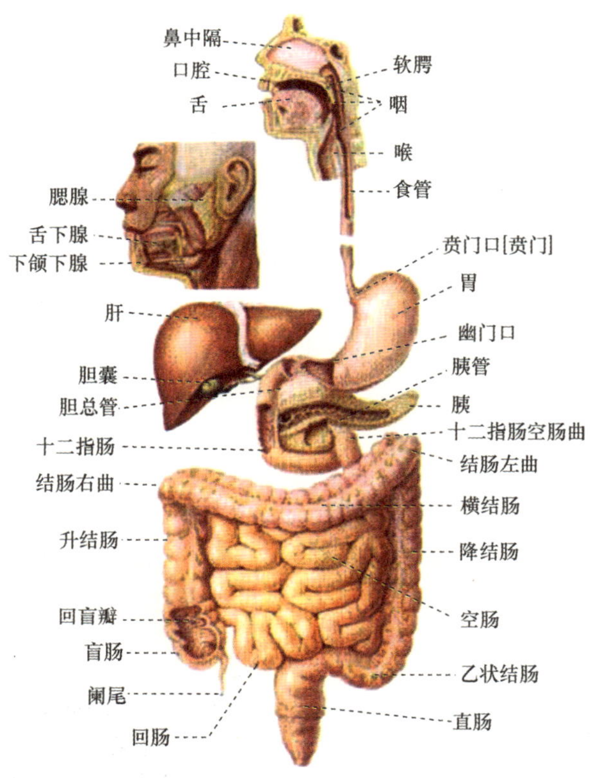

图 1-19 消化系统结构

（二）咽

咽为呼吸道和消化道的共同通道。口腔及咽峡如图 1-20 所示。

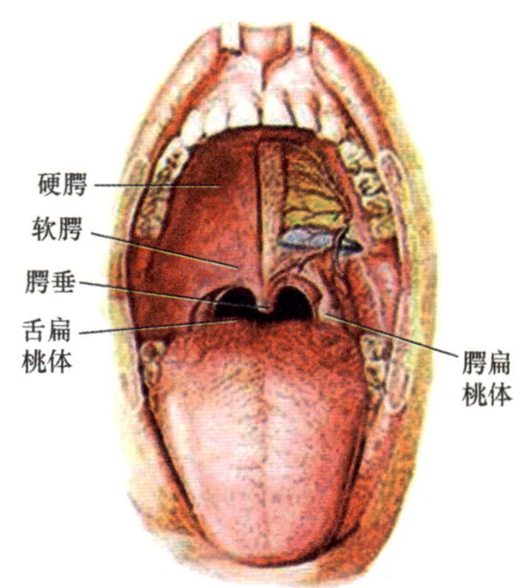

图 1-20 口腔及口咽峡

（三）食管

食管为肌性长管状器官，是消化道各段中最狭窄的部分。

临床 食管全长有三个狭窄，即第一个狭窄在咽与食管相续处，正对第 6 颈椎平面，距中切牙约 15 厘米；第二个狭窄在左主支气管跨越食管前左方处，约平第 4、5 胸椎之间的椎间盘平面，距中切牙约 25 厘米；第三个狭窄在食管穿经膈肌食管裂孔处，约平第 10 胸椎平面，距中切牙约 40 厘米。这些狭窄是异物容易滞留的部位，也是肿瘤的好发部位。

（四）胃

胃是消化道最膨大的一部分，主要位于左上腹，具有受纳食物、分泌胃液、调和食糜的

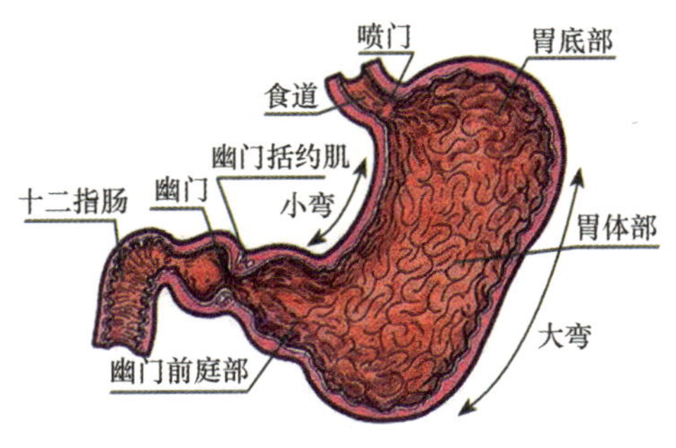

图 1-21 胃的形态、分布及粘膜

作用，此外还有内分泌机能。胃有两壁、两口和两缘，两壁即前壁和后壁；两口为胃与食管连接处的入口（贲门），以及胃的下端与十二指肠连接处的出口（幽门）；两缘为上缘的胃小弯，下缘胃大弯。胃的形态、分布和粘膜如图 1-21 所示。

临床 幽门附近及胃小弯是溃疡的好发部位。

（五）小肠

小肠分为十二指肠、空肠、回肠三部分，是消化道中最长的一段，全长约 5 ~ 7m，也是进行消化吸收的最主要部位。

1. 十二指肠

十二指肠呈“C”行，包绕胰头，分上部、降部、水平部和升部四部分。

临床 上部与幽门连接的一段肠壁较薄，称为十二指肠球部，是十二指肠溃疡好发部位。降部有胆总管和胰管汇合形成略膨大的总管，叫肝胰壶腹，共同开口于此，而肝胰壶腹周围平滑肌称为 Oddi 括约肌，可控制胆汁、胰液的排出，结石亦常易嵌顿于此。

十二指肠及输胆管道模式图如图 1-22 所示。

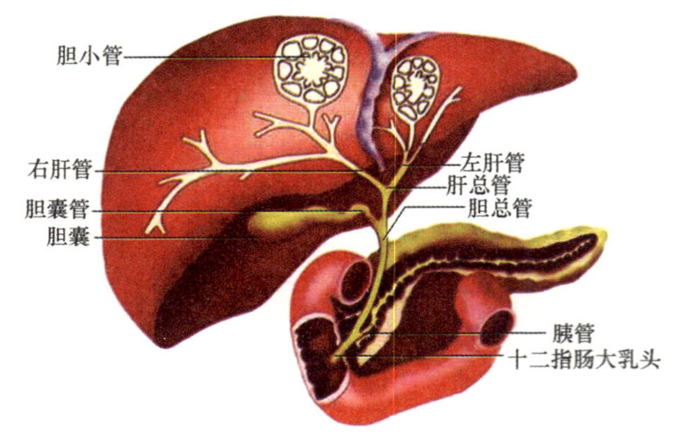

图 1-22 十二指肠及输胆管道模式图

2. 空肠、回肠

空肠占据腹腔的左上部，回肠占据右下部。

（六）大肠

大肠是消化管的末段，长约 1.5m，本身没有消化作用，主要功能是吸收水分，将食渣变为半固体状态，形成粪便通过肛门排出体外。

临床 食物残渣在大肠内停留太久，水分被吸收，粪便干燥，不易排出，叫做便秘。

1. 盲肠

盲肠是大肠起始部，回肠末端突入盲肠，形成上下两个半月形皱襞，叫回盲瓣，此瓣具有括约肌的功能，既可控制回肠内容物进入盲肠的速度，又可防止盲肠内容物的反流。

“阑尾” 一般长 6 ~ 8cm，其位置因人而异，变化甚大。

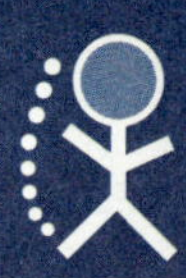

临床 在回盲瓣下方约2cm处，有阑尾腔的开口，如粪石等由此口进入阑尾并致梗阻时，可引起阑尾炎。阑尾根部体表投影点通常以脐与右髂前上棘连线的中、外1/3交点为标志。

2．结肠

结肠位于盲肠和直肠之间，整体呈“方框状”包围于空肠、回肠周围，可分为升结肠、横结肠、降结肠和乙状结肠。

3．直肠

直肠分为直肠盆部和直肠肛门部。

临床 肛门部又称为肛管，易发生肛周脓肿或肛瘘。

二、消化腺

消化腺包括大唾液腺、肝脏、胰腺以及散在于消化道管壁的无数小腺体，它们均借排出管道将分泌物排入消化管腔内，以对食物进行化学性消化。

（一）唾液腺

在口腔中除有若干小唾液腺外，还有三对大唾液腺，分别为腮腺、下颌下腺和舌下腺，主要分泌唾液淀粉酶，对口腔中食物进行消化。

（二）肝脏

肝脏是人体内最大的消化腺，也是新陈代谢最活跃的器官。参与糖、蛋白质、脂肪及维生素等物质合成、转化和分解；也参与激素、药物等物质转化和解毒，具有分泌胆汁、吞噬、防御，以及胚胎时期造血等功能。肝脏位于右季肋部和腹上部，小部分可达左季肋部。在成人右肋弓下缘一般不应触及肝脏，肝在剑突下3～5cm范围可触及。胆囊呈梨形，位于肝右叶下面的胆囊窝内，有贮存、浓缩胆汁以及调节胆道压力的作用，胆汁为绿色，对脂肪的消化和吸收起着重要作用。胆囊及肝左、右管、肝总管、胆囊管及胆总管等组成肝外胆道系统。

临床 胆囊底的体表投影点在与右肋弓交点处附近，胆囊病变时的压痛点即在此处，并随呼吸而升降。

临床 胆道由于结石、肿瘤、压迫等原因造成阻塞，致使胆汁不能进入十二指肠，除产生消化吸收障碍外，还可使胆道内压力大大升高，引起胆管扩张乃至肝内毛细血管破裂，使胆汁进入血液循环，引起皮肤、粘膜以及巩膜呈黄色，称为黄疸。

（三）胰腺

胰腺是人体内仅次于肝的大腺体，也是在消化过程中起主要作用的消化腺，可分为头、体、尾三部分。胰腺的外分泌部分分泌的胰液，经胰管排入十二指肠，有分解消化蛋白质、糖类和脂肪的作用。胰腺的内分泌部分即胰岛，主要分泌胰岛素，以调节血糖浓度。

临床 当胰头病变，如胰头癌肿大时，可能压迫十二指肠或胆总管，影响胆汁排出，产生阻塞性黄疸，还可能压迫门静脉，产生腹水等症状。

★ 腹膜 覆盖于腹盆腔和腹、盆腔器官表面的浆膜，薄而光滑（见图 1-23）。衬覆于腹壁、盆壁内表面的部分，叫壁腹膜，盖覆在脏器表面的部分，叫脏腹膜。壁腹膜与脏腹膜互相延续移行，形成一个不规则的潜在性的囊状间隙，称为腹膜腔。在男性它是完全封闭的，在女性可借助生殖器与外界相通。正常情况下，腹膜分泌少量的浆液，可润滑脏器表面，从而保护脏器和减少脏器的摩擦。此外，腹膜还有吸收功能和对脏器的支持固定作用。

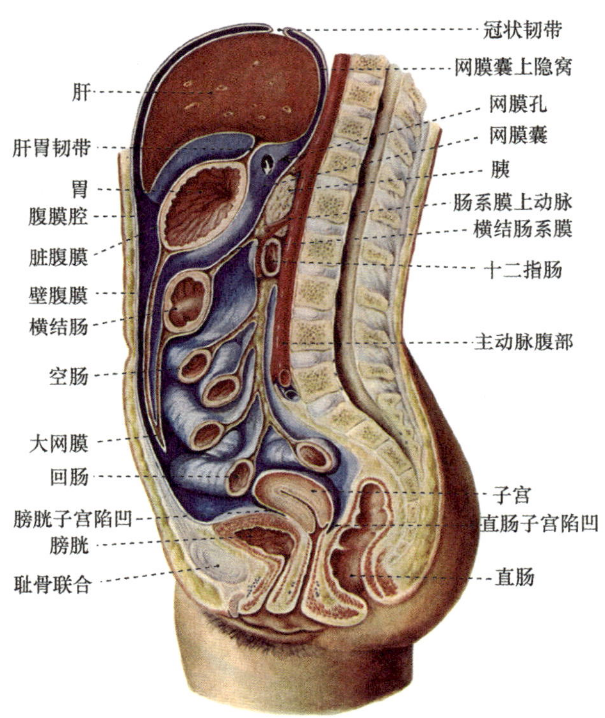

图 1-23 腹膜（正中矢状断面）

三、消化器官体表位置

通常用两条横线和两条垂线，将固有腹腔划为九个区，用以表示各器官的大概位置：通过两侧肋弓最低点（第十肋最低点）和两侧髂结节，做两条横线，把腹部分为上、中、下三部，再由两侧腹股沟韧带中点（或沿腹直肌外侧缘），做两条垂线，又把腹部分为左、中、右三部，共九个区，如图 1-24 所示和表 1-1。

此外，为了简便，有时用通过脐的横线和垂线，将腹部分为左上腹、右上腹、左下腹、右下腹四个区，如图 1-25 所示。

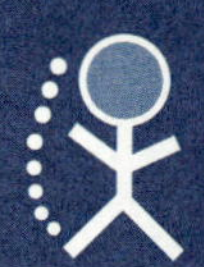

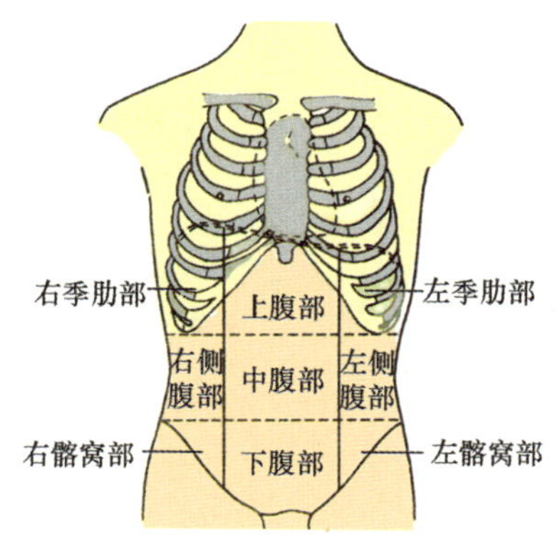

图 1-24　腹部分区示意图（九区分法）

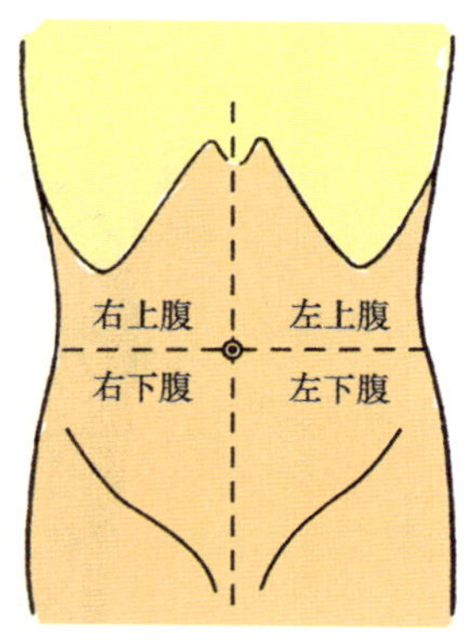

图 1-25　腹部分区示意图（四区分法）

表 1-1　正常腹腔脏器在各区的体表位置表

右季肋部	上　腹　部	左季肋部
肝右叶　胆囊　横结肠右曲 右肾　右肾上腺等	肝左叶　胃　十二指肠 横结肠　胰头　胰体等	脾　胃　横结肠左曲 胰尾　左肾　左肾上腺等
右　腰　部	**中　腹　部**	**左　腰　部**
升结肠 空肠 右肾等	十二指肠下部　空回肠　输尿管　腹主动脉　肠系膜等	降结肠　空肠或回肠　左肾等
右　髂　部	**下　腹　部**	**左　髂　部**
盲肠　阑尾　回肠下端 女性右卵巢　右输卵管 男性右侧精索等	回肠　输尿管　胀大的膀胱 增大的子宫　乙状结肠等	乙状结肠　女性左卵巢 左输卵管　男性左侧精索等

第六节　泌尿系统

泌尿系统由肾、输尿管、膀胱及尿道四部分组成。其主要功能是排出机体在新陈代谢过程中所产生的废物如尿素、尿酸和多余水分等，由循环系送至肾，在肾内形成尿液，再经排尿管道排出体外。泌尿器是人体代谢产物最主要的排泄途径，排出的废物不仅量大、种类多，而且尿的质和量经常随着机体内环境的变化而改变（见图 1-26）。

一、肾脏

肾脏不仅是排泄器官，它对调节机体和维持电解质平衡也起重要作用。肾位于腹腔后上部，深埋于腰肌束内，脊柱的两旁，左右各一，形似蚕豆，长约 11.5cm，宽约 5.5cm。临床上将竖脊肌外侧缘与第 12 肋之间的部分称为肾区。

临床　如果肾的功能发生障碍，代谢产物则蓄积于体液中并改变其理化性质，破坏内环境的相对恒定，从而影响机体新陈代谢的正常进行，严重时可出现肾功能衰竭，危及生命。

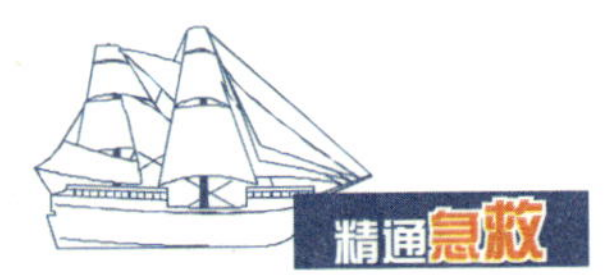

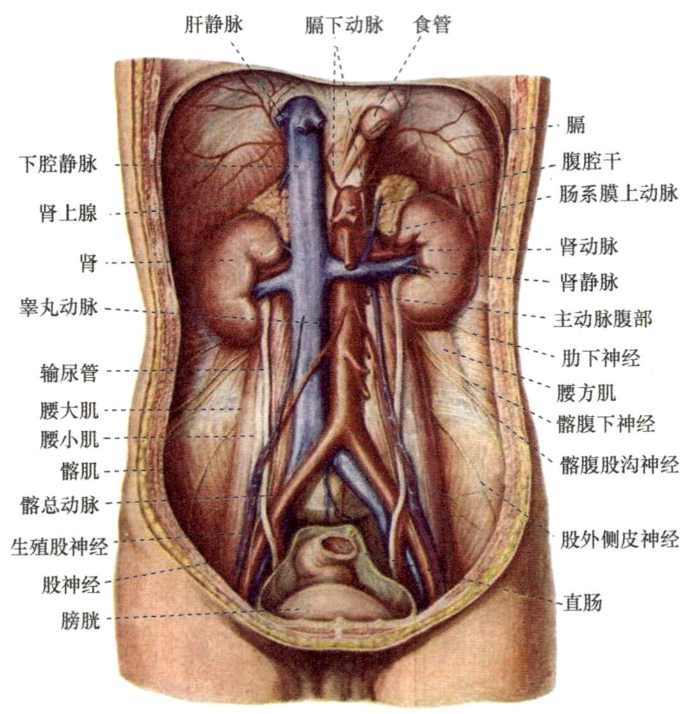

腹后壁（示肾及输尿管的位置）

图 1-26　泌尿系统

二、输尿管

输尿管是一对细长的肌性管道，起于肾盂，终于膀胱。输尿管壁有较厚的平滑肌层，可作节律性蠕动，使尿液不断流入膀胱。

临床 输尿管全长有三个狭窄：一个在肾盂与输尿管移行处；一个在跨过小骨盆入口处；最后一个在壁内段，这些狭窄常是结石滞留的部位。

三、膀胱

膀胱是储存尿液的肌性囊状器官，其大小、形状和位置均随尿液充满的程度而异，膀胱位于小骨盆的前部，平均容量，一般正常成年人300～500ml，最大容量可达800ml，老年人由于膀胱肌紧张力降低，容量增大。

临床 当膀胱空虚时，膀胱不超过耻骨联合上缘；当膀胱充满时，膀胱高出耻骨联合以上。因前列腺肥大等诱因导致急性尿潴留，在无法插导尿管时，紧急情况下可沿耻骨联合上缘进行膀胱穿刺。

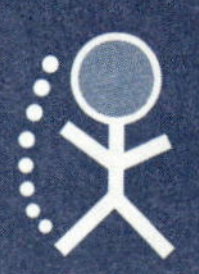

四、尿道

男性尿道兼有排尿和排精的功能（参阅“第七节　生殖系统　男性生殖器”）。女性尿道短、宽、直，长约5cm，仅有排尿机能。

临床　因女性尿道短、宽、直，所以很容易出现尿路感染。

第七节　生殖系统

一、男性生殖器

男性生殖器包括内生殖器和外生殖器。内生殖器由生殖腺（睾丸）、输送管道（附睾、输精管、射精管、男尿道）和附属腺体（精囊腺、前列腺、尿道腺）组成（见图1-27）。

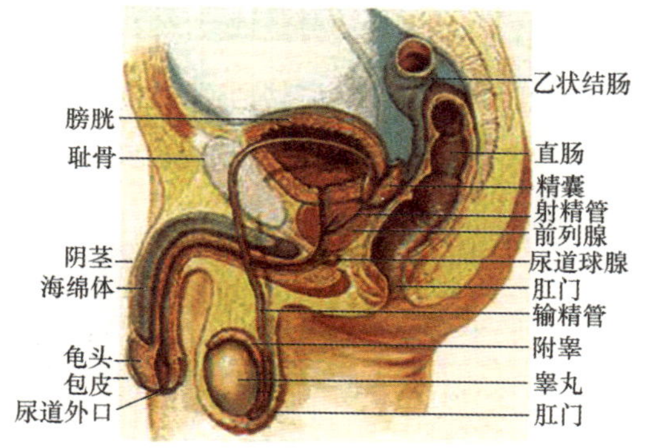

图1-27　男性生殖系统结构

睾丸　是产生精子和分泌性激素的器官。睾丸产生的精子先贮存于附睾内，当射精时经输精管、射精管和尿道排出体外。

前列腺　位于膀胱与尿生殖膈之间，是不成对的实质性器官，呈栗子形。前列腺与精囊腺、尿道球腺分泌的液体参与组成精液。

临床　老年人患前列腺肥大常压迫尿道，引起尿频、进行性排尿困难和尿潴留症状。

尿道　兼有排尿和排精的功能。起于膀胱的尿道内口，穿过前列腺，止于尿道外口。成人男性尿道平均长18cm。男性尿道在行程中，有两个弯曲。一个弯曲在耻骨联合下方2cm处，凹向上，此弯曲恒定无变化。另一个弯曲在耻骨联合前下方，凹向下，在阴茎根与体之间。如将阴茎向上提起，此弯曲可以变直。向尿道内插入器械时均采取此位置。

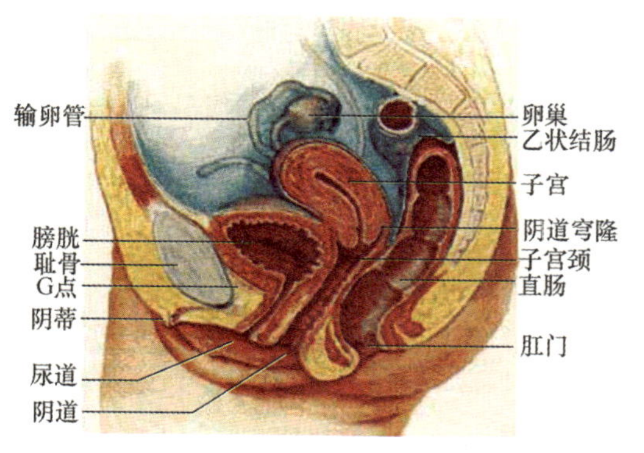

图1-28　女性生殖系统结构

二、女性生殖器

女性生殖器包括内生殖器和外生殖器。内生殖器由生殖腺（卵巢）、输送管道（输卵管、子宫、阴道）和附属腺体（前庭大腺）组成（见图1-28）。

卵巢　位于盆腔内成对的实质性器官，上端与输卵管相接，下端借韧带连于子宫。卵巢是产生卵子和分泌女性激素的器官。

输卵管　是输送卵子的弯曲管道，连于子宫底两侧。

临床　若受精卵由于输卵管的病变未能移入子宫，而在输卵管内或其他部位发育，即称宫外孕。宫外孕易导致大出血，有危及生命的可能。

子宫　位于小骨盆的中央，在膀胱与直肠之间，下端接阴道，两侧有输卵管和卵巢。胎儿在此发育。

第八节　神 经 系 统

神经系统分为中枢神经系统和周围神经系统。中枢部包括位于颅腔内的脑（见图 1-29）和椎管内脊髓；周围部是脑、脊髓以外的神经成分，包括脑神经、脊神经和内脏神经。神经系统是机体内主导系统，在控制和调节各个系统的活动中，首先借助感受器接受内外环境的各种信息，通过脑和脊髓的各级中枢的整合，再经周围神经控制和调节身体各个系统的活动，使机体成为一个有机整体。

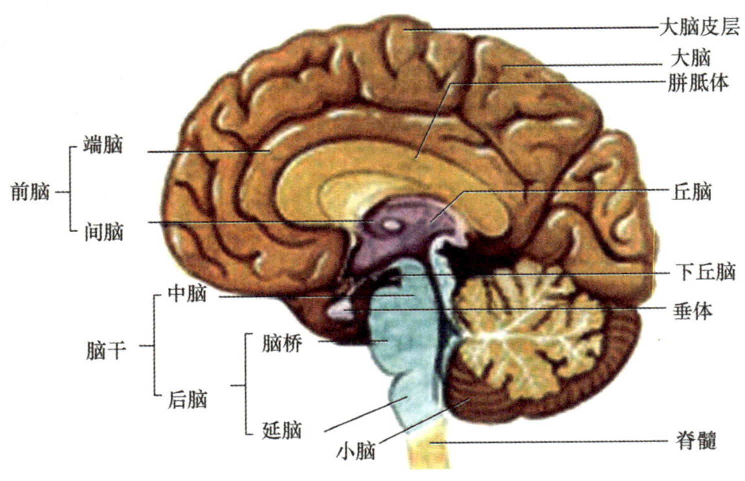

图 1-29　脑的正中矢状断

一、中枢部

（一）脊髓

位于椎管内，上端与脑延髓连接，下端平齐第一腰椎下缘。脊髓在结构和功能上比脑较为原始，脊髓通过脊神经所完成的复杂功能，许多是在脑的各级中枢控制和调节下，通过各上、下行纤维束来完成。但当脊髓与脑分离后，它仍可完成若干简单的反射，如腱反射和屈肌反射，甚至排粪和排尿反射。脊髓损伤后主要表现为感觉和运动的障碍。

临床　高位截瘫是指横贯性病变发生在脊髓较高水平位上。医学上一般将第二胸椎以上的脊髓横贯性病变引起的截瘫称为高位截瘫，一般都会出现四肢瘫痪，预后多不良。脊柱椎骨或附件骨折，移位的椎体或突入椎管的骨片，可能压迫脊髓或马尾，使之发生不同程度的损伤，

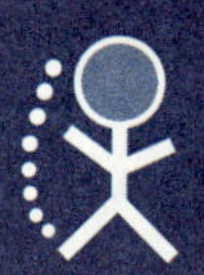

受伤脊髓横断平面以下，肢体的感觉运动、反射完全消失，膀胱、肛门括约肌功能完全丧失的，称完全性截瘫。颈段脊髓损伤后，双上肢有神经功能障碍者，为四肢瘫。

（二）脑干

脑干是位于脊髓和间脑间的部分，位于大脑的下面，下连脊髓，呈不规则的柱状形。脑干自下而上由延髓、脑桥、中脑三部分组成。除嗅神经和视神经外，其他脑神经核团都位于脑干内。脑干能影响躯体运动，并参与睡眠、觉醒和警觉，以及调节内脏活动，如呼吸中枢和血管运动中枢主要在延髓。

临床 脑干损伤或病变，危及生命。

（三）小脑

位于延髓和脑桥的背面，主要机能是维持身体的平衡、调节肌张力和协调运动。

（四）间脑

间脑主要分为丘脑和下丘脑。间脑除腹面的一部分露于表面外，其他部分均被大脑半球所掩盖。丘脑大部分关系各种感觉；下丘脑对体温、摄食、水平衡、内分泌、内脏活动起调节作用，同时也参与情绪反应活动。

（五）大脑

大脑是中枢神经系统最高级部分，是进行思维和意识活动的器官。大脑分为左、右两大脑半球，左侧大脑半球管理身体右侧，右侧大脑半球管理身体左侧。大脑半球功能上存在着不对称性。绝大多数右利手及部分左利手的人语言中枢位于左半球。现代神经生理学认为左侧半球在语言功能、逻辑思维、分析能力、运用技巧和运算方面起决定作用；右半球在空间功能、形状识别、音乐美术、综合能力和短暂视觉记忆等方面有明显作用。大脑半球表层为细胞体聚集的部位，称大脑皮层，皮层中比较重要的中枢有：躯体运动中枢、躯体感觉中枢、语言中枢、视觉中枢和听觉中枢。

（六）蛛网膜

脑和脊髓外面有三层包膜：硬脑（脊）膜、蛛网膜、软脑（脊）膜。三层包膜对脑脊髓组织起保护作用的。蛛网膜是一层半透明的膜，处于硬脑膜和软脑膜之间。蛛网膜的外面是硬膜下腔，里面是蛛网膜下腔（内含脑脊液）。这两个腔都是临床上很重要的腔隙。

临床 蛛网膜下腔出血是多种病因所致脑底部或脑及脊髓表面血管破裂的急性出血性脑血管病，血液直接流入蛛网膜下腔，又称为原发性蛛网膜下腔出血。常见的病因是脑动脉畸形、动脉瘤、血液疾病等。

（七）脑脊液

脑脊液是中枢神经系内起淋巴的作用，运送营养物质到脑细胞，并带走其代谢产物。脑脊液充满蛛网膜下腔，形成脑的水垫，以免震动时与颅骨直接接触。

临床 脑脊液循环的通路发生阻塞时，可引起脑积水或颅内压增高。某些外伤和疾病而引起颅内压增高时，脑组织受压移位，可造成脑疝。

（八）脑屏障

中枢神经的神经元正常活动时，需要有一个非常稳定的环境。这个环境的轻度变化，如PH、氧、离子浓度等的变化，都能影响神经元的功能活动。而这种稳定性的实现，有赖于“脑屏障”的存在，即在毛细血管与脑组织周围间隙和脑脊液之间存在着一种对物质交换的屏障。它能选择性地让某些物质透过，而对另一些物质却不易透过。

二、周围部

周围神经系统由脊神经（见图 1-30）、颅神经和内脏神经三部分组成。

（一）脊神经

脊神经与脊髓相连，共 31 对，每一对脊神经都是混合性的，均含有感觉和运动两种纤维成分。每种成分又可分为躯体和内脏部分。每对脊神经分别从相应的椎间孔穿出，当脊神经周围的椎间盘、韧带等结构发生病变时，常可累及脊神经，出现感觉和运动障碍。

（二）脑神经

脑神经与脑相连，共 12 对，在基本方面与脊神经大致相同，但脑神经有感觉性、运动性和混合性三种。脑神经主要与嗅、视、眼运动、面部感觉运动、吞咽、咀嚼、发音等功能有关。脑干及脑神经如图 1-31 所示。

（三）内脏神经

既存在于中枢神经系中，也存在于周围神经系中，主要分布于内脏、心血管和腺体。包含有感觉和运动两种纤维。内脏运动神经调节内脏、心血管的运动和腺体的分泌，是不受人的意志控制，是不随意的，故又将其称为自主神经。内脏运动神经分为交感神经和副交感神经两部分，当交感神经活动增强，机体的代谢加强，能量消耗加快，以适应环境的剧烈变化，表现为心跳加快、血压升高、支气管扩张、瞳孔开大等；反之，在安静或睡眠状态，副交感神经活动转而增强，出现心跳减慢、血压下降、支气管收缩、瞳孔缩小等。

三、脑和脊髓的传导通路

神经活动的基本方式是反射，简单的反射如髌反射，只包括感觉和运动两种神经元。但中枢神经接受内外环境的大量传入信息，除简单的反射应答外，有许多传入信息还上升到感知和

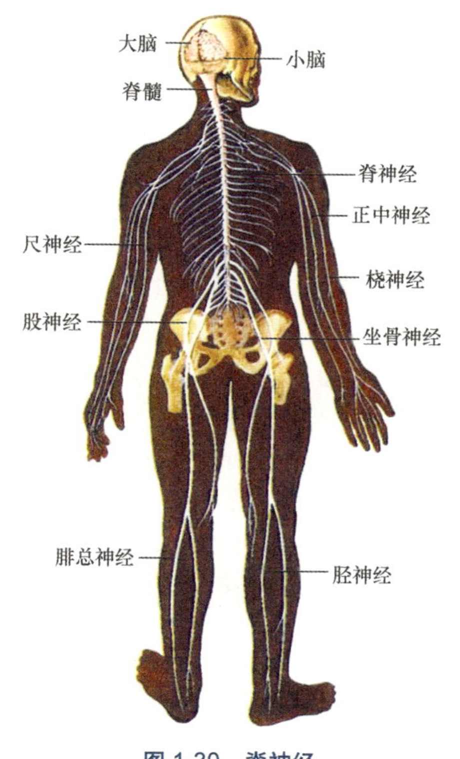

图 1-30　脊神经

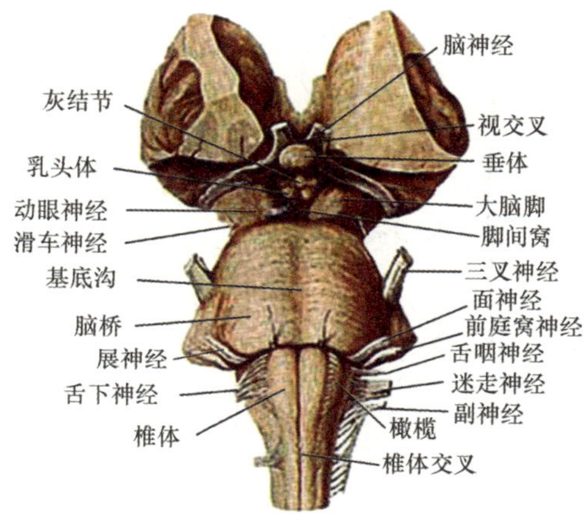

图 1-31　脑干及脑神经

意识阶段。因此各种不同的感觉信息，除在皮质下中枢进行整合并进行反应外，有时则要传入大脑皮质。同时，大脑皮质也向皮质下各级中枢发出大量的传出纤维，于是在脑和脊髓中就形成复杂的传导通路。

在神经系内，一个传导通路一般由数个（或数级）神经元所组成的一个神经链，传导某一专一的信息，如视、听、随意运动的冲动。凡是起于各种感受器的冲动，经周围神经传入中枢后，通过几次中继，最后到达大脑皮质或其他高级中枢者，这类传导通路称为上行或感觉的传导通路。凡由大脑皮质或皮质下中枢发出纤维，直接或经过中继终止于运动神经元而影响骨骼肌的活动者，称为下行或运动的传导通路。控制内脏的下行通路终止于交感或副交感的节前神经元。

第九节　内分泌系统

内分泌系统是神经系统以外的另一重要机能调节系统，它是由身体不同部位和不同构造的内分泌腺和内分泌组织构成，其作用方式为体液调节，主要功能调节机体的新陈代谢、生长发育和对外界环境的适应，内分泌功能的过盛或降低均可引起机体的功能紊乱。

内分泌腺因不具有导管，故又称无管腺，其分泌物称为激素，直接输送入血液或淋巴，因其自然状态的分泌物不能直接收到，所以称为内分泌，如图 1-32 所示。

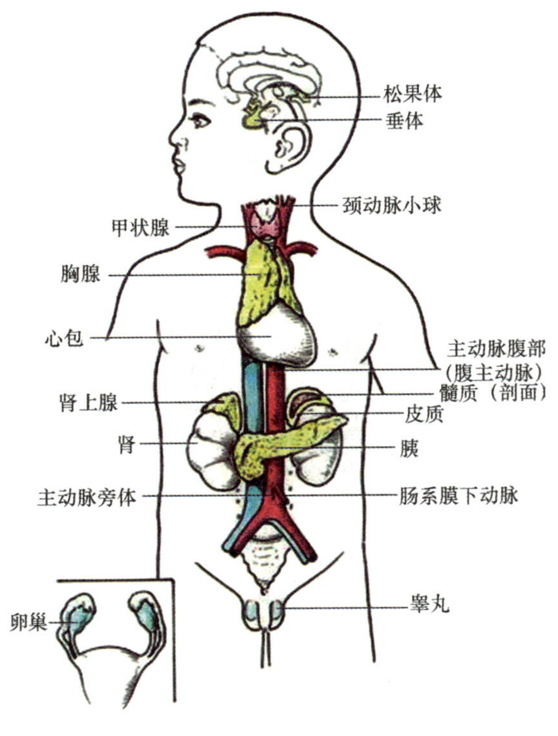

图 1-32　内分泌系统

内分泌腺包括垂体、甲状腺、甲状旁腺、肾上腺、胰岛、松果体、胸腺、性腺等。

甲状腺　位于颈前，形如“H”，分左右两各侧叶，中以峡部相连。甲状腺分泌的激素为甲状腺激素，主要调节新陈代谢、生长发育等生理过程。

临床　甲状腺激素分泌过剩时可引起突眼性甲状腺肿；分泌过少，小儿则患呆小症，成人则患粘液性水肿；因机体缺碘可引起“大脖子病”，即地方性甲状腺肿。

甲状旁腺　贴附于甲状腺侧叶的后缘。其分泌的激素功能为调节钙的代谢，维持血钙平衡。

临床　分泌不足时引起血钙下降，出现手足搐搦症；机能亢进时引起骨质过度吸收，容易发生骨折。

肾上腺　位于肾上方，左右各一，其实质可分为外层皮质和内层髓质。皮质分泌盐皮质激素（参与水盐调节）、糖皮质激素（有糖代谢作用）和性激素（作用较弱）；髓质分泌肾上腺素和去甲肾上腺素（主要是对心血管系统和内脏平滑肌作用）。

临床　肾上腺分泌过多糖皮质激素引起库欣病；肾上腺皮质增生引起原发性醛固酮增多症导致继发性高血压。

垂体　是身体内最复杂的内分泌腺，不但与身体骨骼和软组织的生长有关，且可影响其他内分泌（甲状腺、肾上腺、性腺）的作用。

临床　垂体瘤导致视觉障碍，甚至失明。

胰岛　是胰的内分泌部分。产生的激素，如胰岛素可控制碳水化合物的代谢，调节血糖。

临床　胰岛素不足则患糖尿病。

松果体　位于丘脑下后方。儿童时较发达，一般七岁后逐渐萎缩。松果体细胞分泌褪黑激素。褪黑激素具有抑制生殖腺发育的效应。生物体能依外界的日照变化，有节奏地控制松果体的功能活动。

临床　松果体遭到破坏后可出现早熟或生殖器官过度发育。

胸腺　胸腺为机体的重要淋巴器官，位于胸腔前纵隔。其功能与免疫紧密相关，分泌胸腺激素及激素类物质。胚胎后期及初生时，人胸腺约重 10 ～ 15g，随年龄增长，胸腺继续发育，到青春期约 30 ～ 40g。此后胸腺逐渐退化，淋巴细胞减少，脂肪组织增多，至老年仅 15g。

生殖腺　生殖腺内的内分泌组织男女不同。男性睾丸分泌男性激素，其作用是激发男子的第二性征；在女性，卵巢内的卵泡细胞和黄体产生女性激素，可刺激子宫、阴道和乳腺生长以及出现第

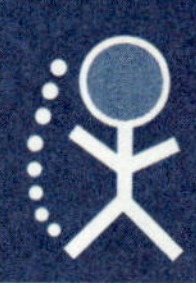

二性征。黄体产生激素能使子宫内膜增厚，准备受精卵的种植，同时使乳腺逐渐发育，以便授乳。

★ 皮肤

皮肤覆盖在身体表面，柔软而有弹性。皮肤的表面积平均为1.7m²，由表皮和真皮构成，其深面主要由疏松结缔组织构成的皮下组织，即浅筋膜。浅筋膜内有丰富的血管、淋巴管、浅淋巴结等。皮肤的附属结构有毛发、指（趾）甲、皮脂腺、汗腺和乳腺等（见图1-33）。

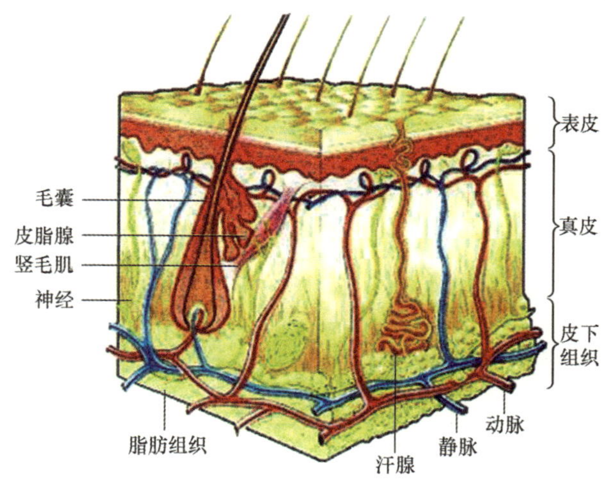

图1-33 皮肤结构模型

表皮是复层鳞状上皮层，无血管分布。在手掌和足底最厚。表皮的基底层细胞之间，有色素细胞。色素细胞的多少，是决定肤色的主要因素。

真皮位于表皮深面，主要由胶原纤维和弹性纤维交织构成，并含有从表皮陷入的毛发和腺体，以及从深层来的血管、淋巴管、神经及其末梢。

皮肤的功能：①防止体内液体的丧失；②防止体外物质（如细菌、病毒、虫子等病原微生物和化学物质等）的侵入，是机体免疫系统的第一道防线，对机体有保护作用；③皮肤表面有汗腺的开口，可在排出汗液的同时排泄废物并调节体温；④皮肤内含有多种感受器，如接受痛、温、触、压等刺激的感受器。

思考题

1. 运动系统由哪几部分组成？简述脊柱的结构。
2. 试述心脏的结构及正常心脏活动。血液有哪几部分组成？人体血液量平均是多少毫升？动脉、静脉、毛细血管区别是什么？
3. 试述呼吸系统的组成及呼吸过程。成人平静状态下潮气量是多少毫升？
4. 试述胃、十二指肠结构。肝胆功能有哪些？上腹部及右髂部是哪些器官的体表投影？
5. 试述男、女尿道的特点。
6. 试述脑干和脊髓的功能。
7. 内分泌系统功能是什么？

第二章

伤病员的病史采集和体格检查

船在航行过程中，由于条件所限，各种医疗辅助检查如化验、X光摄片等都无法开展，故对伤病员的病史采集和体格检查就变得尤为重要。通过全面细致地检查伤病员，可以对某些疾病作出初步的诊断和病情评估，从而指导下一步的正确处理。检查所发现的症状和体征应该准确、简要、完整地记录下来，以便在医疗咨询或转送伤病员时使用。

第一节 病史采集

问诊是通过询问病人或知情人而获取病史资料的一种诊断方法，它是采集病史（history-taking）的重要手段，是检查病人的第一个步骤。病史的完整性和准确性对疾病的诊断和处理有很大的影响。

一、问诊的方法及注意事项

1）询问病史一般由主诉开始，逐步深入进行有目的、有层次、有顺序地询问。如先问“你哪儿不舒服？”，如病人诉“肚子痛”，可逐步针对性地问“哪个部位痛？”，“你什么时候开始腹痛？”，“是阵痛还是持续痛？”，“曾经有过类似腹痛吗”等。

2）避免诱问与逼问。在病人陈诉病史时，可适当提出一些需要进一步弄清的问题，但提问不能带有暗示，不应诱问和逼问，以免患者附和。如问“你的胸痛放射到左手吗？”，而恰当的提问方式是“除胸痛外还有什么地方痛吗？”。

3）注意核实病人提供的信息。病人陈述中不确切或有疑问的情况，应进一步核实后再记录。例如病人说“我对破伤风针过敏”，检查者应追问“你怎么知道你过敏？”或“是皮试阳性还是用药时有反应？”等。

4）对危重病人，在作扼要询问和重点检查之后，应立即进行抢救，详细的病史与检查可在

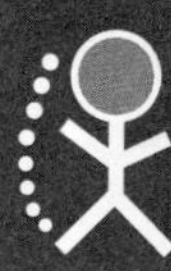

病情好转后再补充，以免延误治疗。

5）由于病人不一定能将病情叙述得完整、确切，或检查者因能力所限不能将病史采集完整，加之在病程中病情还会发生变化，因此，在接触病人的过程中，检查者应对已采集的病史随时予以补充或更正。

二、重点问诊方法

重点的病史采集是针对就诊最主要或“单个”问题（现病史）来问诊，并收集除现病史以外与该问题密切相关的其他病史资料，主要针对急诊病人。

重点的病史采集不同于全面病史采集过程，应基于病人表现的问题及紧急程度，选择那些对解决问题所必需的内容进行问诊。通常病人的主诉提示了需要做重点问诊的内容，应以较为简洁的形式询问主要症状的相关资料，逐步形成诊断假设，判断病人可能是哪些器官系统患病，并对该系统的内容进行全面问诊。在过去史、系统回顾、个人史、婚育史、月经史、家族史中选择相关内容进行问诊，省掉那些对解决本次就诊问题无关的病史内容。

三、问诊的内容

（一）主诉

主诉是由检查者归纳总结得出的，应用一两句话加以概括，并记录在病历开头。内容包括病人感受最痛苦或最明显的症状或体征及其持续时间。如“转移性右下腹（部位）痛（症状）8小时（时间）”。应尽可能用病人自己描述的语言加以专业化修饰，而不是直接使用诊断用语，如“多饮、多尿、多食、消瘦 1 年”，而不是“糖尿病 1 年”。

（二）现病史

现病史是病史的主体部分，它记述病人自发病开始到就诊时疾病的发生、发展、演变和诊疗经过的全过程。现病史采集实际上是围绕主诉展开详细询问，可按以下程序恰当地加以询问。

1．起病情况与患病的时间

每种疾病的起病或发作都有各自特点、缓急及相关因素。患病时间是指起病到就诊的时间，如先后出现几个症状应追溯到首发症状的时间，如“心悸 3 个月，劳累后呼吸困难 2 周，下肢浮肿 3 天”。

2．主要症状的特点

主要症状的特点包括主要症状出现的部位、性质、持续时间和程度、缓解或加剧的因素。以腹膜炎为例，呈满腹（部位）持续性锐痛（性质），剧烈难忍（程度），咳嗽及呼吸时加重（加剧）。

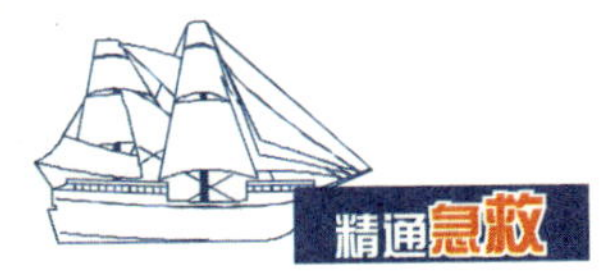

3. 病因与诱因

应尽可能了解与本次发病有关的病因（有无外伤、中毒、感染等）和诱因（如气候变化，环境改变，情绪，起居饮食失调等）。例如来了一位休克病人，病史中了解到病人有腹部外伤史，检查者应考虑是否有内脏出血导致出血性休克的可能。饭后右上腹绞痛的病人，发病前进食了荷包蛋，应考虑是否因进食油腻食物诱发胆绞痛可能。

4. 病情的发展与演变

病情的发展与演变包括患病过程中主要症状的变化及新症状的出现。如一位腹痛病人诉开始是上腹部痛，后出现右下腹剧痛，且检查者触诊发现其右下腹有肌紧张，根据腹痛演变过程及检查，则应考虑急性阑尾炎合并腹膜炎可能。

5. 伴随症状

在主要症状的基础上同时出现其他症状，这些伴随症状常常是鉴别诊断的依据，或提示出现了并发症。如腹泻可能为多种病因的共同症状，如腹泻伴呕吐，可能为胃肠炎；腹泻伴转移性右下腹痛可能为阑尾炎。

6. 诊治经过

在发病过程中，有无进行过其他辅助检查、诊断和治疗，结果如何等。如在船上有一位急腹症病人，通过病史和体格检查，有了初步印象为“肾结石伴绞痛”，并注射了山莨菪碱，绞痛有所改善。

7. 病情中的一般情况

在现病史的最后还应询问病人发病后精神、体力状态、食欲，睡眠，大小便，体重等情况。

（三）既往史

应详细询问病人既往的健康状况和过去曾经患过的疾病，特别是与现病史有密切关系的疾病。如冠心病和中风病人应询问过去有无高血压、糖尿病、高血脂等病史。必要时需了解外伤、手术史、预防接种史，以及药物、食物和其他接触物的过敏史，并记录在既往史中。

（四）个人史

1. 社会经历

当怀疑疫源地和地方病流行时，需询问出生地和居住地。

2. 职业及工作条件

在考虑与职业有关的疾病时，需询问职业和工作环境。如矽肺、血吸虫病、某些血液病与从事某些职业和工种有关。

3. 习惯与爱好

起居生活与饮食习惯、烟酒嗜好的时间及摄入量等。

4. 夜游史

有无不洁性交，是否患过淋病、尖锐湿疣等性病。

（五）婚姻、月经、生育史

如遇到急腹症年轻女性病人，需询问其有无月经异常或停经史，如有停经，需考虑宫外孕或先兆流产的可能。

（六）家族史

家族成员中有无遗传病（如血友病、糖尿病）和传染病（如肝炎、肺结核）史。特别需询问是否有与病人同样的疾病。

四、各系统问诊的主要症状

1）头颅五官：鼻出血、牙龈出血、咽痛、声音嘶哑、耳鸣、眩晕等。
2）呼吸系统：咳嗽、咳痰、咯血、胸痛、气喘、呼吸困难等。
3）循环系统：心慌、胸闷、心前区疼痛、晕厥、端坐呼吸、下肢水肿等。
4）消化系统：嗳气、反酸、腹胀、腹痛、腹泻、呕吐、便血、黄疸等。
5）泌尿系统：尿频、尿急、尿痛、血尿、排尿困难、尿道有分泌物、颜面浮肿等。
6）造血系统：皮肤苍白、头昏、皮肤出血点、淋巴结肿大、发热等。
7）内分泌系统：多饮、多尿、多食、怕热、消瘦、闭经等。
8）运动系统：关节红肿、运动障碍、肌肉萎缩、肢体无力等。
9）神经系统：头痛、意识障碍、语言障碍、感觉异常、瘫痪、抽搐等。
10）精神状态：幻觉、妄想、定向力障碍、情绪异常等。

第二节　体格检查

体格检查（physical examination）是检查病人的第二个步骤，是检查者运用自己的感官

（眼、耳、鼻）、手或借助于简单的诊断工具（听诊器、血压计、压舌板、电筒、棉签、叩诊锤等）来了解和评估病人身体状况的一组最基本的检查方法。

一、体格检查基本方法及注意事项

（一）体格检查的基本方法

体格检查的基本方法有五种，即视诊、触诊、叩诊、听诊和嗅诊。

1. 视诊

视诊是用视觉来观察病人全身或局部表现的诊断方法。视诊最好在间接日光下进行。

2. 触诊

触诊是要用触觉来判断某一器官特征的诊断方法。检查者手要温暖，动作要轻柔，由浅入深，由轻而重，由远及近，要尽量避免病人痛苦。

3. 叩诊

叩诊是用手指叩击身体某种表面，使之振动而产生音响。叩诊在胸腹部检查方面尤为重要。叩诊时环境应安静，用力要均匀适当。

4. 听诊

听诊是检查者用耳朵或听诊器听取身体各部分发出的声音，判断正常与否的诊断方法。听诊环境应安静、温暖、避风。听诊器体件要紧贴病人皮肤，最好不要隔衣听诊。

5. 嗅诊

嗅诊是通过嗅觉判断病人的异常气味与疾病之间关系的一种诊断方法。嗅诊时用手将病人散发的气味扇向自己鼻部，然后仔细判断气味的特点与性质。

（二）体检时应注意的事项

检查要在适当的光线、室温和肃静的环境中进行。检查时检查者一般站在病人右侧，依次充分暴露被检查部位，检查手法必须细致轻柔，力求达到全面、系统、重点和规范。

1）体格检查要按照一定的顺序分部和集中进行。通常先检查一般情况和生命体征，然后检查头、颈、胸、背、腹、上下肢、肛门直肠、外生殖器、神经反射等。分部检查时，原则上按视、触、叩、听顺序。

2）病情严重，没有条件做详细检查时，应根据主诉和主要的临床表现作重点检查，立即进行抢救，待病情好转后，再进行必要的补充检查。

3）应根据病情变化，随时复查，及时发现新的症状和体征，以便补充和修改诊断，采取相

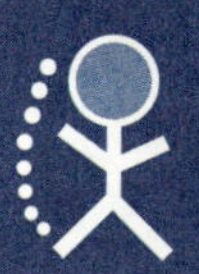

应的医疗措施。

4）对疑传染病病人进行体格检查时，可带口罩和手套等，并做好隔离、消毒工作。

二、全身体格检查

（一）生命征 / 一般状态

1．生命征

生命征是评价生命活动存在与否及质量的重要指标。它包括体温、脉搏、呼吸和血压，称四大生命体征。

（参阅“第三章　基本护理　第一节 病情的观察检查及记录”）

2．一般状态

一般状态包括：发育（如良好、中等、欠佳）、营养（如肥胖、中等、消瘦）、面容（如满月面容、甲亢面容等，见图 2-1）、表情（如表情自然、表情痛苦）、步态（如醉酒步态、偏瘫步态等，见图 2-2）、意识（如嗜睡、昏迷）、语言（如失语、吐词欠清、吐词清楚）、体位（如身体活动自如、不能自行变换体位，为减轻痛苦强迫某种体位）。

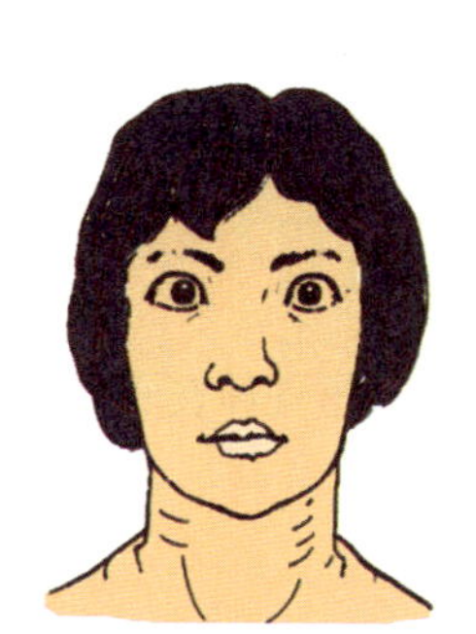

图 2-1　甲状腺机能亢进面容

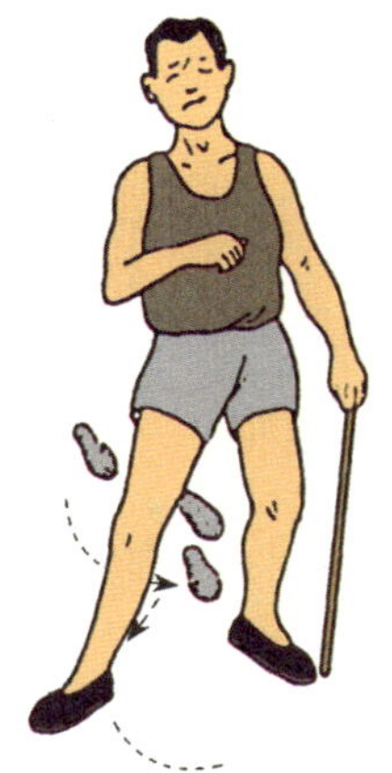

图 2-2　偏瘫步态

（二）皮肤

观察皮肤颜色（苍白、青紫）、湿度、弹性，是否有皮疹、脱屑、皮下出血、水肿、皮下结节等。

（三）淋巴结

正常人表浅淋巴结很小，直径多在 0.2 ~ 0.5cm 之间，柔软、光滑，亦无压痛，无粘连，常不易触及（颈部淋巴结群见图 2-3）。发现淋巴结肿大时，应注意其部位、大小、数目、硬度、压痛、活动度、有无粘连等。

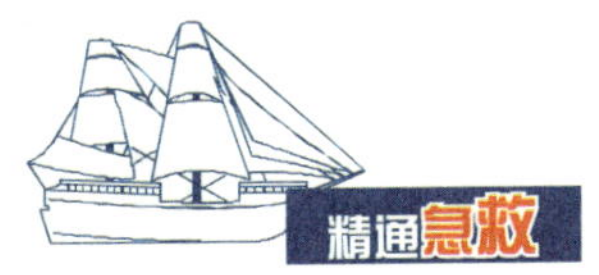

（四）头部

注意病人头部的形态及头部的运动。

1. 眼

有无眼球突出；结膜有无充血、出血、分泌物；巩膜（瓷白色的部分）有无黄染；眼球活动有无障碍；瞳孔大小、形状、两侧是否等大、对光反射是否存在。右眼正面观如图 2-4 所示。

（参阅“第三章　基本护理　第一节　病情的观察检查及记录”）

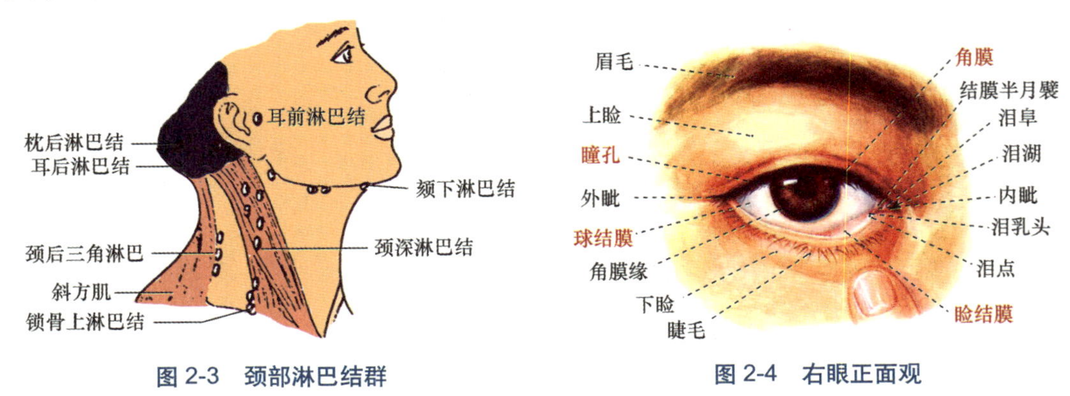

图 2-3　颈部淋巴结群

图 2-4　右眼正面观

2. 耳

外耳道有无分泌物及溢液（有血液或脑脊液流出则考虑颅底骨折）；有无耳廓牵拉痛；听力有无障碍。

3. 鼻

有无鼻翼煽动；有无异常分泌物或流血；有无鼻窦压痛（鼻窦正面见图 2-5）及乳突压痛。

4. 口

观察口唇颜色是否正常，有无口唇疱疹、口腔黏膜溃疡、牙龈红肿、出血、溢脓；有无咽部黏膜充血、扁桃体肿大及脓栓，如图 2-6 所示。

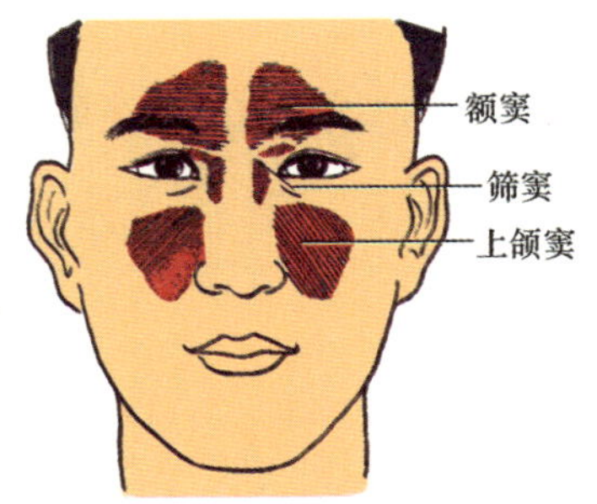

图 2-5　鼻窦正面观

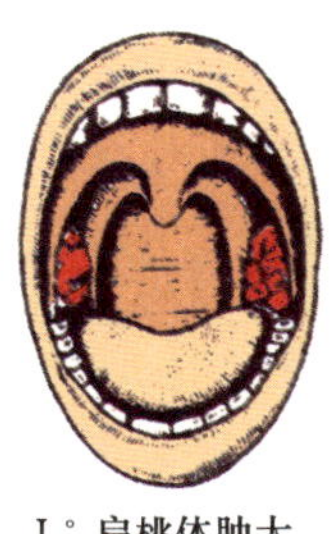

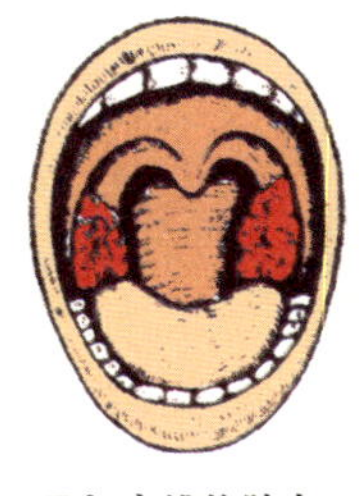

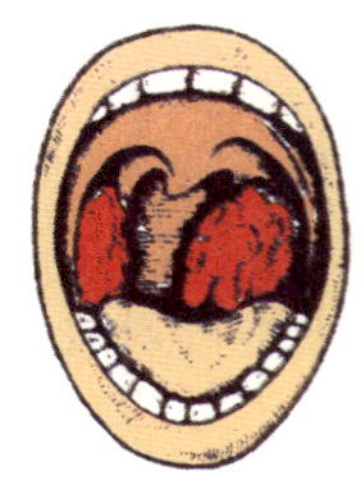

图 2-6　扁桃体肿大

咽部检查时，被检查者取坐位，头略后仰，口张大并发“啊”音，此时检查者用压舌板迅速下压舌的前 2/3 与后 1/3 交界处，观察咽后壁。

5．腮腺

腮腺位于耳屏、下颌角、颧弓所构成的三角区内，正常触诊时摸不到腺体轮廓。当腮腺肿大时可见到以耳垂为中心的隆起，并可触及边缘不明显的包快。

（五）颈部

观察甲状腺是否肿大、对称；气管有无移位；颈静脉血管有无异常搏动和怒张；颈部运动是否自如，有无颈部强直；听诊局部血管有无杂音等。

（六）胸部

观察胸壁、胸廓外形及对称性。

1．肺

视诊　观察呼吸类型、快慢、深浅、节律、对称性。

触诊　语颤两侧是否对称，有无胸膜摩擦音。

检查者将双手掌面尺侧缘放于受检者两侧前胸或背部的对称部位，嘱受检者用同等的强度重复发“一”长音，并双手交换，自上而下，由内而外比较两侧语颤是否一致，有无增强或减弱（见图 2-7）。

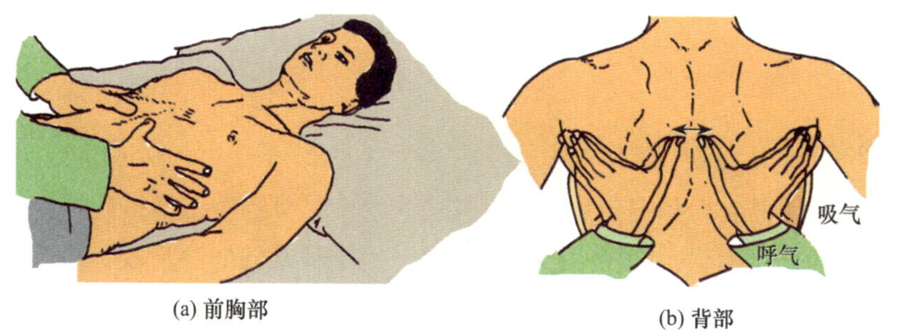

(a) 前胸部　　(b) 背部

图 2-7　检查胸廓呼吸动度及语颤的方法

检查者将两手平放在受检者下前侧胸壁，嘱其深呼吸，若检查者两手有两层皮革相互摩擦的感觉，即为胸膜摩擦音。

叩诊　正常胸部叩诊肺野呈清音，但不同肺野因其周围结构不同，叩诊音也有所不同。检查者可采用直接叩诊：将食指、中指和无名指并拢，以掌侧对受检者胸部进行直接叩击，判断叩诊音情况。

听诊　听呼吸音性质及其强度（减弱、增强、消失），有无胸膜摩擦音、干啰音（哨笛音、鼾音）、湿啰音（大、小水泡音，捻发音）。肺部听诊自下而上，由外向内，双侧对比。

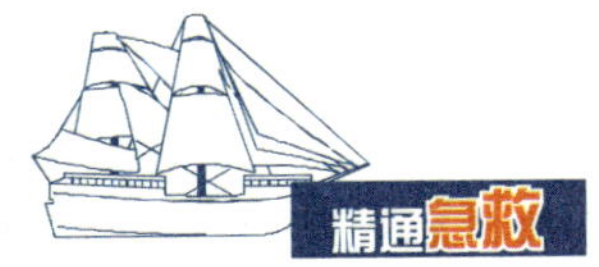

2. 心脏

视诊 观察心尖搏动的位置，心前区有无隆起，心前区有无异常搏动等。坐位时，心尖搏动位于第 5 肋间左锁骨中线内 0.5 ～ 1.0cm 处，搏动范围直径约 2.0 ～ 2.5cm。

触诊 了解心尖搏动位置，强弱和范围，心前区有无异常搏动，有无震颤和心包摩擦感。

叩诊 叩心脏浊音界来判断心脏大小、形态和位置。

听诊 在心尖搏动最强的部位听诊心率、心律、强弱是否正常，其他瓣膜区及其他心音听诊不做介绍。

（七）背部

1. 视诊

观察脊柱、胸廓外形和呼吸运动。

2. 触诊

胸廓扩张度、语颤及胸膜摩擦感；肋脊点（在背部脊柱与第 12 肋所成的夹角顶点）和肋腰点（在第 12 肋与腰肌外缘的夹角顶点）有无压痛。

3. 叩诊

双侧后胸部有无叩诊音变化；脊柱、肾区有无叩痛等。

4. 听诊

有无胸膜摩擦音。

（八）腹部

腹腔内有很多重要器官，如遇到病变，尤其急腹症时，掌握腹部体格检查就更为重要。为了避免触诊引起胃肠蠕动增强，使肠鸣音发生变化，腹部检查的顺序为视、听、触、叩，但记录时仍按视、触、叩、听的顺序。腹部检查前嘱受检者排空膀胱。

1. 视诊

受检者低枕仰卧，充分暴露全腹。按一定顺序自下而上地观察腹部，包括腹部外形（必要时可蹲下平视）有无膨隆或凹陷，有无包块，腹式呼吸深浅及是否规则，腹壁静脉有无迂曲变粗，有无胃肠型和蠕动波等。

2. 触诊

受检者两腿屈起并稍分开，作张口缓慢腹式呼吸（见图 2-8）。检查者手要温暖，先以全手掌放于腹壁上部，使病人适应片刻，并感受腹肌紧张度。然后以轻柔动作按顺序触诊腹的各部。

一般自下腹开始逆时针方向检查，原则上先触诊健康部位，逐渐移向病变区域，以免造成受检者感觉上的错觉。边触诊边观察受检者的反应与表情。

腹部触诊主要了解受检者腹壁有无紧张（腹肌紧张度增加）、压痛、反跳痛、包块（位置、大小、形态、质地、压痛、移动度等）；有无液波震荡（当腹腔有 3000 ~ 4000ml 液体）和振水音；以及肝、胆囊、肾情况。正常成人的肝脏一般在肋缘下触不到，但腹壁松软的瘦人，于深吸气时可于肋弓下触及肝下缘在 1cm 以内，在剑突可触及肝下缘多在 3cm 以内，质软，无压痛。

“反跳痛” 当检查者用手触诊腹部有压痛后，用并拢的 2 ~ 3 个手指压于原处片刻，然后迅速将手抬起，如此时病人感觉腹痛骤然加重，并常伴有痛苦表情和呻吟，称为反跳痛。

“胆囊触痛” 检查者以左手掌平放于受检者右胸下部，以拇指指腹勾压于右肋下胆囊点处，然后嘱受检者吸气。在吸气过程中发炎的胆囊下移时碰到用力按压的拇指，即可引起疼痛，此为胆囊触痛，如因剧烈疼痛而致吸气停止称 Murphy（墨菲氏症）征阳性（见图 2-9）。

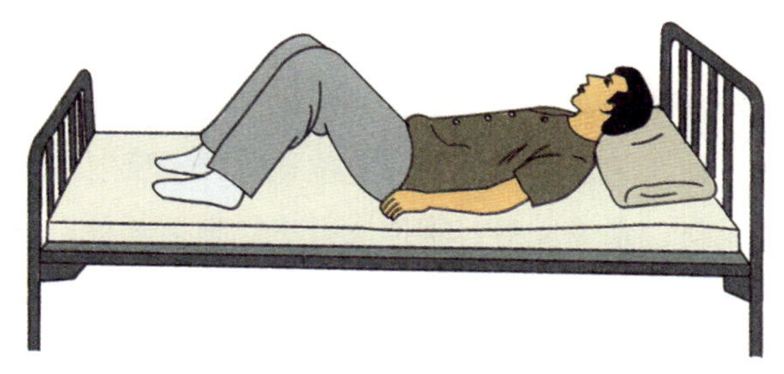

图 2-8 腹部触诊受检者体位

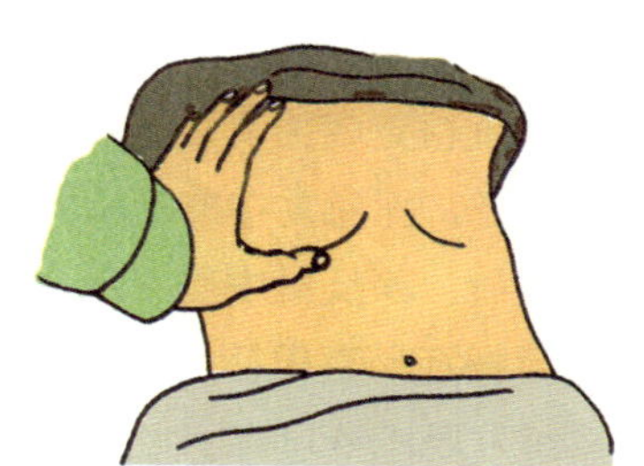

图 2-9 Murphy 征检查法

“阑尾压痛点” 位于脐与右髂前上棘连线中、外 1/3 交界处的 McBurney（麦氏）点，压痛标志阑尾的病变。

3. 叩诊

叩诊在于了解肝、脾等脏器的大小和有无叩击痛；某些胃肠道充气情况；腹腔内有无积气、积液和肿块，以及有无移动性浊音等。正常腹部叩诊大部分为鼓音，只有肝、脾所在部位、增大的膀胱和子宫等占据的部位为浊音。

“移动性浊音” 当腹腔内游离液体积聚时，该部位叩诊呈浊音。因体位不同而出现浊音区变动的现象，称移动性浊音。这是发现腹腔积液的重要检查方法。当腹水在 1000ml 以上时，即可查出移动性浊音。

4. 听诊

将听诊器胸件放于腹壁上，听诊内容主要有：肠鸣音、血管杂音、摩擦音等。

“肠鸣音” 是肠道断断续续的咕噜声。通常可用右下腹部作为肠鸣音听诊点。在正常情况下，4 ~ 5 次 / 分。肠蠕动增强时，肠鸣音达 10 次 / 分以上，但音调不特别亢进，称肠鸣音活跃；如次数多且响亮、高亢，甚至呈叮当声或金属音，称肠鸣音亢进；当肠壁肌肉劳损，肠壁

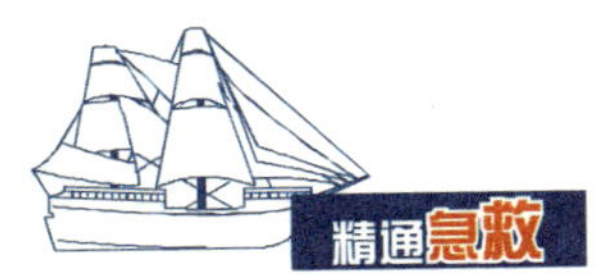

蠕动减弱时，或数分钟才听到一次，称肠鸣音减弱；如持续听诊 3 ～ 5 分钟未听到肠鸣音，用手指轻叩或搔弹腹部仍未听到肠鸣音，称为肠鸣音消失。

（九）生殖器、肛门、直肠

肛门检查注意有无外痔、肛裂、肛瘘、脱肛或肛门湿疹。当怀疑有直肠内疾病及前列腺疾病时可进行肛门指检。外生殖器检查注意阴茎是否有溃疡、湿疣，尿道口有无分泌物，睾丸是否肿痛，检查腹股沟是否有肿块等。

（十）脊柱与四肢

脊柱有无畸形，局部有无压痛和叩击痛，活动是否受限制；四肢关节有无畸形、肿胀及活动情况；肌肉有无萎缩。此外，还需了解双下肢有无浮肿。

（十一）神经系统

神经系统检查较为复杂，它包括脑神经、周围神经功能的检查。如躯干及四肢浅感觉中的痛、温、触觉；深感觉中的关节觉、震动觉；复合感觉中形体觉、定位觉；神经反射中腹壁反射、提睾反射；深反射中肱二头肌反射、膝反射、跟腱反射；病理反射中巴彬斯基征；脑膜刺激征中颈项强直、克氏征、布氏征；以及肌力与随意运动、肌张力与不自主运动。共济运动也属神经系统重要检查项目。

1．肌力

嘱受检者作肢体关节屈伸动作，并以阻力抵抗，判断其肌力。

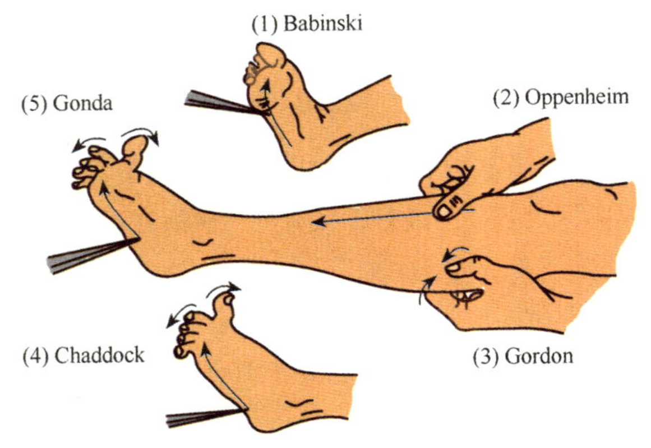

图 2-10　几种病理性反射检查法

2．肌张力

肌张力指静态状态紧张度，受检者作被动运动紧张度大小。

3．巴彬斯基征

用棉签棒轻划受检者足底外侧至小趾根部再转向拇趾根部，发现其拇趾背伸，其他各趾向外下扇形展开。几种病理性反射检查如图 2-10 所示。

4．颈项强直

受检者仰卧，检查者以手托其枕部作屈颈动作，使下颌触及胸部，若不能触及胸部，伴抵抗感和疼痛感，即为颈项强直。

5．克匿格征

病人仰卧，屈髋屈膝均成直角，检查者抬高病人小腿，正常人可达135℃以上。若屈肌痉挛、伸膝受限并有疼痛及阻力，称为克匿格征阳性。克匿格征检查法如图2-11所示。

6．布鲁津斯基征

受检者仰卧，将其头用力像胸部屈曲，阳性者可见两侧膝关节、髋关节屈曲。布鲁津斯基征检查法如图2-12所示。

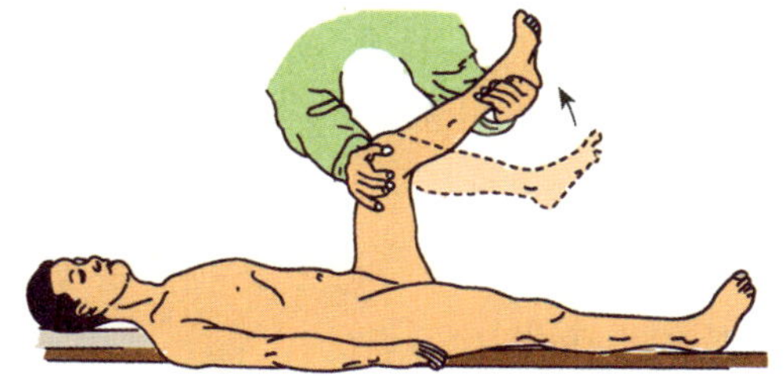

图2-11 克匿格征检查法

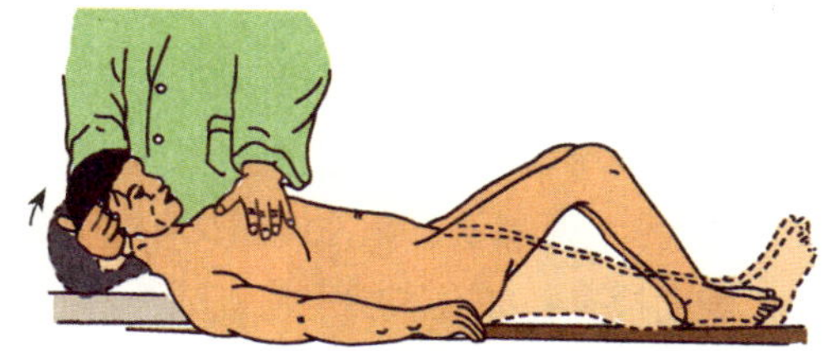

图2-12 布鲁津斯基征检查法

临床 “颈项强直”、“克匿格征”、“布鲁津斯基征”为脑膜刺激征，大多见于各种脑膜炎、蛛网膜下腔出血或脑脊液压力增高。

通过上述病史和体格检查，把所得资料进行整理，把有关症状和阳性体征结果进行排列，形成一份简要病历。

第三节 病历记录

病历是整个医疗工作的重要总结，是诊疗者根据问诊、体格检查、实验室检查和其他检查获得的资料经过归纳、分析、整理而写成的。对疾病的预防、诊断、治疗和护理行为都是以病历为依据。尤其对非医学专业的航海人员，在航海中遭遇突发急症病例时，因诊疗者自身医疗专业能力有限，需寻求岸上专业医护人员帮助或转诊，一份科学、规范、及时、完整的病历记录就更为重要。

一、急诊病历记录要求

1）急诊病历要求简明扼要、重点突出。首页应填写完整，特别强调药物过敏情况的填写，如有过敏应用红笔注名药名，并在药名后加感叹号。

2）在初诊或紧急情况下，如一时难以确诊，可暂作症状待查，以待进一步确诊，如“腹痛待查”。在症状待诊后还应提出一个或几个可疑的诊断。如经过观察处理仍不能确诊，应无线电医疗咨询。

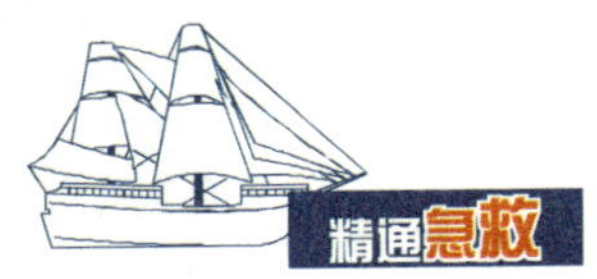

3）急诊病人就诊时应记录就诊具体时间，如救治时间为2011年2月16日14时30分，可记为2011.2.16　14：30。除简要病历和重要体征外，还必须记录血压、脉搏、呼吸、体温、意识状态、抢救措施及抢救经过。如在急诊抢救无效死亡者，还应记录死亡时间、诊断和原因。

4）最后诊疗者签名。

二、书写内容

1）首诊：封面应填写姓名、性别、年龄、婚姻、职业、工种、电话和过敏药物。

2）就诊日期：包括年、月、日，急诊病历应注明就诊时间。

3）主诉：为病人感受最痛苦或最明显的症状或体征及其持续时间，一般不超过20字。

4）病史：现病史、与本次疾病有关的过去史、个人史和家族史。

5）体检：一般情况、阳性体征及有助于鉴别诊断的阴性体征。急诊病人必须还记录生命体征。

6）辅助检查：如有实验室检查或特殊检查也需记录。

7）初步诊断：写在右下角。

8）处理意见：包括进一步检查、所给药种类及用法、建议及疫情报告等。

9）诊疗者签名。

在对急诊病人进行完首诊后，在病人被转诊或痊愈前应有观察记录，包括病人症状和体征变化以及当时处理。

（参阅“附录一　病历及记录规范”）

思考题

1. 现病史的询问主要包括哪些内容？询问危重病人病史时应注意些什么？
2. 呼吸系统疾患有哪些常见症状？
3. 体格检查中生命体征及一般情况应包括哪些方面？
4. 心脏如何听诊？
5. 如何进行腹部触诊？

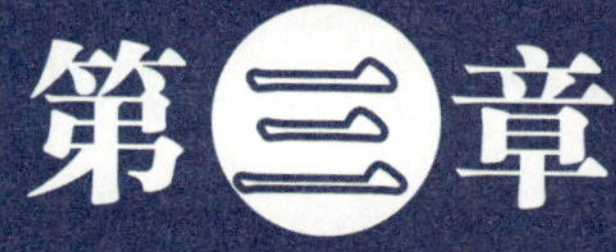

基本护理

第一节　船上护理要求和基本内容

基本护理（basic nursing）是以病人为中心，针对病人生理、心理等各层面的健康问题，采取科学、有效的护理对策，解决病人的健康问题，满足病人的需要，使其尽可能恢复到健康的最佳状态。

船上一旦出现病患，因缺乏专业的医护人员及专业设备和实验室检查，对病患做出恰当的诊治有一定的难度，除了对症处理，加强对病患的护理就变得尤为重要。良好的护理不但可以稳定改善病人病情，还有助于提高病人对疾病治愈的信心，促进其尽快康复。另外，护理技能较容易被非专业人员掌握，因此应加强船员该项目的相关培训。

船上护理要求和基本内容如下：

1）病室需温暖、舒适、安静和清洁；床单应保持干净整洁。

2）力求病人身心舒适，体位舒适。

3）每天早晚各测一次体温、脉搏、呼吸、血压并作记录，危重病人 1 ～ 2 小时需检查观察一次。

4）了解病人的食欲和进食情况。

5）观察记录病人大小便及其他分泌物、排泄物情况。

6）关心病人的需求，注意其睡眠及精神状态变化。

7）对危重病人需专人陪护和观察。

8）船舶摇摆，需注意病人活动，避免从床上摔下。

一、病情的观察检查及记录

（一）病情观察的内容

病情观察是运用视觉、听觉、嗅觉、触觉等感觉器官及辅助工具来获得病人信息的过程，从而对病人的病史和现状进行全面的评估、对病情做出综合判断。

1）一般情况的观察：包括发育与体型、饮食与营养状态、面容与表情、体位、姿势与步态、皮肤与粘膜情况等。

2）生命体征的观察：在病人病情观察中体温、脉搏、呼吸、血压的观察占据重要地位。

3）意识状态的观察：对意识状态的观察，可根据病人语言反应及神经反射检查来判断。

4）瞳孔观察：当病人颅内疾病，药物中毒、昏迷等状态时，其瞳孔变化是一个重要指征。

5）心理状态的观察：船员一旦在船上发病，除身体不适外，还存在心理上的不安全因素，会产生焦虑、恐惧、甚至绝望等负性情绪。

6）护理操作及药物使用后的观察：如引流管是否通畅，用药后有无不良反应等。

7）分泌物及排泄物的观察：需观察病人痰、呕吐物、尿、粪便等有无异常。

（二）病情观察检查及记录方法

生命体征是体温、脉搏、呼吸、血压的总称。生命体征受大脑皮质控制，是机体内在活动的一种客观反应，是衡量机体身心状况的可靠依据。正常人生命体征在一定范围内相对稳定，变化很小。而在病理情况下，其变化极其敏感，常是判断病情危重程度的一项客观指标。此外，意识、瞳孔的变化也是病情危重的判断标准。**正确掌握四大生命体征，以及意识、瞳孔的观察检查技能是船上护理中极为重要的内容之一。**

体温的评估（操作内容）

体温是糖、脂肪、蛋白质氧化分解而产生。体温调节的基本中枢位于下丘脑，并通过神经、体液因素使产热和散热过程呈动态平衡，保持体温在相对恒定的范围内。

（一）正常体温

成人体温平均值及正常范围见表 3-1。

表 3-1　成人体温平均值及正常范围表

部　　位	平均温度	正常范围
肛温	37.5℃	36.5 ～ 37.7℃
口温	37℃	36.3 ～ 37.2℃
腋温	36.5℃	36.0 ～ 37.0℃

注：°F（华氏温度）=℃（摄氏温度）×9/5 + 32　　℃ =(°F − 32)×5/9

生理情况下，体温有一定的波动。早晨体温略低，下午略高，24 小时内波动幅度一般不超过 1℃；运动或进食后体温略高；妇女月经前或怀孕期体温略高；老年人因代谢率稍低，体温略低于青壮年。另外，在高温环境下体温也可稍升高。

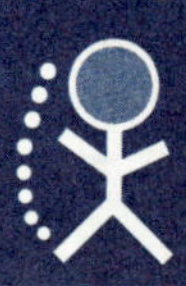

（二）异常体温

1. 体温过高

体温过高又称发热，是因机体产热过多、散热减少、体温调节障碍、或致热原作用于体温调节中枢所致。一般而言，当腋下温度超过37℃或口腔温度超过37.5℃，一昼夜体温波动在1℃以上可称为体温过高。引起体温过高的原因甚多，根据致热原的性质和来源不同，可以分为感染性发热和非感染性发热两大类。感染性发热较多见，主要由病原体引起；非感染性发热由病原体以外的各种物质引起，目前越来越引起人们的重视。

以口腔温度为例，发热程度可划分为：

低　热：37.5 ～ 37.9℃

中等热：38.0 ～ 38.9℃

高　热：39.0 ～ 40.9℃

超高热：41℃以上

2. 体温过低

体温低于正常范围称为体温过低。若体温低于35℃称为体温不升。其原因可以是散热过多（如长时间暴露在低温环境、在寒冷环境中大量饮酒等）、产热过少（常见于营养不良、极度衰竭）以及调节中枢受损（如脑外伤、脊髓损伤、使用麻醉镇静药物）。

轻度：32 ～ 35℃

中度：30 ～ 32℃

重度：<30℃，此时瞳孔放大，对光反射消失。

致死温度：23 ～ 25℃

（三）体温测量方法

市场上体温计主要有水银体温计、电子体温计、可弃式体温计、感温胶片及远红外线测温仪、报警体温计。目前广泛使用的仍是水银体温计（见图3-1）。

体温测量方法有以下3种。

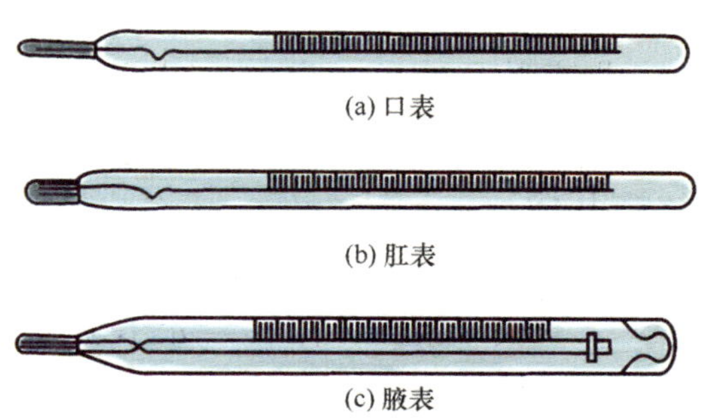

(a) 口表

(b) 肛表

(c) 腋表

图3-1　水银体温计

1. 口测法

测量前10min内禁饮热水和冰水，并将消毒后的体温计甩至35℃以下。把体温计水银端斜放于舌下热窝（是口腔中温度最高的部位，在舌系带两侧，左右各一，见图3-2），紧闭口唇，5min后取出读数。

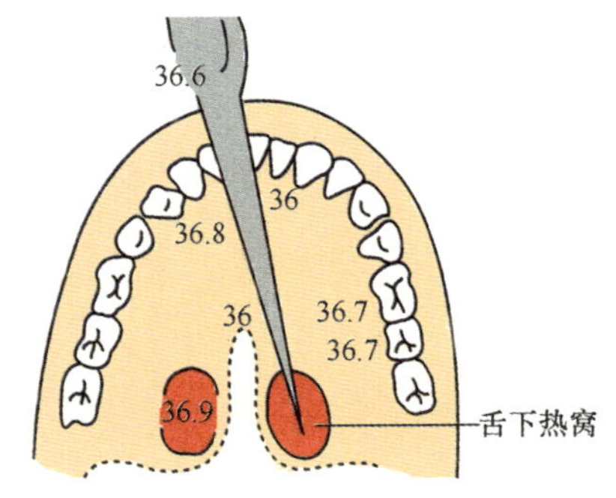

图 3-2 舌下热窝

2. 肛测法

多用于婴幼儿及神志不清者。最好将水银端涂布润滑剂，徐徐插入肛门内 3 ~ 4cm（婴儿 1.25cm，幼儿 2.5cm），放置 3min 后取出读数。

3. 腋侧法

将腋窝汗擦干，将水银端置于一侧腋窝深处，嘱病人用上臂将体温计夹紧，10min 后取出读数。该法简便、安全，且不易发生交叉感染，为最常用的体温测量方法。

测量完后记录体温值，例如：“T（体温，temperature，简称 T）：38℃。”

脉搏的评估（操作内容）

（一）正常脉搏

1. 脉率

正常成人在安静状态脉率为 60 ~ 100 次 /min，大多数 70 ~ 80 次 /min，且脉率和心率一致。脉率受诸多因素影响而引起变化。一般脉率随年龄增长而逐渐减低；女性脉率比男性稍快；运动、兴奋、恐惧、愤怒、焦虑使脉率增快；进食、使用兴奋药、浓茶或咖啡能使脉率增快。当体温超过 38℃，体温每升高 0.5℃，脉搏每分钟增加约 10 次。

2. 脉律

脉律是指脉搏的节律性。正常脉律跳动均匀规则、间隔时间相等。但正常儿童、青年和部分成年人中，可出现吸气时增快，呼气时减慢，称窦性心律不齐，一般无临床意义。

3. 脉搏强弱

脉搏强弱与心搏量和脉压大小有关，也与动脉壁的弹性有关。正常情况下每搏强弱相同。

4. 动脉壁情况

动脉壁触诊时可感觉到光滑、柔软、富有弹性。

（二）异常脉搏

1. 脉率异常

成人脉率超过 100 次 /min，称为“心动过速”，常见于发热、甲亢、血容量不足者；成人脉率小于 60 次 /min，称为“心动过缓”，常见于颅内高压、房室传导阻滞、甲减病人。

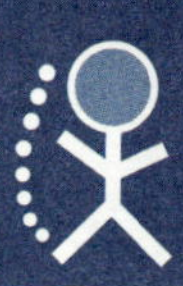

2. 脉律异常

“间歇脉”是在一系列正常规律的脉搏中，出现一次提前而又较弱的脉搏，其后有一较正常延长的间歇，常见于器质性心脏病、电解质紊乱；“脉搏短绌”是心率完全不规则，快慢不一，强弱不等，见于心房纤颤病人。

3. 强弱异常

脉搏强而大，称为“洪脉”，常见于高热、甲亢病人；脉搏弱而小，犹如细丝，称“细脉”，常见于心功能不全、休克病人；节律正常、强弱交替出现的脉搏称为“交替脉”，常见于高血压、心脏病、冠心病。

4. 动脉壁异常

早期动脉硬化，表现为动脉壁变硬，失去弹性，呈条索状，严重时动脉迂曲有结节。

（三）脉搏测量方法

浅表、靠近骨骼大动脉均可作为测量脉搏的部位。临床上最常选择的诊脉部位在桡动脉（见图 3-3）。操作者以食指、中指、无名指的指端按压在病人桡动脉上，按压力度适中，以能清楚测得脉搏搏动为宜，每次计时至少 30s 的脉率（测 30s 脉率，乘以 2 就是 1min 脉率）。

测量完后记录脉搏情况，例如：“P（脉搏，pulse，简称 P）: 78 次 /min，脉搏跳动均匀规则。”

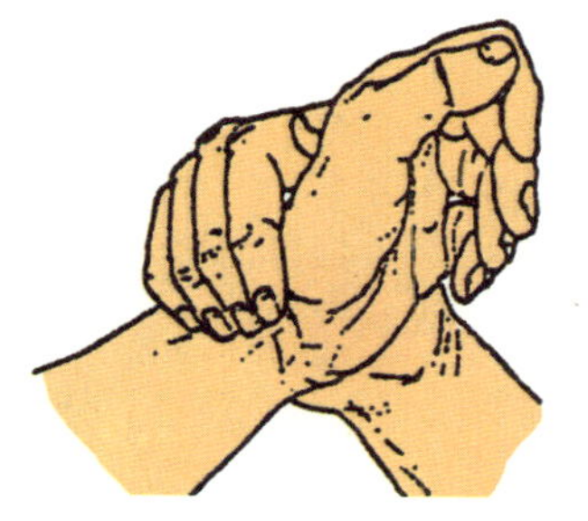

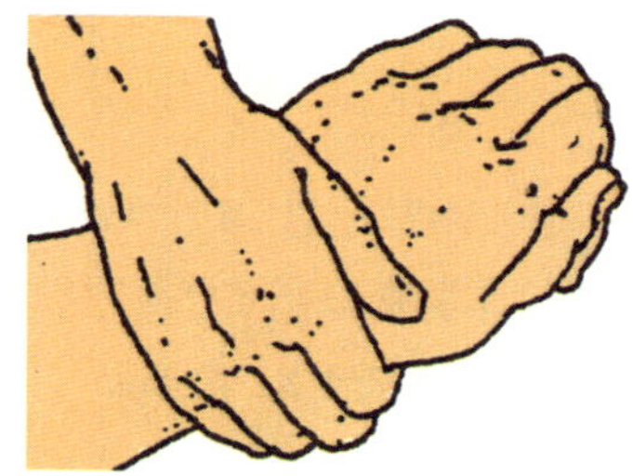

图 3-3 桡动脉测量法

呼吸的评估（操作内容）

（一）正常呼吸

1. 正常呼吸

正常成人安静状态下呼吸频率为 16 ~ 20 次 /min，节律规则，呼吸运动均匀无声且不费力。呼吸与脉搏的比例为 1 ：4。男性及儿童以腹式呼吸为主，女性以胸式呼吸为主。

2. 生理变化

呼吸受年龄、性别、活动、情绪、血压等因素的影响。一般年龄越小，呼吸频率越快；同年龄的女性呼吸比男性稍快；强烈的情绪变化，可引起呼吸加快或屏气；血压升高，呼吸反射性减慢、减弱。此外，环境温度升高，也可使呼吸加深加快。

（二）异常呼吸

正常、异常呼吸对比如图 3-4 所示。

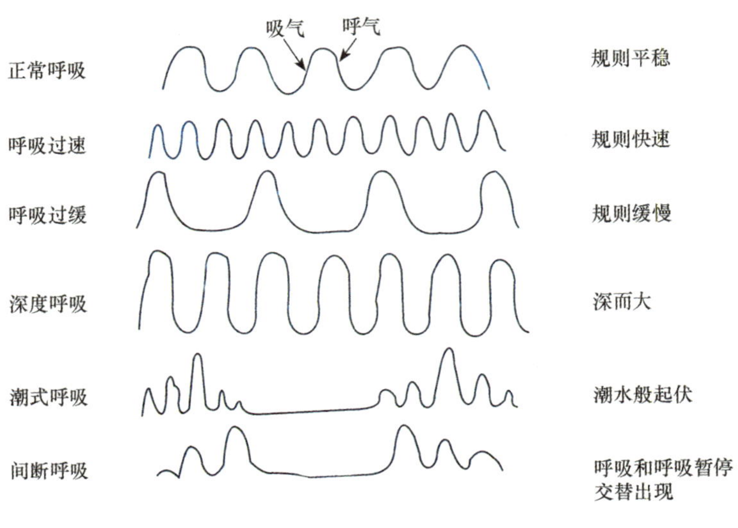

图 3-4　正常、异常呼吸对比

1. 频率异常

1）呼吸过速：呼吸频率超过 24 次 /min，称为呼吸过速，也称急促。见于发热、疼痛、甲状腺功能亢进者。一般体温每升高 1℃，呼吸频率增加 3 或 4 次 /min。

2）呼吸过缓：呼吸频率低于 12 次 /min，称为呼吸过缓。见于颅内高压、巴比妥类药物中毒。

2. 深度异常

1）深度呼吸：是一种深而规则的大呼吸。见于糖尿病酮症酸中毒和尿毒症酸中毒。

2）浅快呼吸：是一种浅表而不规则的呼吸，有时呈叹气样。见于呼吸肌麻痹及濒死的病人。

3. 节律异常

1）潮式呼吸：是一种呼吸由浅慢逐渐变为深快，然后再由深快转为浅慢，再经一段呼吸暂停后，又开始重复上述过程的周期性变化。多见于中枢神经系统疾病。必须注意的是有些老年人深睡时亦可出现潮式呼吸，此为脑动脉硬化，中枢供血不足的表现。

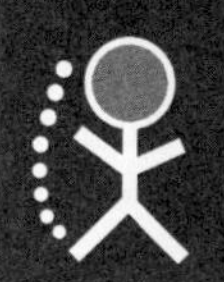

2）间断呼吸：表现为有规则的呼吸几次后，突然停止呼吸，间隔一个短时间后又开始呼吸，如此反复交替出现。间断呼吸比潮式呼吸更为严重，预后更为不良，常临终前发生。

3）睡眠呼吸暂停：是以睡眠中呼吸反复停顿为特征的一组综合征，每次停顿大于或等于10s，通常每小时停顿次数大于20次，临床上表现为时醒时睡，并伴有缺氧、高血压及肺动脉高压。睡眠呼吸暂停可分为中枢性和阻塞性两种类型。前者是由于中枢神经功能不良造成的；后者发生在严重、频繁、用力的打鼾或喘息之后。打鼾在肥胖者中更为多见，颈围增加、甲状腺功能减退等病人也可出现。睡眠呼吸暂停是心血管疾病危险因素之一，与高血压之间存在因果关系。

4．声音异常

1）蝉鸣样呼吸：表现为吸气时产生一种极高的似蝉鸣样音响。常见于喉头水肿、喉头异物等。

2）鼾声呼吸：表现为呼吸时发出一种粗大的鼾声，由于气管或支气管内有较多的分泌物积蓄所致。多见于昏迷病人。

5．形态异常

1）胸式呼吸减弱，腹式呼吸增强：见于肺、胸膜、或胸壁的疾病。

2）腹式呼吸减弱，胸式呼吸增强：见于腹膜、腹腔疾病。

6．呼吸困难

呼吸困难是一个常见的症状及体征，病人主观上感到空气不足，客观上表现为呼吸费力，可出现发绀、鼻翼扇动、端坐呼吸（见图3-5），辅助呼吸肌参与呼吸活动，造成呼吸频率、深度、节律的异常。临床上可分为如下几种。

1）呼气性呼吸困难：特点是呼气费力，呼气时间延长。常见于支气管哮喘、阻塞性肺气肿所致下呼吸道部分梗阻。

2）吸气性呼吸困难：特点是吸气显著困难，吸气时间延长，有明显的三凹征（吸气时胸骨上窝、锁骨上窝、肋间隙出现凹陷）。常见于气管阻塞、气管异物、喉头水肿等上呼吸道部分梗阻。

3）混合性呼吸困难：特点是吸气、呼气均感费力，呼吸频率增加。常见于广泛肺部病变、胸腔积液等。

（三）呼吸的测量方法

检查者将手放在病人的诊脉部位似诊脉状，眼睛观察病人胸部或腹部的起伏，一起一伏为一次呼吸。危重病人呼吸微弱，可用少许棉花置于病人鼻孔前，观察棉花被吹动的次数（见图3-6），计时至少30s的呼吸频率（如测30s频率，乘以2就是1min呼吸频率）。

测量完后记录呼吸情况，例如：“R（呼吸，respiration，简称R）：18次/min，节律规则，呼吸运动均匀无声且不费力。”

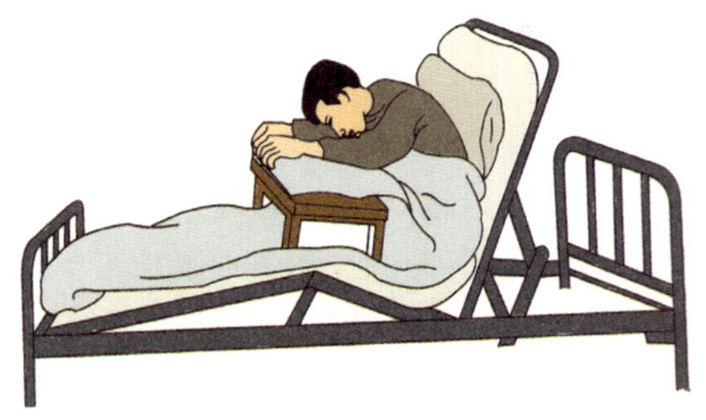

图 3-5　呼吸困难者端坐呼吸

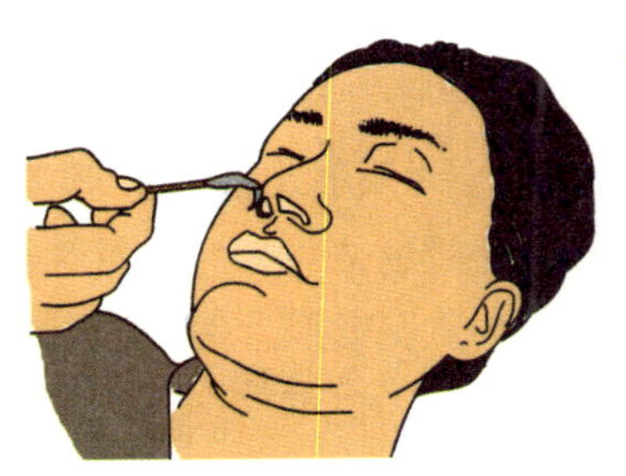

图 3-6　危重病人呼吸观察

血压的评估（实训评估内容）

血压是血管内流动着的血液对单位面积血管壁的侧压力。一般所说的血压是指动脉血压。在心室收缩时，动脉血压上升达到的最高值称为收缩压；在心室舒张末期，动脉血压下降达到的最低值称舒张压；收缩压与舒张压的差值为脉压差；一个心动周期中动脉血压的平均值为平均血压，计算公式：平均动脉压＝（收缩压＋2× 舒张压）/3，也可表示为：平均动脉压＝舒张压＋ 1/3 脉压差。

（一）正常血压

1．正常血压

测量血压，一般以肱动脉为标准。正常成人安静状态下的血压范围比较稳定，其正常范围为收缩压（systolic blood pressure，SBP）90 ～ 139mmHg，舒张压（diastolic blood pressure，DBP）60 ～ 89mmHg，脉压差（pulse pressure，PP）30 ～ 40mmHg，平均动脉压（mean arterial pressure，MAP）70 ～ 105mmHg。

按照国际标准计量单位规定，血压的通常单位用千帕（KPa）。1mmHg ＝ 0.133kPa，1kPa ＝ 7.5mmHg 。

2．生理变化

血压受诸多因素影响，包括每搏输出量、心率、外周阻力、主动脉和大动脉管壁弹性、循环血量与血管容量等。

正常人血压呈明显的昼夜变化，即夜间血压最低，清晨起床活动后血压迅速升高，在上午 6 ～ 10 时及下午 4 ～ 8 时各有一高峰，继之缓慢下降，呈现“双峰一谷”特点。早晨血压升高可伴有儿茶酚胺浓度升高，血小板聚集增多及纤溶活性增高等变化，可能与早晨较多发生心脑血管急性事件有关。

此外，随年龄增加，血压也有逐渐增高的趋势，但收缩压比舒张压升高更明显；女性在更年期前，血压低于男性，更年期后，差别较小；通常清晨血压最低，然后逐渐升高，至傍晚血

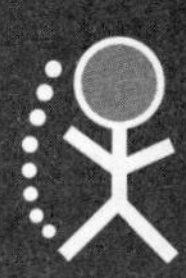

压最高；睡眠不佳时血压可略升高；寒冷环境，血压可略升高；高温安静，血压可略下降；高大、肥胖者血压较高；立位血压高于坐位血压，坐位血压高于卧位血压；长期卧床或使用降压药的病人，若由卧位改为立位时，可出现头晕、心慌、站立不稳甚至晕厥等体位性低血压表现。运动时血压的变化与肌肉运动有关，运动开始时血压可有所升高。此外，情绪激动、紧张、恐惧、兴奋、吸烟等可使血压升高。饮酒，摄盐过多，药物对血压也有影响。

（二）异常血压

血压测量值受多种因素的影响。若采用标准测量方法，至少三次非同日血压值高于正常标准即可认为有高血压。

1．高血压

高血压指 18 岁以上成年人收缩压大于或等于 140mmHg，和（或）舒张压大于或等于 90mmHg。

2．低血压

血压小于 90/60mmHg 称为低血压。常见于大量出血、休克、急性心力衰竭等。血压偏低也可有体质原因，表现为一贯血压偏低，一般无症状。

3．脉压异常

1）脉压增大：大于 40mmHg，常见于主动脉硬化、甲状腺功能亢进等病人。

2）脉压减少：小于 30mmHg，常见于心包积液、严重衰竭、休克病人。

4．双侧上肢血压差别显著

正常双上肢血压差为 10 ～ 20mmHg，如超过此范围则属异常，见于多发性大动脉炎或先天性动脉畸形。

5．上下肢血压差异常

正常下肢血压高于上肢血压 20 ～ 40mmHg，如下肢血压低于上肢血压，提示相应部位有狭窄或闭塞。

（三）血压测量方法

血压计有水银柱式、无液式（压力表式）、电子式血压计三种。目前广泛采用的还是水银柱式血压计。(见图 3-7)。

1．测量方法

1）被测者卧位或坐位，暴露被测量的手臂（一般取右侧上臂）。将血压计充气囊绑带平服

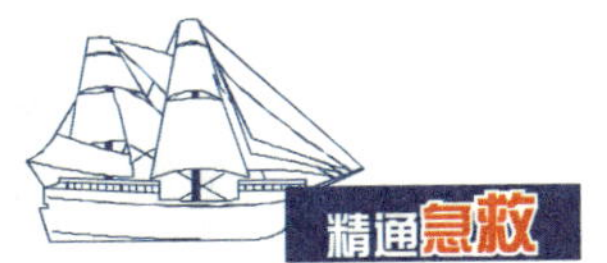

地环绕在手臂肘上方（袖带下缘应在肘弯上 2.5cm，见图 3-8）。

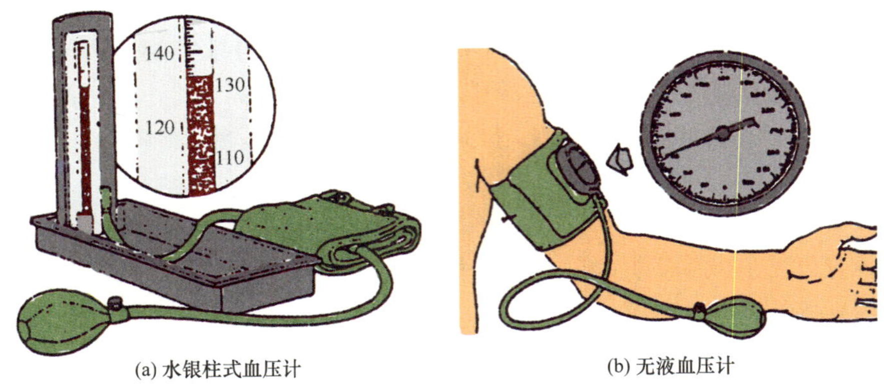

(a) 水银柱式血压计　　(b) 无液血压计

图 3-7　各类型血压计

2）用手指触摸肘部肱动脉搏动位置，将听诊器胸件放在这一部位上（见图 3-9）。

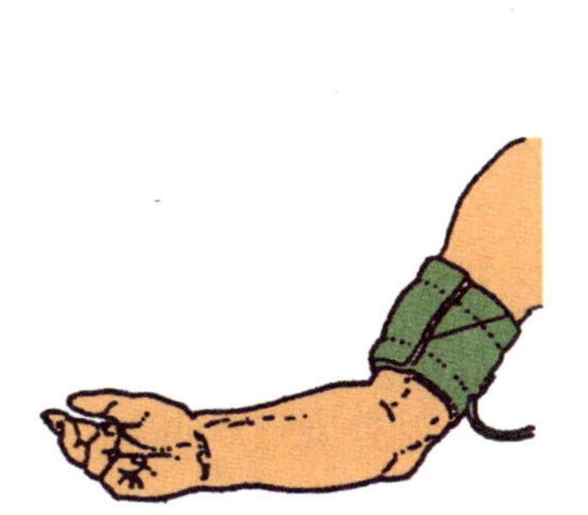

图 3-8　袖带绑缚位置

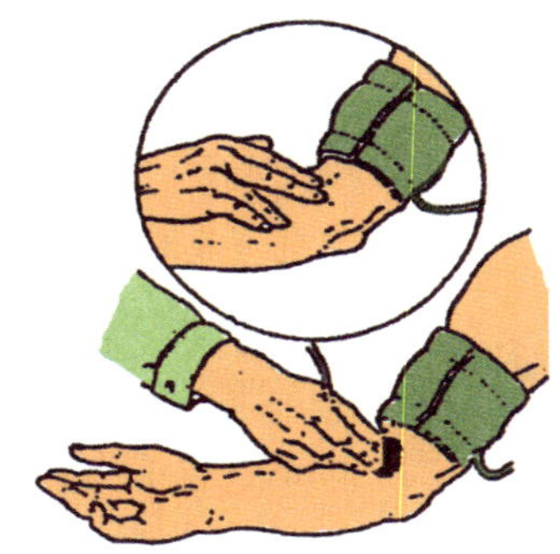

图 3-9　听诊器放置部位（肱动脉搏动最明显处）

3）一手固定胸件，另一手握充气球，并关紧活塞气门，充气至肱动脉搏动消失后再升高 20 ~ 30mmHg。

4）放松充气球活塞，缓慢使气囊放气（心率缓慢者，放气速率应更慢）。在放气过程中，从听诊器上会听到一系列搏动声，称为柯式音。当出现第一声搏动音，此时水银柱所指示的刻度即为收缩压；当搏动音突然变弱而低沉或消失，水银柱所指的刻度为舒张压。WHO 规定成人应以动脉搏动消失，作为判断舒张压标准。12 岁以下儿童、怀孕期妇女、贫血、甲亢及柯式音无消失者，以血管搏动最后变弱而低沉音为舒张压。

测量完后记录血压值，例如：“BP:120/80mmHg。”

2．血压测量操作流程

平静状态→坐或卧位→开启水银槽开关→缠袖带→戴放听诊器→充气→缓慢放气→平视并听诊→第一声搏动为收缩压，搏动声突变低沉或消失为舒张压→松袖带并驱尽余气→关闭水银槽开关。

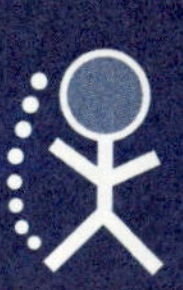

3. 注意事项

1）使用大小合适的血压计袖带，气囊至少应包裹80%上臂，大多数成年人臂围25～35cm，可使用气囊长22～26cm，宽12cm的标准规格袖带（目前国内汞柱血压计的气囊规格：长22cm，宽12cm）。肥胖者或臂围大者应使用大规格气囊袖带；儿童应用小规格气囊袖带。

2）被测者至少安静休息5min，在测量前30min内禁止吸烟或饮咖啡，排空膀胱。

3）被测者最好脱袖测量，以免衣袖过紧影响血流。

4）血压测量时，水银柱“0”刻度，手臂位置（肱动脉）与心脏应同一水平。坐位：平第四肋；卧位：平腋中线。

5）袖带缠手臂不宜太松或太紧，以能放一手指为宜。太松，会使血压测量值偏高；太紧，会使血压测量值偏低。

6）避免听诊器胸件塞在袖带下，使局部受压较大和听诊时出现干扰声。

7）打气不可过快、过猛，以免水银溢出和被测者不适。

8）放气速度要均匀，以2～6mmHg/s速率放气。太慢，舒张压值偏高；太快，未注意到听诊间隔，猜测血压值。

9）应相隔1～2min重复测量，取2次读数的平均值记录。如果收缩压或舒张压的2次读数相差5mmHg以上，应再次测量，取3次读数的平均值记录。

10）首诊时应测量两上臂血压，以后通常测量较高读数一侧的上臂血压；对疑有体位性低血压，应测量直立位血压。

11）使用水银柱血压计测压读数时，末位数值一般为0、2、4、6、8，较少用1、3、5、7、9，并应注意避免末位数偏好。

12）获得血压值后，排尽袖带内余气，拧紧压力活门，整理后放入盒内。血压计盒盖倾斜45°，使水银全部流回槽内，关闭水银槽开关，盖上盒盖，平稳放置。

瞳孔检查评估（实训评估内容）

（一）正常瞳孔

瞳孔（pupil）是虹膜中央的孔洞，在自然光线下，瞳孔的直径一般为2～5mm，等大等圆。正常人，当眼受到光线刺激后瞳孔立即缩小，移开光源后瞳孔迅速复原，称为瞳孔对光反射正常或灵敏。

（二）异常瞳孔

当病人有颅内疾病、药物中毒、昏迷等状态时，其病情变化的一个重要指征就是瞳孔的变化。

1. 瞳孔变小

瞳孔变小指的是直径小于2mm，如瞳孔直径小于1mm称为针尖样瞳孔。单侧瞳孔变小常可提示脑疝早期。双侧瞳孔变小，常见于有机磷农药、吗啡等中毒。

2. 瞳孔变大

瞳孔直径大于5mm称为瞳孔散大。一侧瞳孔扩大、固定，常提示同侧颅内血肿或颅肿瘤等颅内病变所致的脑疝发生。双侧瞳孔散大，常见于颅内压增加、颠茄类药物中毒及濒死状态（瞳孔散大固定）。

3. 双侧瞳孔不等大

常提示颅内病变，如脑外伤、脑疝形成。

4. 瞳孔对光反射

若瞳孔对光反射迟钝或消失可视为病理性表现或某些药物导致。

（三）瞳孔检查方法

瞳孔检查主要检查两侧瞳孔的形状、对称性、边缘、大小及对光反应的情况，尤其是瞳孔大小、对称性及对光反射是否正常。

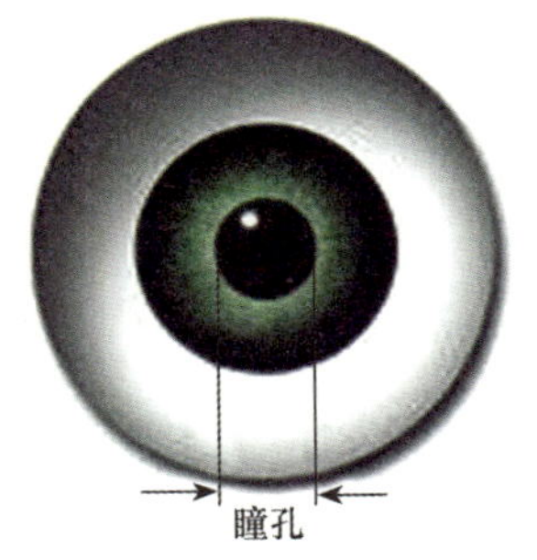

图 3-10　瞳孔

瞳孔检查操作方法如下：

1）受检者取卧位或坐位（与检查者相对而坐），睁眼平视。

2）检查者在自然光线下观察受检者瞳孔形状及大小（见图 3-10），并用直尺测量瞳孔直径。

3）直接反射检查：在光线较暗的环境中，检查者用聚光性较好的笔试手电筒直接照射左眼（或右眼）瞳孔，受照射眼瞳孔迅速缩小，移开光源后瞳孔复原，可视为瞳孔直接反射灵敏。

4）间接反射检查：在光线较暗的环境中，检查者将其手掌垂直放于受检者两眼间的鼻根部遮挡从另一侧过来的光线（以免非光照眼因受周围光照刺激而形成直接对光反射），用手电筒直接照射右眼（或左眼）时，非光照的左眼（或右眼）瞳孔迅速缩小，移除照射右眼（或左眼）瞳孔的光线后，先前非光照的左眼（或右眼）瞳孔也随之增大，可视为瞳孔间接反射灵敏。

若用手电筒照射瞳孔时，其缩小变化很小，而移去光源后瞳孔增大也不明显，视为瞳孔对光反射迟钝。当瞳孔对光毫无反应时，视为对光反射消失。

瞳孔检查完后记录瞳孔情况，例如："双侧瞳孔等大等圆，在自然光下直径约4mm，直接（间接）对光反射灵敏。"

意识状态的评估（操作内容）

意识是大脑功能活动的综合表现，即对环境的知觉状态。意识活动主要包括认知、思维、情感、记忆、定向力五个方面。正常人意识清醒，反应敏锐精确，思维和情感活动正常，语言

流畅清楚、表达准确到位。

凡能影响大脑功能活动的疾病均可引起程度不等的意识改变。根据程度不同主要有以下意识障碍：

（一）嗜睡

嗜睡是最轻度的意识障碍。病人处于持续睡眠状态，但能被言语或轻度刺激唤醒，醒后能正确、简单而缓慢地回答问题，但反应迟钝，刺激去除后又很快入睡。

（二）意识模糊

意识模糊程度较嗜睡重，表现为思维和语言不连贯，对时间、地点、人物的定向力完全或部分发生障碍，可有错觉、幻觉、躁动不安、谵妄或精神错乱。

（三）昏睡

昏睡病人处于熟睡状态，不易唤醒。压迫眶上神经、摇动身体等强刺激可被唤醒，醒后答话含糊或答非所问，停止刺激后即又进入熟睡状态。

（四）昏迷

昏迷是最严重的意识障碍，表现为意识持续的中断或完全丧失。按其程度可分为三个阶段，即浅昏迷、中昏迷和深昏迷。

（参阅"第八章　常见急症的现场急救　第一节　昏迷"）

意识判断完成后，记录下意识状态：例如："神志不清，呼之不应，对外界任何刺激无反应，瞳孔反射消失，呼吸不规则，大小便失禁。"

分泌物及排泄物观察

（一）尿液

尿液是血液经肾小球滤过，肾小管和集合管重吸收及排泌形成的终末代谢产物，主要由尿素、尿酸、水盐等组成。一般清澈透明、淡或深黄色，氨臭味。当尿液浓缩时，可见尿少色深。尿的颜色还受某些食物、药物的影响。有时尿液放置时间长可因盐类析出而混浊。

一般成人白天排尿 3 ～ 5 次，夜间 0 ～ 1 次。每次尿量 200 ～ 400ml，24 小时的尿量 1000 ～ 2000ml。尿量和排尿次数受多方面影响。

1. 尿量异常

①成人尿量大于 2500ml/24h，为多尿，正常情况下可见于饮用大量液体或妊娠者，病理情况下见于糖尿病、尿崩症、急性肾功能不全多尿期。②成人尿量小于 400ml/24h 或小于 17ml/h 为少尿，见于发热、液体摄入过少、休克及心、肝、肾功能衰竭。③成人尿量小于 100ml/24h

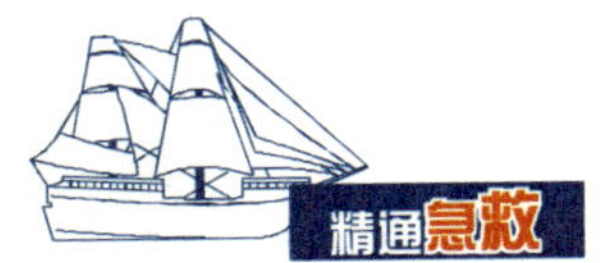

或 12h 内无尿液产生为无尿，见于严重休克、急性肾衰竭、药物中毒等。

2．尿色异常

①尿中含有红细胞为血尿。血尿颜色深浅与尿液中红细胞数量多少有关，红细胞多时呈洗肉水尿。血尿常见于急性肾小球肾炎、泌尿系统结石、肿瘤、结核及感染等。②尿液中含有血红蛋白，使尿呈浓茶色、酱油样色，常见于血型不合、恶性疟疾。③尿液中含有胆红素，使尿液呈深黄色或黄褐色，常见于阻塞性黄疸和肝细胞性黄疸。④尿液中含有淋巴液，使尿呈乳白色，见于丝虫病。

3．尿气味

苹果味尿可能是糖尿病酮症酸中毒表现。

4．膀胱刺激征

膀胱刺激征主要表现为尿频、尿急、尿痛，主要见于泌尿道感染。

5．尿潴留

尿潴留指尿液大量存留在膀胱内不能主动排出。体征上可见耻骨上隆起，扪及囊样包块，叩诊呈浊音，有压痛。多见于前列腺肥大病人。

（二）粪便

正常人的粪便为黄褐色或棕黄色成形软便。一般成人每天排便 1 ～ 3 次，如每天排便超过 3 次或每周少于 3 次，应视为腹泻或便秘。每日排便量与膳食的种类、数量、摄入的液体量、大便次数及消化器官的功能有关。当消化器官功能紊乱时，也会出现排便量的改变。

粪便颜色与摄入食物或药物种类有关，摄入大量绿叶蔬菜，粪便呈暗绿色；摄入动物血或铁制剂，粪便可呈无光样黑色。如果粪便颜色改变与上述情况无关，表示消化系统病理变化存在：柏油样便提示上消化道出血；白陶土色便提示胆道梗阻；暗红色血便提示下消化道出血；果酱样便见于肠套叠、阿米巴痢疾；便中带血可见于降结肠、直肠、肛门病变；脓血便有菌痢可能；白色“米泔水”样便见于霍乱。

（三）呕吐物

呕吐物性状是疾病诊断依据。常见呕吐物初为胃内容物，后呈黄绿色胆汁。如见呕吐物呈咖啡样血性物，常提示上消化道溃疡或肿瘤出血可能；如有含粪样呕吐物提示有低位肠梗阻。

（四）痰

痰液是气管、支气管和肺泡所产生的分泌物，正常情况下分泌很少。痰液的量及性状与疾病有关。当呼吸道黏膜受到刺激时，分泌物增多，痰量也增多，但大多为清晰、水样。当气管、

肺部炎症、肿瘤等病变时，痰量增多，且不透明并伴有性状改变。白色黏液样痰可能提示支气管炎；铁锈色痰是大叶性肺炎的特征；粉红色泡沫样痰是肺水肿表现；血痰或痰中带血丝可见于肺结核、肺肿瘤及支气管炎等。

二、意识丧失及卧床病人护理

危重病人的护理，其目的是满足病人的基本生理功能、基本生活需要、舒适安全的需要，预防压疮、坠积性肺炎、废用性萎缩、退化及静脉血栓形成等并发症的发生。

（一）保持呼吸道通畅

清醒病人应鼓励其定时做深呼吸或轻拍其背部，以助分泌物咳出；昏迷病人呼吸道分泌物及唾液等积聚喉头，易引起呼吸困难甚至窒息，故应使病人去枕仰卧，头偏向一侧（见图 3-11），或侧卧位，以利于口腔分泌物引流，保持呼吸道通畅。

（二）保持病人良好的个人卫生

保持口腔卫生，尤其对不能经口腔进食者，更应做好口腔护理。让病人侧卧或头侧歪，操作者用弯止血钳夹取含无菌溶液的棉球，拧干棉球，分别用开口器及压舌板撑开口腔或侧颊部擦洗口腔及牙齿六个面，如图 3-12 所示。然后协助病人用吸水管吸水漱口，用纱布擦净口唇，如有条件涂上润唇膏。口腔护理一般每日 2 ～ 3 次，可根据口腔内的具体情况，选用生理盐水、0.02% 洗必泰或甲硝唑等洗漱液。另外对眼睑不能闭合的病人应注意眼睛护理，涂敷眼药膏或用盐水纱布覆盖病人双眼，以防角膜干燥而引起溃疡、结膜炎。排便后清洁会阴部，定时用温水冲洗会阴，以保持其清洁。

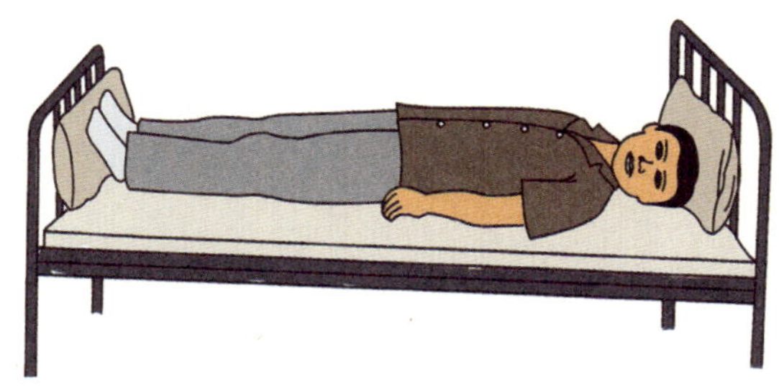

图 3-11　昏迷病人体位

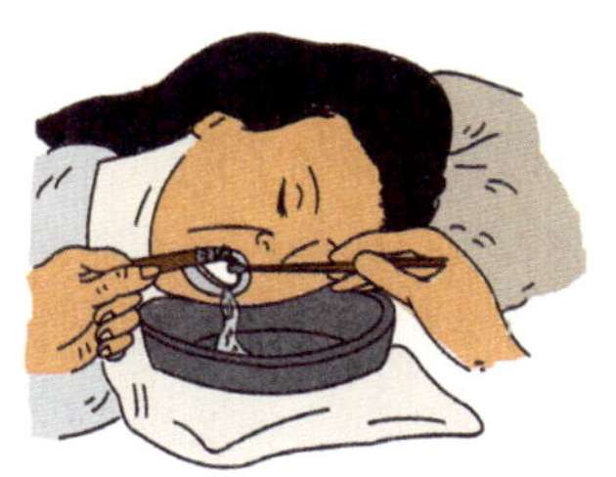

图 3-12　口腔护理

（三）皮肤护理

长期卧床、大小便失禁、大量出汗、营养不良等因素有导致皮肤完整性受损的危险，最严重的问题是发生压疮，即褥疮形成。故应加强皮肤护理，做到“六勤”，即：勤观察、勤翻身、勤擦洗、勤按摩、勤更换、勤整理。一般每 2h 翻身一次，必要时 30min 翻身一次，但翻身时避免拖、拉、推等动作。病人处于各种体位时，应采用软枕垫于骨突处及身体空隙处，以减少骨突处承受的压力，扩大支撑体重的面积（见图 3-13）。变换体位后，对先前局部皮肤受压部位可进行按摩。每日用温水清洁皮肤，清洁完后在易出汗部位，如腋窝等处使用爽身粉，局部皮肤涂上凡士林软膏。如有疮面可用呋喃西林或生理盐水清洗，伤口深还需用双氧水冲洗；为促进疮面愈合可使用红外线照射治疗。

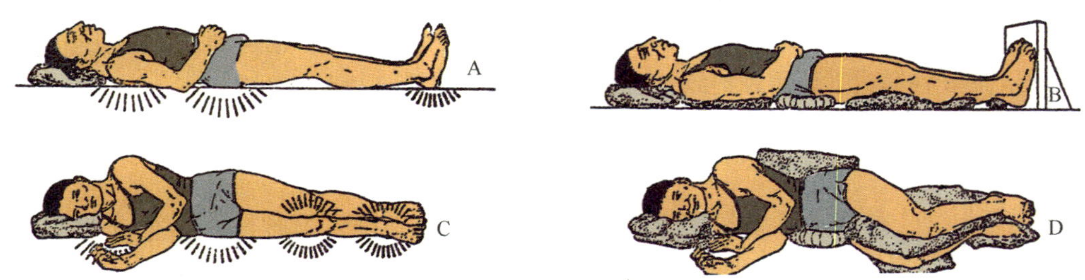

图 3-13 长期卧床病人需加软垫的部位

（四）维持排泄功能

协助病人大小便，必要时给予人工通便（见图 3-14）；留置尿管者应执行留置导尿护理常规。

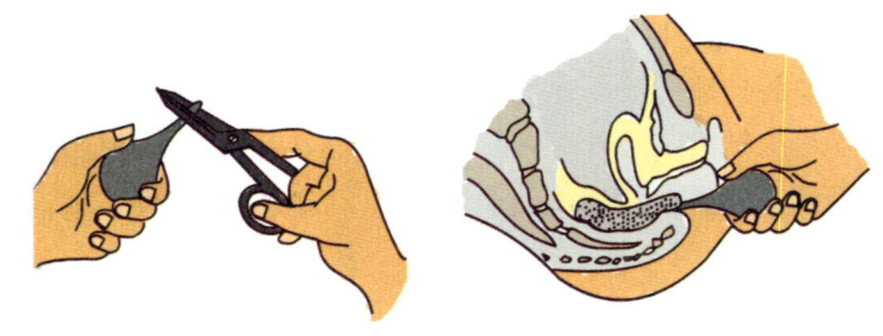

图 3-14 开塞露塞肛通便

人工通便步骤如下：

帮助病人取俯卧位，不能俯卧者可取左侧卧位，并适度垫高臀部。

剪去开塞露顶端，挤出少许甘油润滑开塞露入肛门段。

持开塞露球部，缓慢插入肛门，至开塞露颈部，快速挤压开塞露球部。同时嘱病人深吸气。

挤尽后，一手持纱布按摩肛门处，另一手快速拔出开塞露外壳（成人一般需 30 ～ 40ml），并嘱病人保持原体位十分钟左右。

对于主诉腹胀有便意者，应指导其继续吸气，并协助按摩肛门部。

（五）保持肢体功能

经常为病人翻身，做四肢的主动或被动运动。同时作按摩，以促进血液循环，增加肌肉张力，帮助恢复功能，预防肌腱及韧带退化、肌肉萎缩、关节僵直、静脉血栓形成和足下垂的发生。

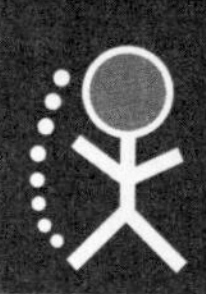

（六）注意病人安全

使用床挡或其他保护用具约束病人，防止坠床或自行拔管等。对胡言乱语、躁动和意识障碍的病人，要注意安全，合理使用保护具，防止意外发生。牙关紧闭、抽搐的病人，可在口腔中放入牙垫、甚至小毛巾加以保护，防止舌咬伤，同时室内光线宜暗，工作人员动作要轻，避免因外界刺激而引起抽搐。

第二节　治疗技术

护理中治疗技术包括静脉输液、肌肉注射、皮内注射、鼻饲法、口腔护理、皮肤护理、酒精擦浴、导尿、穿脱隔离衣、无菌技术等。本节重点介绍船员较容易掌握且较重要的一些护理操作。

一、冷、热疗法

冷、热疗法（cold and heat treatment）是临床上常用的物理治疗方法。它是利用低于或高于人体温度的物质作用于体表皮肤，通过神经传导引起皮肤和内脏器官血管的收缩和扩张，从而改变机体各系统体液循环和新陈代谢，达到治疗的方法。

（一）冷疗法

1．目的

1）减轻局部充血或出血：适用于局部软组织损伤的初期、鼻出血等。
2）减轻疼痛：适用于急性损伤初期、牙痛、烫伤等。
3）控制炎症扩散：适用于炎症早期。
4）降低体温：适用于高热、中暑。

2．禁忌症

1）有血液循环障碍：常见于大面积组织受损、全身微循环障碍、休克、周围血管病变、动脉硬化、糖尿病、神经病变、水肿等。
2）慢性炎症或深部化脓病灶：因冷疗妨碍炎症的吸收。
3）组织损伤、破裂：因冷疗影响伤口愈合。
4）对冷过敏。
5）禁忌部位：枕后、耳廓、阴囊处、心前区、腹部、足底。昏迷、感觉异常、老年体弱者慎用。

3．方法

冰袋的使用 冰袋的形式如图3-15所示。将冰块装入帆布袋，木槌敲碎成小块，放入盆内用冷水冲去棱角，然后将小冰块装袋1/2 ~ 2/3满，排出冰袋内空气并夹紧袋口。用毛巾擦干冰袋，倒提，检查有无破损、漏水，将冰袋装入布套。高热降温置冰袋于前额、头顶部和体表大血管流经处（颈部两侧、腋窝、腹股沟等）。扁桃体摘除术后将冰囊置于颈前颌下，放置时间不超过30min。使用中随时观察检查冰袋有无漏水，是否夹紧。冰块融化后应及时更换，保持布袋干燥。观察用冷部位局部情况，皮肤色泽，倾听病人主诉。如局部皮肤出现发紫、麻木感等异常，应立刻停止用冷。如为降温，冰袋使用后30min需测体温，当体温降至39℃以下，应取下冰袋。

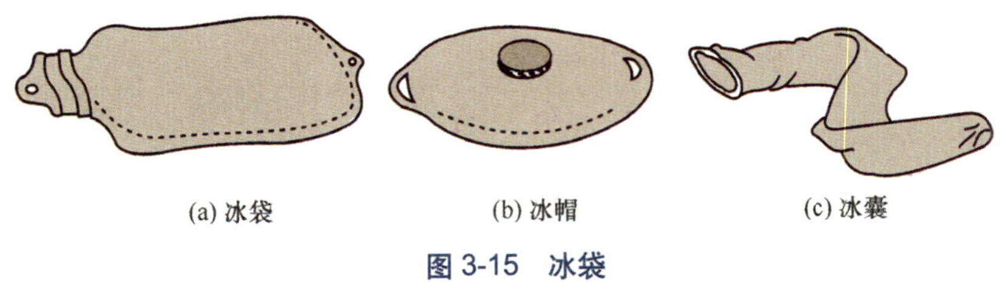

图3-15 冰袋

冷湿敷 暴露患处，垫橡胶单和布单于受敷部位下，受敷部位涂凡士林，上盖一层纱布。敷布浸入冰水中，长钳夹起拧到半干（以不滴水为度）。抖开敷布于患处。每3 ~ 5min更换一次敷布，持续15 ~ 20min。使用中注意观察局部皮肤情况及病人反应。若为降温，则使用冷湿敷30min后需测体温。

温水拭浴或乙醇拭浴 温水拭浴或乙醇拭浴目的是为高热病人降温。操作步骤是：脸盆内盛放32 ~ 34℃温水，或盛放30℃，25% ~ 35%乙醇200 ~ 300ml。大毛巾垫擦拭部位下，小毛巾浸入温水或乙醇中，拧到半干，缠于手上成手套状，以离心方向，轻拍方式进行拭浴。拭浴毕，用大毛巾擦干皮肤。擦拭四肢、背腰部每侧需3min，全过程20min。擦拭过程中注意观察局部皮肤情况及病人反应，如出现寒战、面色苍白、脉搏、呼吸异常者，应立刻停止擦试。胸前区、腹部、后颈、足底为拭浴的禁忌部位。

（二）热疗法

1．目的

1）促进炎症的消散和局限。
2）减轻疼痛。
3）减轻深部组织的充血。
4）保暖和舒适：适用于年老体弱、危重、末梢循环不良病人。

2．禁忌症

1）未明确诊断的急性腹痛。
2）面部危险三角区的感染。

3）各种脏器出血。

4）软组织损伤或扭伤的初期（48h 内）。

5）其他：皮肤湿疹、急性炎症等。

3. 方法

热水袋的使用 将 60 ～ 70℃水温的水灌入热水袋中 1/2 ～ 2/3 满，排出袋内空气并拧紧塞子。用毛巾擦干热水袋，倒提，检查有无破损、漏水。将热水袋装入布套，放置所需部位，袋口朝身体外侧。热水袋每次使用时间不超过 30min，观察效果及反应。昏迷、老弱者、感觉迟钝、循环不良者，水温应低于 50℃，或应再包一块毛巾或放入两层毯子之间，以防烫伤。

热湿敷 热湿敷具有解痉、消炎、消肿、止痛作用。操作方法是：暴露患处，垫橡胶单和布单于受敷部位下，受敷部位涂凡士林，上盖一层纱布。敷布浸入热水中（水温 50 ～ 60℃），长钳夹起拧到半干。抖开，折叠敷布于患处，上盖棉垫。每 3 ～ 5min 更换一次敷布，持续 15 ～ 20min，并注意观察效果及反应。若病人热敷部位不禁忌压力，可用热水袋放置在敷布上再盖以大毛巾，以维持温度；若病人感觉过热，可掀起敷布一角散热。

二、导尿技术（操作内容）

导尿（urethral catheterization）一般用于尿潴留的病人。当病人出现急性尿潴留时可利用条件反射诱导排尿，如听流水声或用温水冲洗会阴，还可用热敷、按摩来促进尿液排出。如仍不能解除尿潴留，则采用导尿术。

（一）男性真性导尿术

导尿术是指在严格无菌操作下，用导尿管经尿道插入膀胱引流尿液的方法。导尿技术容易引起感染，因此为病人导尿时必须严格遵守无菌操作原则。

1. 导尿术的目的

为尿潴留病人引流出尿液，减轻病人痛苦。

2. 导尿术的用具准备

无菌导尿包、无菌手套、消毒用棉球、消毒溶液（碘伏、新洁尔灭或洗必泰）、持物钳、无菌引流袋、针筒及生理盐水。

3. 导尿术的操作步骤

1）安置病人及铺单：病人仰卧，两腿屈膝外展，暴露外阴部，臀下垫油布或中单。

2）初步消毒：操作者戴上手套，一手用无菌纱布裹住阴茎，另一手持血管钳夹取消毒棉球进行初步消毒，依次为阴阜、阴茎、阴囊。

3）打开导尿包：在病人两腿间打开无菌导尿包。

4）戴无菌手套，铺孔巾。

5）摆放用物、润滑尿管：将一无菌治疗碗 / 弯盘放置在阴茎下方。操作者取过导尿管后先检查气囊是否完整，然后润滑导尿管前端，放入治疗碗 / 弯盘内。

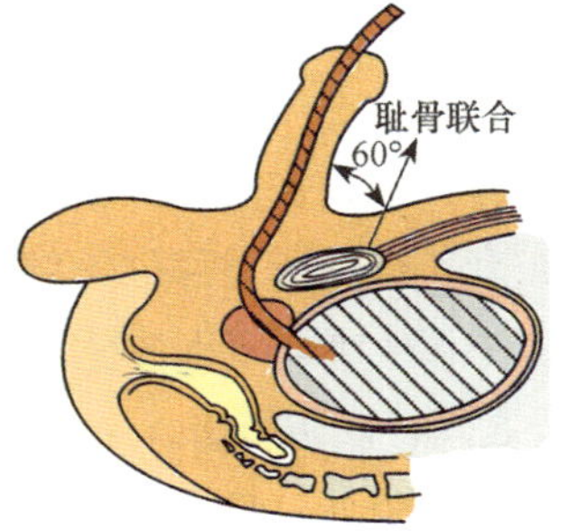

图 3-16　不保留导尿

6）消毒尿道口：操作者左手用无菌纱布裹住阴茎，将包皮后推露出尿道口。右手用持物钳夹消毒棉球消毒尿道口、龟头、冠状沟，每个棉球只用一次。

7）插管导尿：操作者用无菌纱布固定阴茎并提起，使之与腹壁呈 60°，保持导尿管尾端在阴茎下方的治疗碗 / 弯盘中。嘱病人张口呼吸，操作者右手持血管钳夹起导尿管，轻轻插入尿道 20 ～ 22cm，见尿液流出再继续插入约 2cm，将尿液引入弯盘内，如图 3-16 所示。

8）拔管整理：导尿完毕，轻轻拔出导尿管，撤下孔巾，擦净外阴，整理床垫及病人衣裤。

4. 气囊导尿

操作基本同上，见尿后再插入 7 ～ 10cm。根据导尿管注明的气囊容积向气囊注入等量的生理盐水，轻拉导尿管有阻力感，即证实导尿管固定于膀胱内，如图 3-17 所示。导尿管末端与集尿袋的引流管接头处相连，将引流管固定在床单上，开放导尿管，将尿液引流入集尿袋。

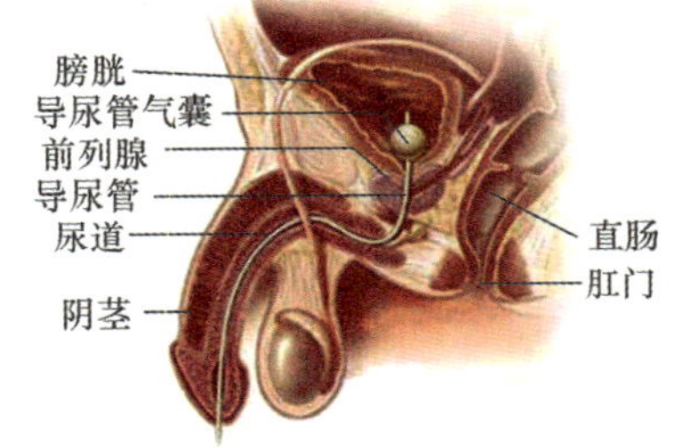

图 3-17　保留导尿

5. 导尿术的注意事项

1）严格执行无菌操作技术。

2）对膀胱高度膨胀且极度虚弱的病人，第一次放尿不得超过 1000ml。

3）急性尿路感染或生殖系感染禁导尿。

（二）男性假性导尿

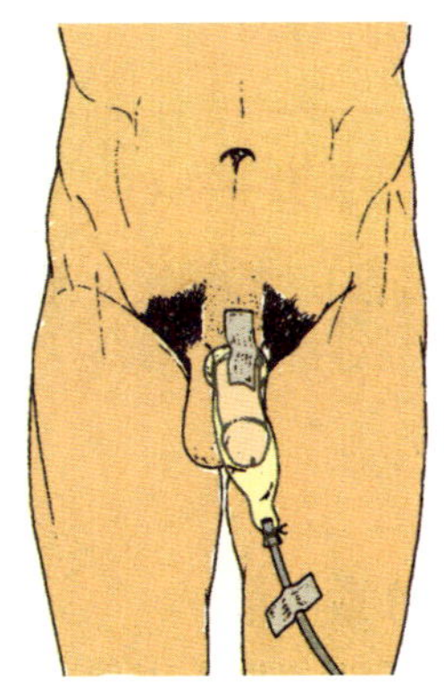
图 3-18　假性导尿术

男性假性导尿术的操作步骤：尿失禁男病人，在阴茎上套一避孕套，用胶布与腹部固定，在套的盲端剪一小口，插入导尿管，导尿管与阴茎套连接处用线扎紧，不致尿液泄漏，导尿管固定大腿一侧，导尿管通入尿壶或瓶子，可避免尿湿床褥。假性导尿术操作如图 3-18 所示。

三、注射技术（操作内容）

注射（injection）技术是将无菌药液或生物制剂注入体内的技术。

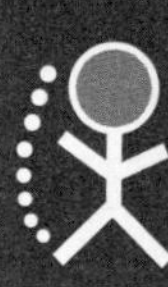

注射给药的特点是药物吸收快，血药浓度迅速升高，适用于因各种原因不宜口服给药的病人。注射技术包括皮内注射、皮下注射、肌内注射、静脉注射及动脉注射。本节重点介绍皮下及肌肉注射。

（一）注射原则

1．严格遵循无菌操作原则

1）注射前操作者必须洗手、戴口罩，保持衣帽整洁；注射后操作者再次洗手。

2）按要求进行注射部位的皮肤消毒，并保持无菌。

皮肤常规消毒方法：用棉签蘸取2%碘酊，以注射点为中心向外螺旋式旋转涂擦，直径在5cm以上。待干后，用75%乙醇以同法脱碘，待乙醇挥发后即可注射。也可用0.5%碘伏以同法涂擦消毒两遍，无需脱碘。

3）注射器各部分均必须保持无菌。

2．严格执行查对制度

仔细检查药物质量，如发现药液变质、变色、浑浊、沉淀、过期或安瓿有裂痕等现象，不可使用。

3．选择合适的注射器和针头

注射器应完整无损，不漏气。针头锐利、无钩、不弯曲，型号合适。注射器和针头衔接紧密。一次性注射器需在有效时间内使用，且包装须密封。

4．选择合适的注射部位

注射部位应避开神经、血管处（动、静脉注射除外），不可在炎症、疤痕、硬结、皮肤受损处进针。

5．现配现用注射药液

药液在规定注射时间临时抽取，即时注射，以防药物效价降低或被污染。

6．注射前排尽空气

注射前必须排尽注射器内空气，特别是动、静脉注射，以防气体进入血管形成栓塞。排气时防止药液浪费。

7．注射前检查回血

进针后，推注药液前，抽动注射器活塞，检查有无回血。动、静脉注射必须见有回血后方可注入药液。皮下、肌内注射如有回血，须拔出针头重新进针，不可将药液注入血管内。

8. 掌握合适的进针角度和深度

1）各种注射法分别有不同的进针角度和深度要求，如图 3-19 所示。

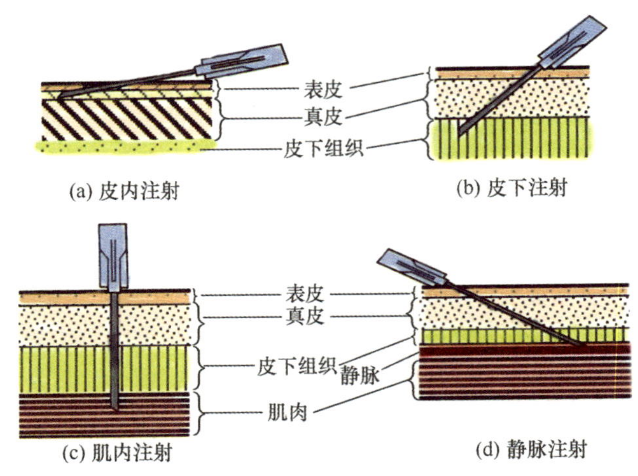

图 3-19　各种注射法的进针深度

2）进针时不可将针梗全部刺入注射部位，以防断针时增加处理难度。

9. 应用减轻病人疼痛的注射技术

1）解除病人思想顾虑，分散其注意力，取合适体位，便于进针。

2）注射时做到“二快一慢加匀速”，即进针、拔针快，推药速度缓慢并均匀。

3）注射刺激性较强的药物时，应选用细长针头，进针要深。如需同时注射多种药物，一般先注射刺激性较弱的药物，再注射刺激性强的药物。

（二）注射前准备

1. 用物准备

1）无菌持物镊：浸泡于消毒液内或盛放于灭菌后的干燥容器内。

2）皮肤消毒液：2%的碘酊（或 0.5%碘伏）、75%乙醇。

3）其他：无菌棉签、砂轮、弯盘、启瓶器、小棉枕等。

4）注射器及针头：注射器由空筒和活塞组成。空筒前端为乳头，空筒表面有刻度，活塞后部为活塞轴、活塞柄。针头由针尖、针梗和针栓三部分组成。注射器和针头的构造如图 3-20 所示。

2. 抽吸药液

自安瓿内吸取药液，如图 3-21 所示。

1）消毒及折断安瓿：将安瓿尖端药液弹到体部，在安瓿颈部划一锯痕，用 75%乙醇棉签消毒后折断安瓿。

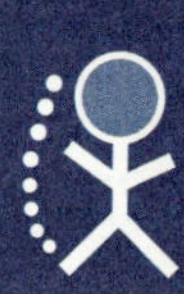

2）抽吸药液：持注射器，将针头斜面向下置入安瓿内的液面下，持活塞柄，抽动活塞，吸取药液。

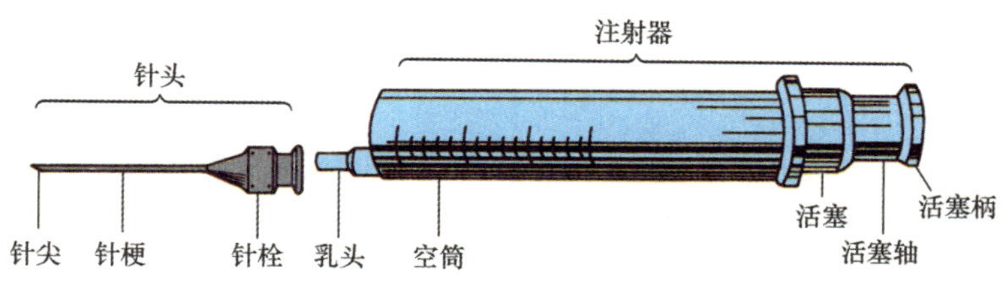

图 3-20 注射器和针头的构造

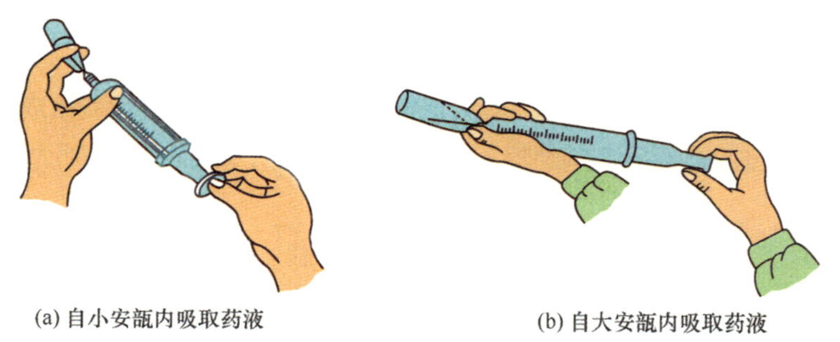

图 3-21 自安瓿内吸取药液

自密封瓶内吸取药液，如图 3-22 所示。

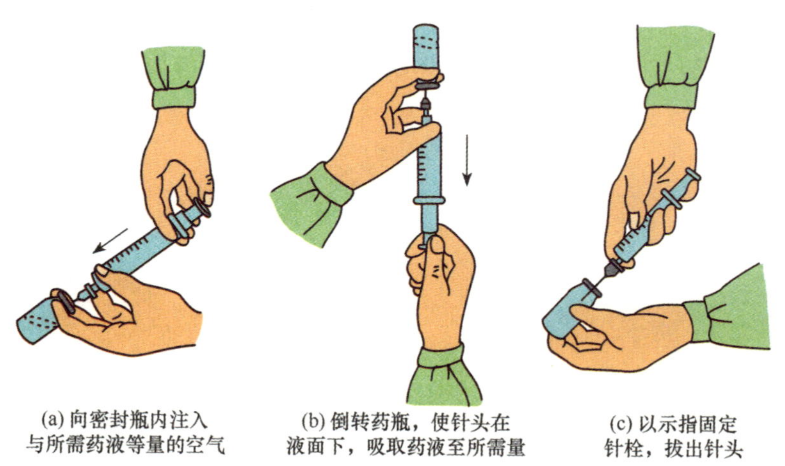

图 3-22 自密封瓶内吸取药液

1）除去铝盖中心部分，常规消毒瓶塞。

2）注射器内吸入与所需药液等量的空气，将针头插入瓶内，注入空气。

3）倒转药瓶，使针头在液面下，吸取药液至所需量，以食指固定针栓，拔出针头。

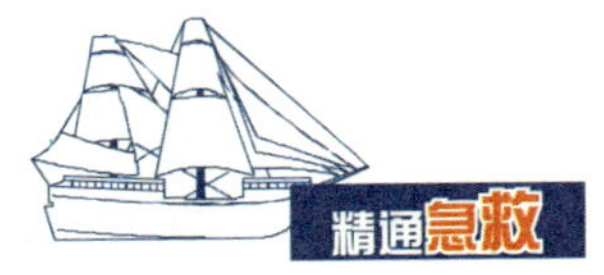

3. 排尽空气

将针头垂直向上，轻拉活塞，使针头内的药液流入注射器，并使气泡集于乳头口，轻推活塞，驱出气体。

4. 保持无菌

排气毕，将安瓿或药瓶套在针头上再次核对无误后置于注射盘内备用。

5. 注射的注意事项

1）严格执行无菌操作和查对制度。

2）抽药时不能握住活塞体部，以免污染药液；排气时不可浪费药液以免影响药量的准确性。

3）根据药液的性质抽取药液：吸取结晶、粉剂药物时，用无菌生理盐水或注射用水或专用溶媒将其充分溶解后吸取；油剂可稍加温或双手对搓药瓶后，用稍粗针头吸取；混旋液摇匀后立即吸取。

4）药液抽吸时间：最好现用现抽吸，避免药液污染和效价降低。

（三）常用注射法

1. 皮下注射

皮下注射是将少量药液或生物制剂注入皮下组织的方法。

目的：

1）注入小剂量药物，用于不宜口服给药而需在一定时间内发生药效者。

2）预防接种。

3）局部麻醉给药。

用物准备：治疗盘、1 ~ 2ml 注射器、51/2 ~ 6 号针头、药液。

操作步骤：

1）选择注射部位：一般可选上臂三角肌下缘（糖尿病人家中注射胰岛素常取脐周皮下）。

2）常规消毒皮肤、待干。

3）二次核对，排尽空气。

4）穿刺：一手绷紧局部皮肤，另一手持注射器，以示指固定针栓，针头斜面向上，与皮肤成 30° ~ 40° 角，快速刺入皮下，如图 3-23 所示。

5）推药：松开绷紧皮肤的手，抽动活塞，如无回血，缓慢推注药液。

6）拔针按压：注射毕，用无菌干棉签轻压针刺处，快速拔针后按压片刻。

注意事项：

1）对皮肤有刺激的药物一般不作皮下注射。

2）对过于消瘦者，操作者可捏起局部组织，适当减小穿刺角度，进针角度不宜超过 45°

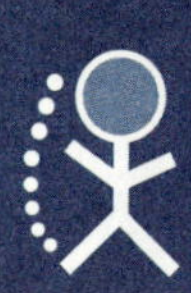

角，以免刺入肌层。

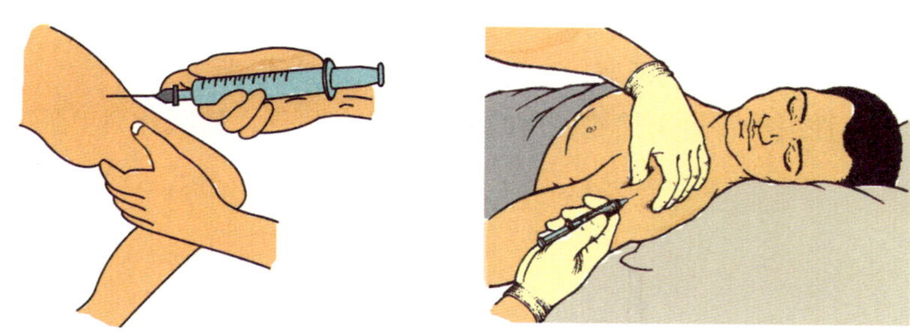

图 3-23　皮下注射

2．肌内注射

肌内注射是将一定量药液注入肌肉组织的方法。

目的：用于不宜、不能口服或静脉注射，且要求比皮下注射更快发生疗效者。

用物准备：治疗盘、2 ～ 5ml 注射器、6 ～ 7 号针头、药液。

操作步骤：

1）协助病人取合适体位，选择注射部位。可嘱病人取侧卧位或坐位。注射部位一般选择肌肉丰厚且距大血管及神经较远处，其中最常用的部位为臀大肌。

臀大肌注射的定位方法有两种如图 3-24 所示。

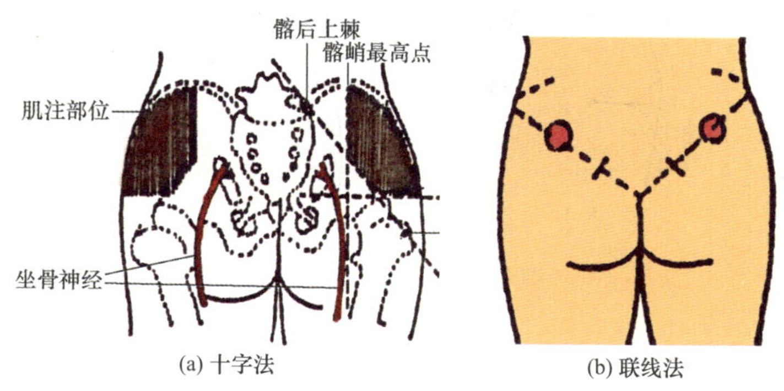

图 3-24　臀大肌注射定位法

（1）十字法

从臀裂顶点向左侧或向右侧划一水平线，再从髂嵴最高点作一垂线，将一侧臀部分为四个象限，然后再从髂后上棘向股骨大转子划一斜线，其外上象限（避开内角）为注射区。

（2）联线法

1）从髂前上棘至尾骨作一连线，其外上 1/3 处为注射部位。

2）常规消毒皮肤，待干。

3）二次核对，排尽空气。

4）穿刺：一手拇、食指绷紧局部皮肤，另一手持注射器，中指固定针栓，将针头迅速垂直刺入，约 2 ~ 3cm（视胖瘦而调整深度）。

5）松开绷紧皮肤的手，抽动活塞。如无回血，缓慢注入药液。

6）拔针按压：注射毕，用干棉签轻压进针处，快速拔针，按压片刻。肌肉注射的步骤如图 3-25 所示。

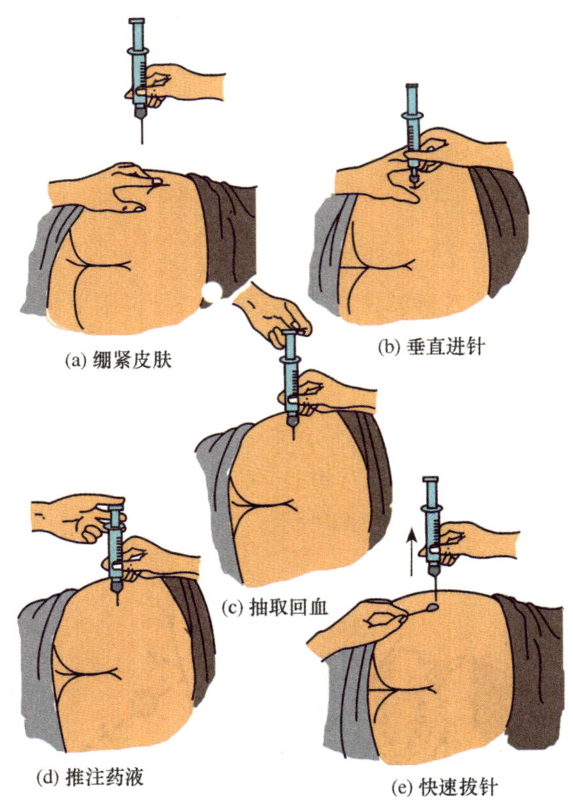

图 3-25　肌内注射的步骤

注意事项：

1）对两岁以下婴幼儿不宜选用臀大肌注射，因其臀大肌尚未发育好，注射时有损伤坐骨神经的危险。

2）若针头折断，应先稳定病人情绪，并嘱病人保持原位不动，固定局部组织，以防断针移位，同时尽快用无菌血管钳夹住断端取出。如断端全部埋人肌肉，需专业医务人员处理。

3）对需长期注射者，应交替更换注射部位，并选用细长针头，以避免或减少硬结的发生。如因长期多次注射出现局部硬结时，可采用热敷、理疗等方法予以处理。

★ 氧气疗法　氧是生命活动所必需的物质，如果组织得不到足够的氧或不能充分利用氧，组织的代谢功能，甚至形态结构都可能发生异常改变，这一过程称为缺氧。

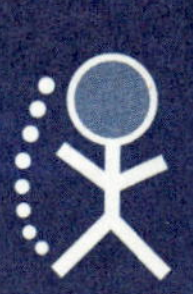

四、氧气疗法

（一）缺氧程度的判断

船上因条件所限，对缺氧程度的判断主要依据病人的临床表现。

1）轻度低氧血症：无发绀，一般不需氧疗。如有呼吸困难，可给予低流量低浓度氧气，氧流量一般 1 ～ 2L/min。

2）中度低氧血症：有发绀、呼吸困难，需氧疗，氧流量一般 2 ～ 4L/min。

3）重度低氧血症：显著发绀、呼吸极度困难、出现三凹征，是氧疗的绝对适应证，氧流量一般 4 ～ 6L/min。

（二）供氧装置

1．氧气筒及氧气表装置

氧气筒及氧气压力表装置如图 3-26 所示。

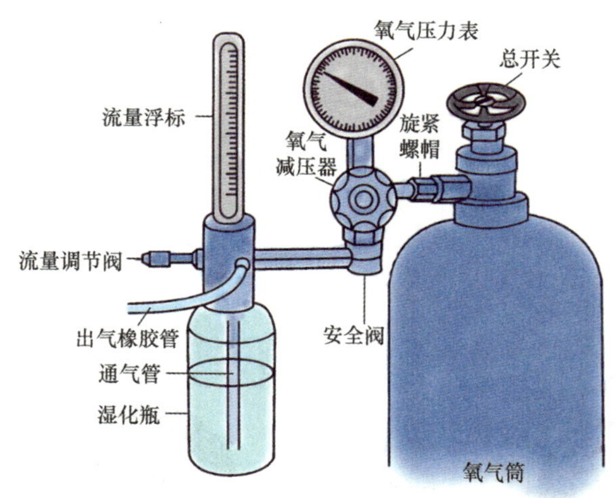

图 3-26 氧气筒及氧气压力表装置

氧气筒

氧气筒容纳氧气 6000L，氧压可高达 14.7MPa。氧气筒的顶部有一总开关，控制氧气的进出。氧气筒颈部的侧面，有一气门与氧气表相连，是氧气自筒中输出的途径。

氧气表

氧气表由压力表、减压器、流量表、湿化瓶及安全阀组成。压力表可测知氧气筒内的压力，以 MPa 表示。减压器是一种弹簧自动减压装置，将来自氧气筒内的压力减为 0.2 ～ 0.3MPa，使流量平稳，保证安全。流量表用来测量每分钟氧气的流出量，流量表内有浮标，从浮标上端平面所指的刻度，可知每分钟氧气的流出量。湿化瓶内装 1/3 ～ 1/2 蒸馏水或冷开水，通气管浸入水中，湿化瓶出口和鼻导管相连。安全阀的作用是当氧流量过大、压力过高时，安全阀内部活塞自行上推，过多的氧气由四周小孔流出，以确保安全。

2．装表法

氧气表装在氧气筒上，以备急用。方法是：将氧气筒置于氧气架上，打开总开关，使少量气体从气门处流出，随即迅速关上，达到避免灰尘吹入氧气表、清洁的目的。然后将氧气表稍向后倾置于氧气筒气门上，用手初步旋紧，再用扳手拧紧，使氧气表直立于氧气筒旁。接湿化瓶，检查氧气流出是否通畅，有无漏气，关紧流量开关，待用。因此装表法可简单归纳为**一吹（尘）、二上（表）、三紧（拧紧）、四查（检查）。**

氧气浓度与流量的关系：

吸氧浓度（%）＝ 21 ＋ 4×氧流量（L/min）

（三）氧疗方法

1．鼻导管给氧法

鼻导管给氧法有单侧鼻导管给氧法和双侧鼻导管给氧法两种。①单侧鼻导管给氧法：是将一根细氧气鼻导管插入一侧鼻孔，经鼻腔到达鼻咽部，末端连接氧气的供氧方法（见图 3-27）。鼻导管插入长度为鼻尖至耳垂的 2/3。此法病人不易耐受，且导管对鼻腔产生压力而易被分泌物堵塞，因而目前不常用。②双侧鼻导管给氧法：是将双侧鼻导管插入鼻孔内约 lcm，导管环固定稳妥即可（见图 3-28）。此法比较简单，病人感觉比较舒适，容易接受，因而是目前临床上常用的给氧方法之一。

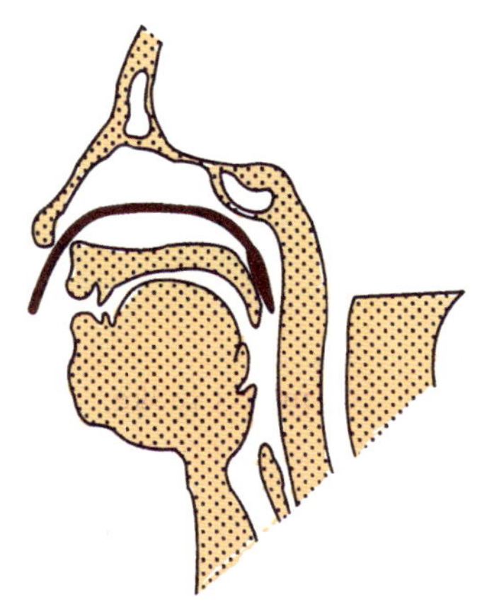

图 3-27　单侧鼻导管插入长度

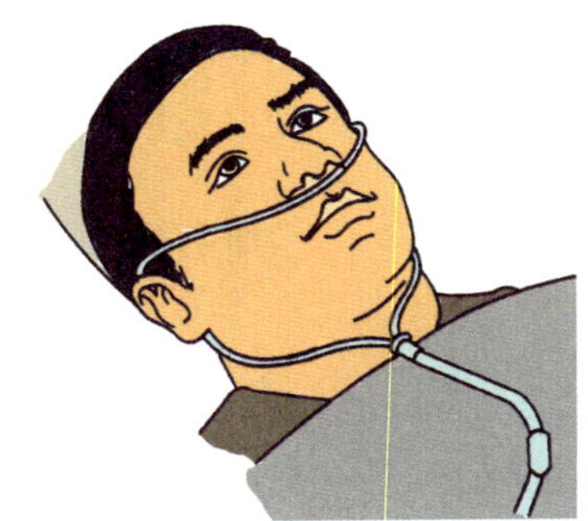

图 3-28　双侧鼻导管给氧法

2．面罩法

将面罩置于病人的口鼻部供氧，氧气自下端输入，呼出的气体从面罩两侧孔排出（见图 3-29）。由于口、鼻部都能吸入氧气，效果较好。给氧时必须有足够的氧流量，一般需 6 ～ 8L/min。可用于病情较重，氧分压明显下降者。

3．氧气枕法

氧气枕（见图 3-30）是一长方形橡胶枕，枕的一角有一橡胶管，上有调节器可调节氧流量，氧气枕充入氧气，接上湿化瓶即可使用。此法可用于家庭氧疗、危重病人的抢救或转运途中，以枕代替氧气瓶装置。

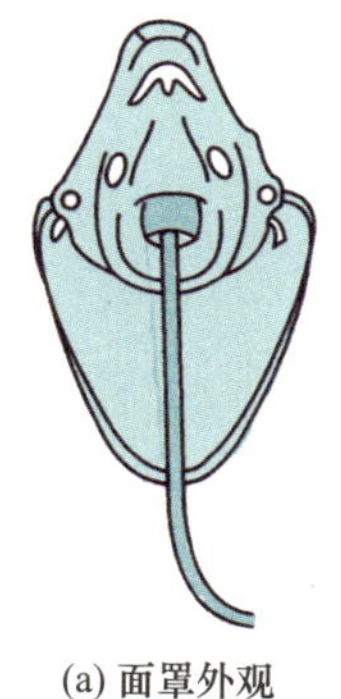
(a) 面罩外观

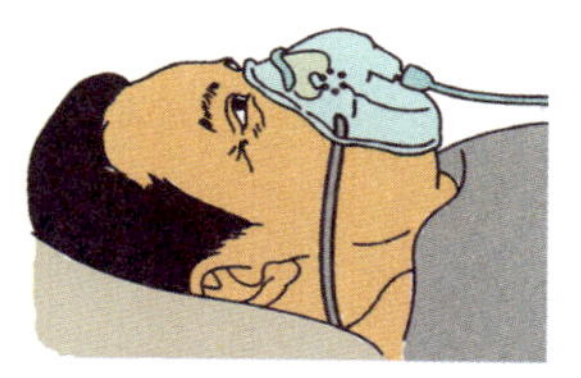
(b) 病人戴面罩的方法

图 3-29 面罩给氧法

图 3-30 氧气枕

4．家庭供氧方法

随着便携式供氧装置的面世和家庭用氧源的发展，一些慢性呼吸系统疾病和持续低氧血症的病人可以在家中进行氧疗。家庭氧疗一般采用制氧器、小型氧气瓶及氧气枕等方法，对改善病人的健康状况，提高他们的生活质量和运动耐力有显著疗效。

1）氧立得：是一种便携式制氧器。

2）小型氧气瓶：小型瓶装医用氧，同医院用氧一样，系天然纯氧。具有安全、小巧、经济、实用、方便等特点。有各种不同容量的氧气瓶，从 2 ～ 15L 不等。

思考题

1. 船上护理包括哪些基本内容？
2. 四大生命体征是指哪几项？
3. 高热和体温过低如何分级？口测体温温度计水银端应放在口腔哪个部位？
4. 何谓正常脉搏？如何记录？
5. 何谓正常呼吸、呼吸急促、呼吸过缓？睡眠呼吸暂停及呼吸困难的临床表现是什么？
6. 请述血压测量正确步骤及注意事项。如何记录血压？
7. 如何识别意识障碍不同程度？
8. 瞳孔检查主要在哪几个方面？瞳孔直接 / 间接反射如何操作？
9. 何谓多尿、少尿、无尿？
10. 柏油样粪便提示消化道什么病理变化？

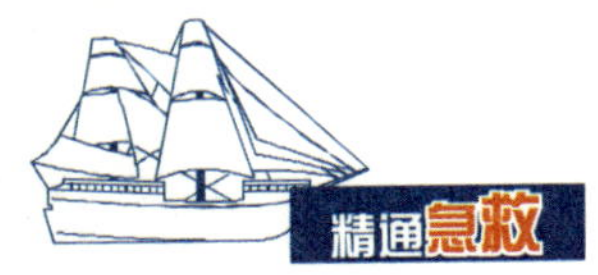

11．简述意识丧失病人如何护理？

12．冷敷或热敷适于哪些情况？哪些部位不宜冷敷？哪些情况不宜热敷？

13．请述导尿的操作步骤。

14．注射中无菌操作原则是什么？肌肉注射部位如何选择？注射前药物查对包括哪些方面？试述皮下/肌肉注射操作步骤。

第四章

船舶药品器械管理

第一节　药物的采集、储备和使用原则

一、药物采集

船上药品（drug）配备的数量、种类没有统一规定。一般按船舶航行的远近、船员或旅客的人数、所靠港口地区流行病发展趋势，以及船务公司的具体情况来配备相关药品。

药品的采集应注意以下几点：

1）船上药物采购一般由船东负责。可从正规医药公司、药店获得有出厂包装形式的药品。

2）所采集的每一种药品需有可利用的机会。

3）采购的药品应以小剂量的规格为主。

4）所有药品要标明采购或收药日期。

二、药物储存保管

通常，受专门医疗训练的驾驶员负责船上药品的管理和使用。船上一般配有药柜（或急救箱），常配有两套钥匙，一套归负责医务的驾驶员专用，另一套存于船长处。

药品的保管应注意以下几点：

1）药柜应配备保护隔板，抽屉应有搭扣，以防船摇晃时药品跌落。

2）药品可按其类别、功能或用法分类存放，如化学药物、中草药、生物药品；内用药、外用药；口服药、注射药；降压药、解热镇痛药、抗菌药等。现医院处方药均使用化学名取代商品名，如用对乙酰氨基酚取代扑热息痛，但对非专业人员在药品标签上仍可用熟悉的商品名，或按拼音字母顺序存放。

3）药品标签必须可清晰辨认，一旦模糊，宁可弃之不用。

4）现存的药先用，新买入药后用。

5）每次出航前都要及时补充药品，器械包及药品失效需及时更换。

6）一般性药品的储存温度为 15 ～ 25℃。有些药品，如生物制剂，应在 2 ～ 5℃冰箱中冷藏，部分药品需避光保存。

7）控制性药品，如麻醉剂、第一类精神药品，应有特殊标签和安全存放处，并上锁保存，防止丢失和滥用。

控制性药品是指那些为防止滥用而被限制销售或使用的处方药品。麻醉药、第一类精神药均属于控制性药品。

在大多数国家中，控制性药物配方和使用都受到一定的限制，吗啡等少数药品，则控制更加严格。

保管控制性药品实行专人负责，专库（柜）加锁，药品加特殊标签。对进出专库（柜）的该类药品建立专用账册，进出逐笔记录。内容包括：日期、领用部门、品名、剂型、规格、单位、数量、批号、有效期、生产单位、发药人和领用人签字，如制剂丢失或损坏，需注明日期和时间。对控制性药品使用的具体情况，必须登记，记录至少保存 2 年。

船在航行靠港期间，需尊重所到访国家的规章制度。一些国家要求船长对船上药品进行申报，控制性药品需单独申报，并出示该类药品专用账册。

控制性药品使用须有资格的船医才行。驾驶员兼医务者需经医疗咨询指导后谨慎使用。每次使用后，对该药品剩余库存进行清点，并有使用该药品的处方记录。处方复印一式两份，存根放于船长处，麻醉药品处方至少保存 3 年，精神药品处方至少保存 2 年。

处方要求如下。

前记：病人姓名、性别、年龄、工种、日期。

正文：病情及诊断；分列药品名称、规格、数量、用法用量。

后记：医师（或驾驶员兼医务者）签章；药品核对、发药人员（一般同为驾驶员兼医务者）签名。

姓名：王晓　性别：男　年龄：20 岁　工种：二副　日期：2010.9.15

病情及诊断：肾绞痛

Rp　度冷丁注射液　50mg×1 支

50mg 即刻肌肉注射

医师　沈宏

核对发药　林兵

三、药物的使用原则

（一）合理用药应遵循的基本原则

1）在明确诊断的基础上，综合考虑病人的适应症、禁忌症等因素，避免滥用药物。

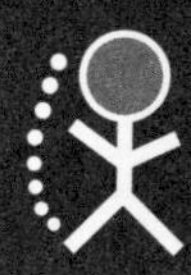

2）根据药理学特点选药，尽量使用“高效、低毒”的药物，避免不合理的预防性用药。

3）注意个体差异性，做到用药方案的个体化。

4）对因、对症治疗并重，同时还要注意维持生命的支持疗法。

5）及时调整药物治疗方案，密切关注药物作用及不良反应。

6）船上特殊药物或作用性较强的药物，应在无线电医疗咨询指导下谨慎使用。

（二）药物使用中停药指征

药物在使用中，如出现消化道不适、轻微头痛等轻度副反应时，不影响继续用药。如出现皮疹、哮喘、黄疸、酱油尿、严重肝肾损害、骨髓抑制等不良反应时，需即刻停药或换药，并予对症处理。

第二节　药物治疗作用和不良反应

一、药物治疗作用

药物治疗作用包括对因治疗和对症治疗。前者的目的在于消除疾病病因，常可使疾病得到痊愈；后者用药目的在于改善疾病的症状，缓解或解除患者痛苦。

临床上，传统的用药原则是以取得满意的近期疗效为主要原则，而近年来随着循征医学的发展，使用药物治疗更加注重远期疗效，即在用药物控制症状、促进康复的同时，必须对病人的生存质量和（或）延长寿命有益。

二、药物不良反应

（一）副作用

副作用指药物在治疗剂量下出现的与治疗目的无关的作用，通常给人带来轻微的不适或痛苦，一般危害不大，多数副作用停药后即可恢复。如用阿托品会出现口干的副作用。

（二）毒性反应

毒性反应指用量过大或用药时间过久引起的不良反应，常需停药或改换其他药物。如抗结核药利福平引起肝损害。

（三）继发反应

继发反应指药物作用之后的一种继发反应，又称治疗矛盾。如长期运用广谱抗生素引起菌群失调。

（四）变态反应

变态反应指药物引起的免疫病理反应，又称过敏反应。仅见少数人，通常不易预知，如青霉素引起过敏性休克。

（五）后遗效应

后遗效应指停药后，血浆药物浓度已经降至阈浓度以下所残留的效应，如用巴比妥类药物催眠后次日晨的困倦现象。

（六）三致效应

三致效应即致畸（胎儿畸形）、致突变（基因突变）和致癌（诱发癌症）作用。

第三节　主要药品使用的适应症、用法及禁忌症

药物种类繁多，常用的药物有化学药物、中草药、生物药品，未来可能还会有基因药物出现。本节是以2009卫生部公布《国家基本药物目录》（共307种）为基准，重点介绍一些急救药及部分常用药使用的适应症、用法、不良反应和禁忌症。

“◇”标记为2009年卫生部公布《国家基本药物目录》内药物；“★”标记为新近药物或效果较好，毒副作用较小的药物。

一、抗微生物药物

（一）抗菌药物

正确合理应用抗菌药物是提高疗效、降低不良反应率以及减少或延缓细菌耐药性发生的关键。抗菌药物临床应用是否正确、合理，基于以下两方面：**一是有无指征应用抗菌药物；二是选用的品种及给药方案是否正确合理。**

1）根据病原体敏感性选择，一般需做细菌培养及药敏试验，船上无法开展。

2）根据抗菌药物特点选药，如中枢神经系统感染应选择能透过血脑屏障的抗菌药物。

3）根据病人的机体状态及肝肾功能选药。

4）抗菌药物的联合应用　根据抗菌药物作用性质，可分为：

①繁殖期杀菌药（Ⅰ），如β内酰胺类抗生素。

②静止期杀菌药（Ⅱ），如氨基糖苷类抗生素。

③速效抑菌药（Ⅲ），如大环内酯类抗生素。

④慢效抑菌药（Ⅳ），如磺胺类抗生素。

各类药物合用的结果是：Ⅰ＋Ⅱ为协同；Ⅰ＋Ⅲ为拮抗；Ⅱ＋Ⅲ或Ⅱ＋Ⅳ为累加或协同；Ⅲ＋Ⅳ为累加作用。药物联合应用时还要考虑是否存在毒性相加的可能性。

联合用药指征包括：

①病原菌尚未查明的严重感染，包括免疫缺陷者的严重感染。

② 单一抗菌药物不能控制的需氧菌及厌氧菌混合感染，两种或两种以上病原菌感染。

③ 单一抗菌药物不能有效控制的败血症等重症感染。

④ 长程治疗，但病原菌易对某些抗菌药物产生耐药性的感染，如结核病、深部真菌病。

5）严格控制抗菌药物的预防性应用和局部应用　不合理的预防性应用抗菌药物可造成二重感染或促进细菌耐药性的形成。可考虑预防性应用抗菌药物的情况包括：

① 预防一种或两种特定病原菌入侵体内引起的感染。

② 预防手术后切口感染或术后可能发生的全身性感染。

③ 预防外伤导致的气性坏疽。

④ 预防风湿热复发或风湿病。

⑤ 预防流行性脑脊髓膜炎、结核病、疟疾或破伤风等。

对于普通感冒、麻疹、水痘等病毒性疾病、昏迷、休克、中毒、心力衰竭、肿瘤等病人以及正在用肾上腺皮质激素病人，不宜常规预防性应用抗菌药物。此外，也应尽量避免皮肤、黏膜的局部应用抗菌药物，特别是 β 内酰胺类抗生素，因易引起过敏反应，也易导致耐药性。需局部应用时可选择新霉素、磺胺米隆、磺胺嘧啶银等。

1．头孢菌素类抗生素

头孢菌素类抗生素是临床较为常见的一类抗生素。本类抗生素品种多、抗菌活性强、抗菌后效应明显、毒性低、适应证广、临床疗效好。

第一代头孢菌素　注射用有◇头孢唑林、头孢噻吩、头孢拉定等。口服用有◇头孢氨苄、头孢拉定、头孢羟氨苄等

第二代头孢菌素　注射用有头孢孟多、◇头孢呋辛、头孢替安等。口服用有头孢克洛

第三代头孢菌素　注射用有头孢噻肟、◇头孢曲松、头孢哌酮、头孢他啶等。口服用有头孢克肟、头孢布烯

第四代头孢菌素　注射用的有★头孢吡肟、★头孢匹罗、★头孢克定等

【临床运用】

头孢菌素临床应用对比表见表 4-1。

表 4-1　头孢菌素临床应用对比

头　孢	一　代	二　代	三　代	四　代
用途	敏感菌所致的呼吸道感染、皮肤软组织感染、尿路感染、败血症、心内膜炎等，口服给药主要用于轻度感染	同一代，以及骨、关节感染、腹腔和盆腔感染（需与抗厌氧菌药物合用）	同二代，且常用于敏感菌所致的严重感染以及中枢神经系统感染。尤其对敏感菌所致的严重感染	用于对第三代耐药而对其敏感的肠杆菌等细菌感染
革兰阳性	强 ⟹	⟹	弱	强
革兰阴性	弱 ⟹	⟹	强	强

【不良反应】

1）过敏反应：头孢菌素类可致皮疹、荨麻疹、哮喘、药热、血清病样反应、血管神经性水肿、过敏性休克等。对青霉素过敏者约有 5% ~ 10% 对头孢菌素有交叉过敏反应。对青霉素过敏及过敏体质者应慎用。

2）胃肠道反应或菌群失调：头孢菌素可致恶心、呕吐、食欲下降等反应。本类药品通过抑制肠道菌群，可致菌群失调，引起维生素 B 族和 K 族缺乏。也可引起二重感染，以第二、三代为甚。

3）肾损害：多见于 I 代头孢菌素，与氨基糖苷类合用可加重肾毒性。

4）凝血功能障碍及造血系统毒性。

5）不规范用药还会引起肝功能、肾功能异常。

说明：因静脉使用头孢菌素类药物大多需做皮试，故船上使用时需谨慎。

头孢唑啉钠

头孢唑林属于一代头孢菌素。适用于治疗敏感需氧细菌引起的中度感染。包括呼吸道、泌尿生殖道、胆道、皮肤软组织等感染，及外科术后感染，创伤感染，眼耳鼻喉科感染和外科围术期预防用药。

头孢呋辛钠

头孢呋辛属于二代头孢菌素。具有广谱抗菌作用，适应范围广，可用于敏感菌所致的呼吸道感染、耳、鼻、喉科感染、泌尿道感染、皮肤和软组织感染、骨和关节感染、淋病、包括败血症及脑膜等其他感染。

头孢曲松钠

头孢曲松钠属于第三代头孢菌素。临床主要用于敏感菌感染的脑膜炎、肺炎、皮肤软组织感染、腹膜炎、泌尿系统感染、淋病、肝胆感染、外科创伤，败血症及生殖器感染等。已作为治疗淋病的第一线药物。

2．大环内酯类抗生素

第一代大环内酯类 ◇红霉素、琥乙红霉素、交沙霉素、乙酰螺旋霉素、麦迪霉素

第二代大环内酯类（新大环内酯类） 罗红霉素、克拉霉素、◇阿奇霉素。第 2 代大环内酯类具有抗菌活性强、口服生物利用度高及不良反应少等特点

第三代大环内酯类 ★泰利霉素，对其他大环内酯类抗生素耐药菌具有很强抗菌作用。

【临床运用】

1）作为青霉素 G 过敏病人的替代药物。

2）军团菌病。

3）衣原体、支原体等所致的呼吸道及泌尿生殖系统感染。

4）厌氧菌所致的口腔感染。

5）阿奇霉素、克拉霉素尚可用于社区获得性呼吸道感染。

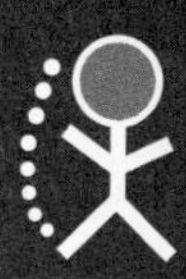

【不良反应】

1）胃肠道反应：口服红霉素可出现厌食、恶心、呕吐、腹泻等。新大环内酯类胃肠道反应明显降低，但仍为最常见的不良反应。

2）肝损害：可引起肝损害，表现为转氨酶升高、肝肿大、黄疸等，红霉素更易引起。肝功能不全者慎用。

3）过敏反应：药疹、皮疹、荨麻疹等，过敏性休克和血管神经性水肿少见。不同大环内酯类药物之间存在交叉过敏现象。

4）耳毒性：大剂量给药或肝肾功能不全病人、老年病人可引起耳毒性，表现为听力下降、耳鸣、暂时性耳聋。

5）二重感染：可出现口腔或阴道念珠菌感染，肠道内菌群生态平衡失调性肠炎。

罗红霉素

罗红霉素抗菌谱和抗菌作用与红霉素相仿，但对革兰阳性菌作用比红霉素略差，而对军团菌等的作用较红霉素强。

阿奇霉素

阿奇霉素对酸的稳定性高，口服吸收迅速。对革兰阳性菌作用比红霉素略差，但对革兰阴性菌的作用增强。对肺炎支原体的抗菌作用是大环内酯类中最强的。

3. 林可霉素类抗生素

林可霉素 ◇克林霉素

两种具有相同的抗菌谱和抗菌机制，但克林霉素口服的生物利用度、抗菌活性及临床疗效均优于林可霉素，且毒性低于林可霉素。

【临床运用】

主要用于敏感的肺炎链球菌、溶血性链球菌、金黄色葡萄球菌及厌氧菌所致的各种感染，如口腔感染、下呼吸道感染、皮肤软组织感染、腹腔感染及盆腔感染等。对金黄色葡萄球菌所致的骨髓炎可作为首选。

【不良反应】

1）胃肠道反应：出现厌食、恶心、呕吐、腹泻等，口服给药比注射多见，林可霉素的发生率比克林霉素高。

2）过敏反应：可出现药疹、荨麻疹、剥落性皮炎，也可出现粒细胞、血小板减少等。

3）本类药物有神经肌肉阻滞作用：在前列腺增生的老年男性偶见尿潴留。

4）林可霉素静脉快速给药可引起血压下降、心电图异常等，偶见呼吸停止。

5）其他：偶见转氨酶升高等肝功能异常。妊娠及哺乳期病人慎用。

克林霉素

为林可霉素的衍生物。其用途主要用来对抗革兰阳性菌引起的各种感染性疾病。在应用中最常见的不良反应：过敏反应，注射局部刺激和肝功能异常，最严重的是伪膜性肠炎（结肠的

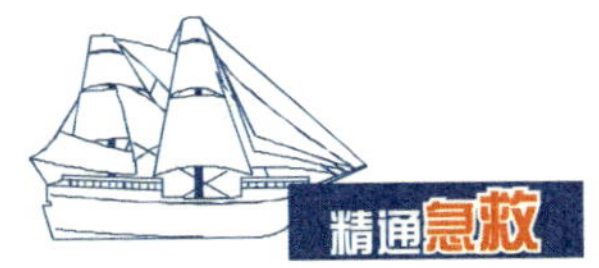

急性粘膜坏死性炎症，并覆有伪膜）。

4．氨基糖苷类抗生素

氨基糖苷类抗生素杀菌作用强大、快速。

天然品种 链霉素、卡那霉素、妥布霉素、新霉素、◇庆大霉素等。此类大多数药物不耐钝化酶

半合成品种 ◇阿米卡星、奈替米星、依替米星等。此类大多数药物耐钝化酶

【临床运用】

氨基糖苷类抗生素主要适应症有：

1）革兰阴性杆菌引起的感染，如脑膜炎、烧伤、呼吸道、泌尿道等感染

2）链霉素、卡那霉素可用于结核病联合疗法

3）链霉素或庆大霉素可用于鼠疫的治疗

4）新霉素可局部用药

【不良反应】

1）耳毒性：包括前庭功能障碍和耳蜗听神经损害。前庭功能障碍表现为头昏、视力减退、眼球震颤、恶心、呕吐和共济失调等。耳蜗听神经损害表现有耳鸣、听力减退和永久性耳聋。哺乳期、婴幼儿、老年病人应尽量避免使用。

2）肾毒性：表现为蛋白尿、管形尿、血尿等，严重肾功能损害。

3）神经肌肉阻滞：表现为心肌抑制、血压下降、肌肉麻痹，甚至呼吸衰竭而死亡。

4）过敏反应：可引起嗜酸性粒细胞增高，出现皮疹、发热等过敏反应。链霉素可引起过敏性休克，发生率仅次于青霉素G。

阿米卡星（丁胺卡那霉素）

是抗菌谱最广的氨基糖苷类抗生素，对革兰阴性杆菌和金黄色葡萄球菌均有较强的作用，对革兰阳性球菌不敏感。阿米卡星最突出特点是对细菌所产生的多种钝化酶稳定，因此对链霉素、卡那霉素、庆大霉素、妥布霉素等耐药的革兰阴性杆菌所致感染仍能有效控制，可作为治疗这类感染的首选药。此类药物与庆大霉素一样不可用于静脉推注，以免产生神经肌肉阻滞和呼吸抑制作用。

5．喹诺酮类抗生素

本类药物是近年来发展最快的一类人工合成抗菌素。目前临床应用的喹诺酮类药物分为四代。各代药物在体内过程及抗菌作用，不良反应等方面均有差异。

第一代 萘啶酸，抗菌谱窄，吸收差，不良反应多，目前临床已不用

第二代 吡哌酸，抗菌活性强于萘啶酸，口服较易吸收，不良反应较萘啶酸低。临床用于治疗肠道或尿路敏感菌感染

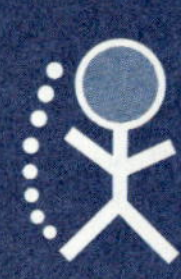

第三代　◇诺氟沙星、◇环丙沙星、培氟沙星、氧氟沙星、◇左氧氟沙星等，此类药物又称氟喹诺酮类。与前两代比较具有口服吸收好、体内分布广、半衰期较长，抗菌谱广的特点。不仅对革兰阴性杆菌，也对多种革兰阳性细菌有显著抗菌作用，是目前临床广泛应用的喹诺酮类药物

第四代　★莫西沙星、★克林沙星、★吉米沙星。与前三代相比，此类药物在保持原有抗革兰阴性菌活性的基础上，更加强了抗革兰阳性细菌活性、抗厌氧菌活性、抗耐药菌活性等特点，并降低了不良反应的发生

【临床运用】

1）呼吸道感染：第3代喹诺酮类主要用于革兰阴性菌、军团菌、支原体、衣原体等引起的肺炎、支气管炎。第4代喹诺酮主要用于高度耐药肺炎链球菌性上、下呼吸道感染等。

2）胃肠道、胆道感染：包括细菌性痢疾，粒细胞减少症并发胃肠炎等。

3）耐药菌株所致伤寒及其他沙门氏菌属感染。

4）泌尿生殖系统感染：单纯或复杂性尿道感染，细菌性前列腺炎，淋球菌性尿道炎或宫颈炎等。

5）骨骼系感染：骨髓炎、关节炎等。

6）革兰阴性杆菌所致五官科、皮肤软组织、外科伤口感染。

【不良反应】

氟喹诺酮类不良反应发生率较低，主要为胃肠道反应，少数可有中枢神经系统兴奋表现，可能诱发癫痫。本类药物可致未成年动物软骨组织损伤，18岁以下未成年病人、妊娠期及哺乳期病人避免应用本类药物。可发生光敏反应，用药期间避免过多暴露于阳光下。偶可有过敏性休克、肝、肾功能损害等。第4代喹诺酮可能引起心电图改变。

诺氟沙星（氟哌酸）

与第三代头孢菌素相似。对大多数革兰阴性致病菌有高效。对葡萄球菌、链球菌等也有较强杀菌效果。可用于敏感菌引起的尿路、胆道、肠道、皮肤、黏膜、五官科等感染。呼吸道感染效果较差。

氧氟沙星（氟嗪酸）

较诺氟沙星抗菌谱广而且强。对某些革兰阳性球菌为诺氟沙星2～4倍，对大多数革兰阴性菌有高效。可用于敏感菌引起的急、慢性呼吸道、肠道、胆道、泌尿系统、妇产科、皮肤粘膜、软组织、五官科感染、败血症等。

环丙沙星

抗菌谱与氧氟沙星相似，抗菌效应强。可用于敏感菌引起的呼吸系统、肠道、胆道、泌尿生殖系统、皮肤、软组织、骨关节、五官等感染及败血症。对伤寒亦有良好效果。

6. 磺胺类抗生素

磺胺类药物临床应用现已大部分被抗生素及其他合成抗菌药所取代，但因其对某些感染性

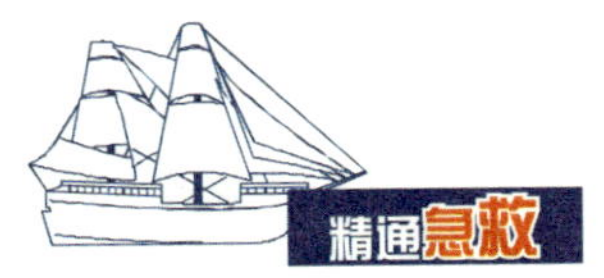

疾病仍具较好疗效，尤与甲氧苄啶（磺胺增效剂）合用，使抗菌作用显著增强，且有价格低廉、使用方便、不易变质等特点，目前仍为临床较常用的一类抗菌药物。

根据口服吸收特点及临床用途，分为全身感染应用、肠道感染应用和外用的磺胺药。其中全身感染应用的有长、中、短效三类。

【临床运用】

磺胺类药物为广谱抑菌药，对多种革兰阳性和阴性菌、沙眼衣原体、疟原虫等病原微生物有抑制生长繁殖作用。

【不良反应】

1）泌尿系统损害：磺胺类药物及其代谢产物在尿中易析出结晶，引起血尿、结晶尿、尿痛，甚至尿闭等，服用本药时应多饮水，亦可同服碳酸氢钠碱化尿液。

2）过敏反应：以皮疹、药热较多见。

3）造血系统反应：可引起血细胞减少、溶血性黄疸。

4）新生儿、妊娠后期、哺乳期、肾功能不良者慎用。

复方磺胺甲恶唑（SMZ-co，复方新诺明）

磺胺甲恶唑为中效磺胺类药物。主要用于敏感菌所致的单纯性尿路感染、肠道感染、呼吸道感染的治疗，流行性脑脊髓膜炎的防治。对复杂性感染、伤寒等疗效不佳。目前临床多用其与甲氧苄啶的复方制剂，可显著提高疗效。

磺胺嘧啶银（烧伤宁）

具有抗炎和收敛作用。主要用于防治外伤、烧伤等继发创面感染。偶有局部刺激、短暂疼痛、皮疹等不良反应。

7．5-硝基咪唑类抗生素

5-硝基咪唑类药物共同的特点为：强大的抗厌氧菌作用，对需氧菌作用不明显。对多种病原虫有杀灭作用。

◇甲硝唑、替硝唑、★奥硝唑、★塞克硝唑

【临床运用】

具有强大的抗厌氧菌作用，对需氧菌作用不明显；对多种病原虫有杀菌作用。临床上主要用于治疗多种厌氧菌和原虫引起的感染。

【不良反应】

常见有恶心、呕吐、口干、头痛等。少数可有过敏反应，极少数可出现头昏、眩晕、共济失调等神经系统反应。哺乳期、妊娠期、有中枢神经系统病变和血液病病人禁用。肝功能障碍者减少剂量。

甲硝唑

甲硝唑是目前临床治疗厌氧菌感染首选药物。可治疗由厌氧菌引起的口腔感染、肺脓肿、骨髓炎、产后盆腔感染等；可治疗毛囊虫病、痤疮、酒渣鼻等；是治疗阴道滴虫病、各型阿米巴原虫等感染的首选药物。

8．其他

氯霉素

本品因为能抑制骨髓造血功能等严重毒性反应，临床应用受到极大的限制。仅考虑用于细菌性脑膜炎和脑脓肿、伤寒、眼科局部用药。

呋喃西林

临床局部用于化脓性中耳炎、结膜炎、创面、伤口等感染。可用于膀胱冲洗。

（二）抗病毒类药物

根据病毒所致疾病分为 抗 AIDS 病毒、抗流感病毒（◇利巴韦林、★达菲）、抗疱疹病毒（◇阿昔洛韦）、抗肝炎病毒

阿昔洛韦

主要用于防治Ⅰ型及Ⅱ型单纯疱疹病毒引起的感染、带状疱疹病毒感染、乙型肝炎病毒等。用药期间应嘱病人多饮水。肾功能不良者慎用。

利巴韦林（病毒唑）

主要用于流感、腺病毒肺炎、呼吸道合胞病毒性肺炎、支气管炎、甲型肝炎、疱疹、麻疹等防治。大剂量应用有抑制呼吸及心脏毒性。禁用于孕妇或近期可能妊娠者。老年人慎用。

奥司他韦（达菲）

目前最有效抗禽流感药物及甲型 H1N1 流感药物。少数病人可能会引起神经错乱或幻觉。

（三）抗真菌药

人类真菌感染的疾病可分为浅部真菌病及深部真菌病。前者多由各种癣菌引起，主要侵犯皮肤、毛发、甲床等部位，发病率高但危险性小，抗真菌药采用局部应用；深部真菌主要由白色念珠菌、隐球菌等引起，发病率低，但危险性大，主要侵犯皮肤深层、黏膜、内脏、脑、骨骼等组织，治疗需全身给药。近年广谱抗菌素的过度运用及某些疾病应用免疫抑制剂，使真菌感染日益增多。目前临床应用的抗真菌药高效低毒者较少。

抗生素类抗菌药 两性霉素 B 、◇制霉菌素、卡泊芬净、米卡芬净、阿尼芬净
唑类抗真菌药 酮康唑、克霉唑、◇氟康唑、伏立康唑、伊曲康唑
烯丙胺类抗真菌药 特比萘酚
嘧啶类抗真菌药 氟孢嘧啶
大蒜素

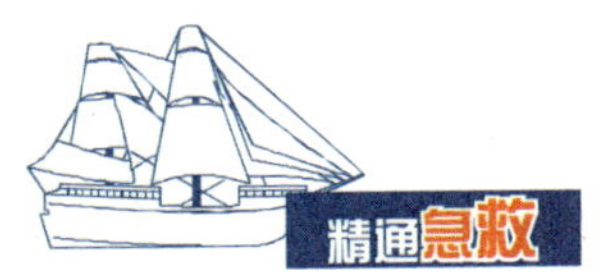

氟康唑（大扶康） 为广谱抗真菌药。主要用于念珠菌和隐球菌病。易进入脑组织，适于真菌引起的脑膜炎等颅内感染。不良反应较少，可有胃肠道反应、头痛、失眠等。

（四）抗疟药

主要用于控制症状的抗疟药 ◇氯喹、◇青蒿素、奎宁
主要用于控制复发和传播的抗疟药 伯氨喹
主要用于病因性预防的抗疟药 乙胺嘧啶

氯喹 有抗疟作用和抗肠外阿米巴病作用。常见不良反应有头痛、头晕、胃肠反应、耳鸣、皮肤瘙痒等。

青蒿素 可用于治疗间日疟和恶性疟，尤其是耐氯喹的恶性疟。青蒿素不良反应少见，少数出现消化道症状。

二、镇痛药

镇痛药主要作用于中枢神经系统，在不影响病人意识状态下能选择性地解除和缓解疼痛，可消除因疼痛引起的情绪紧张、烦躁不安等不愉快情绪，提高对疼痛的耐受力。多数镇痛药的镇痛机制相似，主要通过激动阿片受体而产生镇痛效应，又称阿片类镇痛剂。此类药连续应用可产生依赖性，故称为成瘾性镇痛药或麻醉性镇痛药。按照药理作用，可将镇痛药分为三类：

阿片受体激动药 吗啡、可待因、◇哌替啶（度冷丁）、★美沙酮、◇芬太尼、二氢埃托啡
阿片受体部分激动药 喷他佐辛（镇痛新）
其他镇痛药 曲马多、罗通定

吗啡

【临床运用】

吗啡是镇痛药的代表。

1）严重疼痛：吗啡对各种疼痛都有效。短期用于缓解急性锐痛如严重创伤、烧伤等；长期定量、定时给药用以减轻晚期癌症病人疼痛；对于心肌梗死引起的疼痛，如果血压正常，可用吗啡止痛，有镇静及扩张血管作用，也有利于减轻病人的焦虑情绪及心脏负担。

2）心源性哮喘：对于左心衰竭突发急性肺水肿而引起的呼吸困难，除应用强心苷、氨茶碱及吸入氧气以外，静脉注射吗啡常可产生良好效果。但不宜用于伴休克、昏迷及严重肺功能不全者。

【不良反应】

1）副作用：治疗量吗啡有时可引起眩晕、恶心、呕吐、便秘、排尿困难、胆绞痛、呼吸抑制、嗜睡。

2）耐受性和依赖性：吗啡按常规用量连续 2 ～ 3 周即可产生耐药性。依赖性表现为身体依赖性和精神依赖性。身体依赖性是机体对药物产生的适应性改变，一旦停药则产生难以忍受的不适感，也称为停药戒断综合征。精神依赖是指药物作用于中枢神经系统产生的一种精神活动，迫使病人不断渴求药物的一种病态心理。应用吗啡后产生的欣快感，使病人自我感觉良好、有一种飘飘欲仙的感受，是产生精神依赖的基础。

3）急性中毒：过量使用吗啡可致急性中毒，表现为昏迷、瞳孔极度缩小（针尖样瞳孔）、呼吸深度抑制，常伴血压降低甚至休克。呼吸麻痹是致死的原因。

本品禁用于支气管哮喘及肺心病；禁用于颅脑损伤所致颅内压增高；禁用肝肾严重减退；禁用于分娩止痛及哺乳妇女止痛。

哌替啶（度冷丁）

临床运用类似于吗啡，但弱于吗啡。本品可用于内脏绞痛，常需与解痉药如阿托品合用。此外，杜冷丁常与氯丙嗪、异丙嗪共同组成冬眠合剂用于人工冬眠疗法。

美沙酮

为阿片受体激动剂，镇痛作用强度与吗啡相似。特点是口服吸收好，起效快，口服与注射同样有效。临床被用于吗啡和海洛因成瘾的脱毒治疗。也适用于创伤、手术及晚期癌症等所致剧痛。

可待因（甲基吗啡）

可待因的镇痛作用仅为吗啡的 1/12，镇咳作用为其 1/4，持续时间与吗啡相似。使用镇咳剂量时，对呼吸中枢抑制轻，镇静作用不明显，欣快及成瘾也弱于吗啡。临床用于缓解中等程度疼痛和剧烈干咳，无明显便秘、尿潴留及体位性低血压作用。

附：阿片受体拮抗剂

纳洛酮

化学性质与吗啡相似，可特异性与阿片受体结合，但无内在活性，因而竞争性拮抗各型阿片受体。

【临床运用】

适用于吗啡类镇痛药急性中毒，解救呼吸抑制及其他中枢抑制症状，可使昏迷者迅速复苏。对酒精中毒、休克、脊髓损失、脑卒中以及脑外伤等也有一定的疗效。

三、抗过敏药物

抗过敏类药物属于 H_1 受体阻断药，主要有以下几类。

第一代药物 ◇苯海拉明、◇异丙嗪（非那根）、◇氯苯那敏（扑尔敏）、去氯羟嗪（克敏嗪）等，易通过血脑屏障，中枢镇静作用明显

第二代药物 阿司咪唑（息斯敏）、氯雷他定（开瑞坦）等，基本无中枢镇静作用，多数药物作用比较持久

【临床运用】

1）变态反应性疾病：H_1受体阻断药对因组胺释放所引起的麻疹、花粉病和过敏性鼻炎等皮肤黏膜变态反应疗效较好；对昆虫咬伤所致的皮肤瘙痒和水肿亦有良效；对药疹和接触性皮炎也有一定的疗效；但对支气管哮喘疗效较差；对过敏性休克无效

2）晕动病及呕吐：用于晕车、晕船、放射病和妊娠所致的呕吐。最有效的药物是苯海拉明和异丙嗪。

3）其他用途：苯海拉明和异丙嗪等中枢抑制作用较强的药物尚可治疗失眠症，尤其是变态反应性疾病所引起的焦虑失眠症。氯丙嗪、异丙嗪和哌替啶组成冬眠合剂，用于人工冬眠。异丙嗪有轻度的松弛支气管平滑肌的作用，又有抗组胺和中枢抑制作用，常作为复方镇咳祛痰的成分。

【不良反应】

1）胃肠道反应：可餐后服以减轻症状。

2）中枢神经系统反应：表现为嗜睡、乏力、头晕等，故服药期间应避免驾驶车船、操纵机器和高空作业。

3）心脏毒性：部分第二代抗组胺药偶可诱发室性心动过速等心脏毒性反应。

4）其他：如苯海拉明和异丙嗪等可致血细胞减少等。

异丙嗪（非那根）

异丙嗪较盐酸苯海拉明作用强而持久。因较易进入脑组织，故有明显的镇静作用，能加强催眠药、镇痛药及麻醉药的中枢抑制作用；其抗胆碱作用亦较强，防治晕动症效果较好。可用于皮肤及黏膜过敏、过敏性鼻炎、哮喘、食物过敏、皮肤划痕症以及晕车、晕船、晕机等。较常见的有嗜睡作用，故驾驶员、机械操作人员和运动员禁用；肝功减退者慎用；如有光致敏者不能再用。

氯雷他定（开瑞坦）

氯雷他定能缓解过敏性鼻炎的有关症状，如喷嚏、流涕、鼻痒、眼痒及烧灼感。也可用于慢性荨麻疹，瘙痒性皮肤病以及其他过敏性皮肤病。本品未见明显的镇静作用。

四、抗休克及其他血管活性药物

1. 拟肾上腺素药

拟肾上腺素药又称肾上腺素受体激动药或拟交感胺类药，其中肾上腺素、去甲肾上腺素、异丙肾上腺素和多巴胺又称儿茶酚胺类药。根据对肾上腺素受体的选择性不同可分为如下几种药物。

α、β 受体激动药 肾上腺素、多巴胺、麻黄碱
α 受体激动药 ◇去甲肾上腺素、间羟胺、去氧肾上腺素（新福林）
β 受体激动药 异丙肾上腺素、◇多巴酚丁胺

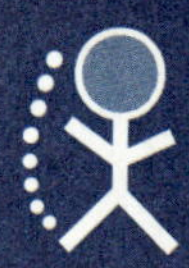

肾上腺素

肾上腺素口服无效，只能注射给药。静脉注射立即显效，但作用仅维持数分钟。肌肉注射吸收快，作用可维持 10 ～ 30min。皮下注射，作用可维持 1h 左右，为临床常用给药途径。

【临床运用】

1）心脏骤停：肾上腺素注射可用于抢救溺水、麻醉、手术意外、药物中毒、传染病及房室传导阻滞等原因所致的心脏骤停，同时必须配合有效的心脏按压和人工呼吸等措施。对电击引起的心脏骤停配合除颤或利多卡因等措施进行抢救。

2）过敏性休克：肾上腺素是抢救过敏性休克的首选药物。一般病例可皮下或肌肉注射，严重病例可将肾上腺素用生理盐水稀释后缓慢静脉注射。

3）急性支气管哮喘：肾上腺素通过抑制过敏物质释放，解除支气管平滑肌痉挛，减轻支气管黏膜充血水肿，可迅速控制支气管哮喘的急性发作。

4）局部止血：鼻黏膜出血和牙龈出血时，可用浸有 0.1% 的肾上腺素的纱布或棉球填塞局部，使血管收缩而止血。

【不良反应】

常见的不良反应为心悸、不安、烦躁、血压升高、面色苍白等。若剂量过大或静脉滴注速度过快，可引起血压骤升，搏动性头痛，有诱发脑出血的危险，也可致心律失常，甚至室颤，故应严格控制剂量。

高血压、脑动脉硬化、器质性心脏病、糖尿病和甲状腺功能亢进者禁用。老年人慎用。

多巴胺

多巴胺口服无效，一般静脉给药。无中枢作用。

【临床运用】

1）休克：是目前临床常用的抗休克药物。用于治疗心源性休克、感染性休克和出血性休克。尤其对伴有心肌收缩力减弱、尿量减少的休克病人疗效较好。应用时应注意补充血容量及纠正酸中毒。

2）急性肾功能衰竭：常与利尿药合用，可增加尿量，改善肾功能。

【不良反应】

治疗量不良反应较轻。如剂量过大或静滴过快可出现肾上腺素药类似的副作用。

间羟胺（阿拉明）

可肌肉注射和静脉滴注。用于各种休克早期和某些低血压状态。

【临床运用】

适用于各种休克及手术时低血压。

【不良反应】

升压反映过快过猛或剂量过大可致肺水肿、心律失常、心跳停顿、抽搐等。静脉时药液外溢可引起组织坏死糜烂。

2. 抗肾上腺素药

又称拟肾上腺素受体阻断药。按其对肾上腺素受体的选择性不同可分为：

α **受体阻断药** 酚妥拉明、酚苄明
β **受体阻断药** 普萘洛尔、美托洛尔
α、β **受体阻断药** 拉贝洛尔

美托洛尔（倍他洛克）

美托洛尔对 β 受体具有选择性阻断作用。

【临床运用】

1）心律失常：对各种原因引起的室上性和室性心律失常均有效。

2）心绞痛和心肌梗死：对心绞痛有良好的疗效。长期应用受体阻断药（2 年以上）可降低心肌梗死的复发率和死亡率。

3）高血压：是治疗高血压常用药物，对心排血量及肾素水平高的病人疗效较好，较少发生直立性低血压。

【不良反应】

1）一般反应：消化道反应，停药后可消失。偶见过敏。

2）抑制心脏功能：过量可引起急性心衰、心动过缓和房室传导延迟、甚至停博。

3）诱发支气管哮喘：支气管平滑肌痉挛，诱发哮喘。

4）外周血管痉挛：可使外周血管收缩和痉挛，可引起四肢发冷、皮肤苍白或发绀、两脚剧痛，甚至产生脚趾溃烂和坏死。

5）反跳现象：长期使用本药物，若突然停药，可产生反跳现象，故必须逐渐减量停药。

禁用于严重心功能不全、窦性心动过缓、重度房室传导阻滞和支气管哮喘者。

五、心血管系统用药

（一）抗高血压药物

根据抗高血压药物的作用部位或机制，可将其分成以下几类。

交感神经阻滞药
- **中枢性抗高血压药** 可乐定、甲基多巴、利美尼定、莫索尼定
- **神经节阻断药** 美卡拉明、樟磺咪芬
- **抗去甲肾上腺素能神经末梢药** 利血平、胍乙啶
- **肾上腺素受体阻断药** 哌唑嗪、◇美托洛尔、拉贝洛尔

血管舒张药
- **直接舒张血管药** ◇硝普钠、肼屈嗪
- **钙通道阻滞药** ◇硝苯地平、◇尼群地平、氨氯地平
- **钾通道开放药** 米诺地尔、二氮嗪

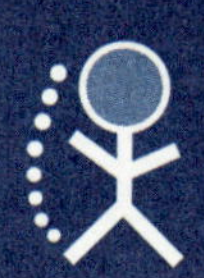

影响血管紧张素Ⅱ的药物：
- 血管紧张素Ⅰ转换酶抑制剂　◇卡托普利、依那普利
- 血管紧张素Ⅱ受体阻断药　◇氯沙坦、缬沙坦、厄贝沙坦
- 肾素抑制剂　雷米克林、依那克林

利尿药　◇氢氯噻嗪、★托拉塞米

复方制剂　◇复方利血平氨苯蝶啶、◇吲达帕胺

目前临床上常将降压药分为以下五类：**钙通道阻滞药、血管紧张素转换酶抑制剂（ACEI）、血管紧张素受体阻滞剂（ARB）、利尿剂、β 受体阻滞剂。**

硝苯地平（心痛定）

硝苯地平降压作用出现快，时间短。

【临床运用】

临床用于治疗轻、中、重度高血压，尤其适用于低肾素性高血压。可单用作为抗高血压的首选药，也可与利尿药、β 受体阻断药、ACEI 合用。

【不良反应】

不良反应轻，初服者面部潮红、头痛、心悸、窦性心动过速和踝部水肿等。

硝苯地平控释片

可平稳降压，降压作用起效慢，引起反射性心率增快的作用也相应减少，降压作用维持时间较长（可每日一次）。本品单独使用即可有效降压，且能使心脑血管事件发生率及死亡率下降。适用于原发性高血压的长期治疗。服药时注意整片吞服。

尼群地平

疗效与硝苯地平相似，但降压作用较后者强，维持时间也较强，反射性心率加快等不良反应较少。

氨氯地平（络活喜）

为第三代二氢吡啶类钙通道阻滞药。降压作用平稳，持续时间长，能逆转心肌和血管重构，保护靶器官。大多数不良反应与血管扩张作用有关。

卡托普利（开博通）

【临床运用】

适用于各种类型高血压，尤其适用于高肾素型高血压病人及常规疗法无效的严重高血压。与利尿剂、钙通道阻滞药及 β 受体阻断药合用能增强疗效，用于治疗重症或顽固性高血压。卡托普利对高血压的靶器官损害也有保护作用，能逆转高血压左室肥厚，防止或延缓高血压并发糖尿病性肾病发展。

【不良反应】

长期用药可能会出现刺激性干咳。一般在停药 4d 内干咳消失。少数病人可出现皮疹、瘙痒等，肾功能不全病人可出现血肌酐升高，少尿者可高血钾。卡托普利对胎儿有致畸作用。依那普利不良反应较卡托普利少。

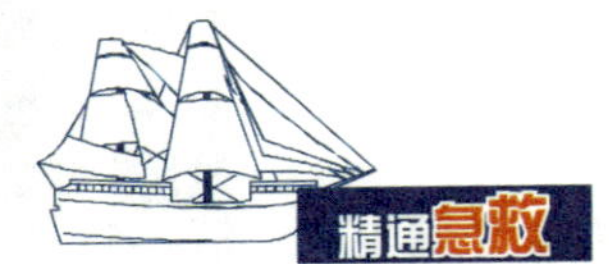

氯沙坦

【临床运用】

用于高血压和慢性心力衰竭的治疗。可作为抗高血压的首选药物，或用于服用 ACEI 出现剧烈干咳而不能耐受的高血压病人。但左心室功能不全及进行性肾损害病人慎用。

【不良反应】

不良反应较少。少数会出现 ACEI 类药类似副作用，但不引起干咳及血管神经性水肿。

氢氯噻嗪（双氢克尿塞）

噻嗪类利尿药抗高血压作用较弱，作用出现缓慢。对正常人通常无降压作用。与其他抗高血压药物合用，能协同或增强其他抗高血压的降压效果。

【临床运用】

单用可作为轻度高血压的首选药。可与其他抗高血压药合用治疗中度及重度高血压。黑色人种、肥胖、老年高血压病人，对氢氯噻嗪的降压反应较好。

【不良反应】

长期或大量服用可导致低血钾、低血钠、低血镁，也可增加血中总胆固醇、甘油三酯及低密度脂蛋白含量，增加尿酸及血浆肾素活性。

吲达帕胺

为非噻嗪类强效利尿药。适用于轻度及中度原发性高血压，尤其是老年高血压病人，亦可用于充血性心力衰竭引起的水钠潴留。单用即有显著降压效果，与其他利尿类降压药合用，效果更好。长期应用有逆转心肌肥厚的作用。

美托洛尔（倍他乐克）

美托洛尔对 β 受体具有选择性阻断作用，是治疗高血压常用药物，对心排血量及肾素水平高的病人疗效较好，较少发生直立性低血压。

复方利血平氨苯蝶啶（0 号）

复方利血平氨苯蝶啶为复方制剂，用于治疗轻、中度高血压，对重度高血压需与其他降压药合用。

硝普钠

为一强效、速效血管扩张药。口服不吸收，需静脉滴注给药。

【临床运用】

用于高血压危象，特别适用于伴有急性心肌梗死或心室功能衰竭的严重高血压病人。

【不良反应】

有烦躁不安、出汗、呕吐、头痛、心悸，均是过度降压所致。大剂量应用时，可出现乏力、耳鸣、定向障碍、反射消失、昏迷等中毒症状。上述反应在减慢滴速或停药后多可消失。

（二）抗心绞痛药物

目前抗心绞痛药物主要通过：舒张冠状动脉痉挛或促进侧枝循环的形成而增加冠状动脉供血；降低室壁肌张力，减慢心率，抑制心肌收缩力，从而降低心肌耗氧量；改善心肌的血氧供

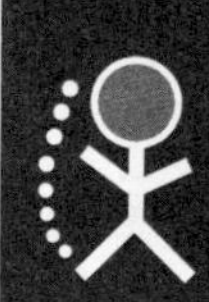

需矛盾而发挥治疗作用。现治疗心绞痛的药物如下。

硝酸酯类药　◇硝酸甘油、◇硝酸异山梨酯
肾上腺素 β 受体阻断药　◇美托洛尔
钙拮抗药　◇硝苯地平
抗血小板聚集药　◇肠溶阿司匹林
其他　曲美他嗪、尼可地尔、丹参酮Ⅱ－A 磺酸钠

硝酸甘油

为心绞痛发作时最常用药物。如片剂必须舌下含化，2 ～ 5min 起效，3 ～ 10min 作用达高峰，维持 20 ～ 30min。

【临床运用】

1）预防及治疗各类心绞痛：能迅速缓解心绞痛的症状，提高病人运动耐量，改善心肌缺血。但应控制剂量，使动脉压 6h 内不低于 90mmHg，如动脉压低于 83mmHg，灌注压降低，上述有利作用消失。

2）治疗急性心肌梗死：对急性心肌梗死早期病人也可短时间低剂量静脉给硝酸甘油。

3）治疗肺动脉高压与急性呼吸衰竭：硝酸甘油还能舒张肺血管，降低肺血管阻力，改善通气功能。

4）治疗充血性心力衰竭：降低心脏前后负荷、减轻肺淤血，可用于急慢性充血性心力衰竭。

【不良反应】

多数不良反应是由其血管舒张作用引起，如颜面潮红、反射性心率加快和搏动性头痛；眼内压增高；大剂量可出现直立性低血压，冠脉灌注压降低，加重心绞痛。连续用药可出现耐药性，停药 1 ～ 2 周后，耐药性可消失。临床用药宜从小剂量开始，采用间歇疗法嘱病人坐着或躺着含服，以免发生直立性低血压。

硝酸异山梨酯（消心痛）

作用较硝酸甘油弱，起效较慢，维持时间较长。主要用于心绞痛的预防和心肌梗死后心衰的长期治疗。本品不良反应多，易致头痛和低血压，缓解剂可减少不良反应。进餐时服可消除或减轻头痛。

美托洛尔

主要治疗变异性心绞痛，对其他类型心绞痛也均有效。对伴有心律失常及高血压者尤为适用。对初发和恶化型心绞痛，可作为预防。β 受体阻断药与硝酸酯类合用可以取长补短。

肠溶阿司匹林

阿司匹林除具有解热镇痛、抗炎抗风湿作用外，尚具有发挥抗血小板聚集及防止血栓形成的作用。临床应用小剂量（75 ～ 150mg）阿司匹林预防心脑血管病，可减少心肌梗死和脑卒中（脑梗）的发病率。

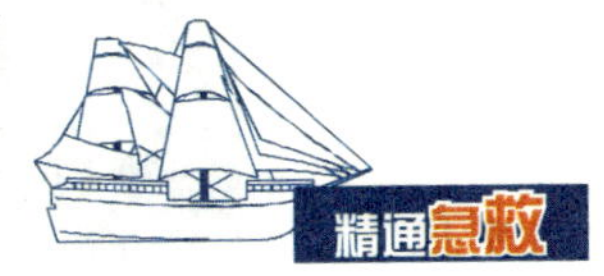

丹参酮Ⅱ-A 磺酸钠

丹参酮Ⅱ-A 磺酸钠为丹参中提取物。有抗心脑缺血作用，能缩小梗塞范围，改善缺血心肌，抑制血栓形成。临床应用可改善、缓解胸闷及心绞痛症状。治疗冠心病、心绞痛及心肌梗塞。

（三）抗心律失常药物

心律失常是心动节律和频率的异常。抗心律失常药物使用前需有心电图或电生理报告，专业性非常强，在此不作详细叙述。

代表药 奎尼丁、◇利多卡因、◇慢心律、◇心律平、异搏定、◇胺碘酮、◇美托洛尔

利多卡因

是局部麻醉药，也是一窄谱抗心律失常药，仅用于室性心律失常，是心室紊乱及骤停的抢救药物之一。

（四）抗心力衰竭药物

抗心力衰竭药物专业性较强，非专业人员较难把握。在病人出现突发极度呼吸困难、端坐呼吸、有濒死感，咳嗽有粉红色泡沫痰，两肺闻及湿罗音或哮鸣音等急性左心衰竭表现时，可酌情考虑利尿药（呋塞米）、肾素-血管紧张素-醛固酮抑制药（依那普利、氯沙坦、螺内酯）、强心苷类药（地高辛、西地兰、毒毛花苷K）、以及扩血管药（硝酸酯类）。

六、呼吸系统用药

（一）呼吸中枢兴奋药

兴奋延髓呼吸中枢的药物随着剂量的增加，对中枢作用的部位也随之扩大。过量可引起中枢广泛兴奋而惊厥，故应严格控制剂量和给药间隔。

兴奋延髓呼吸中枢的药物 ◇尼可刹米、◇洛贝林、二甲弗林、★多沙普仑

尼可刹米（可拉明）

尼可刹米能直接兴奋延髓呼吸中枢，提高呼吸中枢对 CO_2 敏感性；也可刺激颈动脉体化学感受器反射性兴奋呼吸中枢，使呼吸加快加深。其作用温和、短暂，一次给药仅维持 5 ～ 10min。

【临床运用】

用于各种原因所致的中枢性呼吸抑制的急救，其中对吗啡中毒引起的呼吸抑制效果好，对巴比妥类中毒引起的呼吸抑制效果较差，常需间歇多次给药。

【不良反应】

在治疗量下副作用少而轻、安全范围较大，但过量仍会引起中枢神经系统广泛兴奋而导致血压上升、心动过速、肌震颤等，甚至出现惊厥。

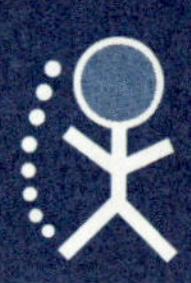

洛贝林（山梗菜碱）

对呼吸中枢无直接兴奋作用，是通过刺激颈动脉体和主动脉体的化学感受器，反射性地兴奋呼吸中枢。作用短暂，仅维持数分钟。安全范围大，不易引起惊厥。临床常用于新生儿窒息、小儿感染性疾病引起的呼吸衰竭、一氧化碳引起的窒息、吸入麻醉药及其他中枢抑制药引起的呼吸衰竭的急救等。

多沙普仑（吗乙苯比酮）

多沙普仑作用、用途、不良反应与尼可刹米相似。静脉立即起效，作用强而短，安全范围大，疗效优于其他呼吸兴奋药。可用于慢性阻塞性肺疾患发生呼吸衰竭的辅助治疗，以及麻醉药或中枢抑制药所致的中枢抑制。主要不良反应有心率加快、血压升高、呼吸过快等。过量会导致震颤及惊厥。

★ 纳洛酮

纳络酮为阿片受体拮抗剂，经肌注或静脉滴注后极易透过血脑屏障，能抑制内啡肽分泌，促使患者清醒。适用于吗啡类镇痛药急性中毒，解救呼吸抑制及其他中枢抑制症状。近年来，纳络酮在抢救临床急危重症的应用上范围日渐拓宽，除前述用于镇静剂和阿片类中毒抢救外，还常用于酒精中毒，严重休克及呼吸衰竭的抢救之中。

（二）平喘药

平喘药是指能缓解支气管痉挛，降低气道高反应性，防止或终止哮喘的药物。主要用于支气管或喘息性支气管炎的治疗。根据作用机制的不同，平喘药可分为如下几种。

β_2受体激动药 ◇沙丁胺醇（短效）、特布他林（中效）、福莫特罗、沙美特罗（长效）

茶碱类 ◇氨茶碱、二羟丙茶碱、胆茶碱、多索茶碱

M受体阻断药 异丙托溴铵

肥大细胞膜稳定药 色甘酸钠

糖皮质激素类药物
- **短效类** 可的松、◇氢化可的松
- **中效类** ◇泼尼松（强的松）、甲泼尼龙、曲安西龙（去炎松）
- **长效类** ◇地塞米松（氟美松）、倍他米松等

沙丁胺醇

沙丁胺醇为短效β_2受体激动药。近年来出现的长效制剂，如福莫特罗、沙美特罗，因其对受体的选择性高，具有不良反应少，疗效确切，使用方便等优点，已成为缓解哮喘急性症状的首选药物。该类药物常见的不良反应包括心血管副作用，如心悸、心律失常，骨骼肌震颤及耐受现象等。

氨茶碱

【临床运用】

β_2受体激动药不能控制急性哮喘发作，氨茶碱静脉用药可收到满意疗效。慢性哮喘病人可口服茶碱制剂防止其发作，如能掌握适宜的剂量，可获得满意疗效；氨茶碱还可以直肠给药；对夜间哮喘发作者还可用茶碱的缓释制剂。本类药物还能缓解慢性阻塞性肺病以及心源性哮喘

的喘息症状。

【不良反应】

茶碱的不良反应与其浓度有关。严格掌握用药量是避免茶碱中毒主要措施。

1）胃肠反应：可引起恶心、呕吐、食欲减退等。

2）中枢兴奋：不安、失眠、易激动等反应。

3）急性中毒：静脉注射过快或浓度过高，可引起心动过速、心律失常、血压骤降、意识改变，甚至呼吸、心跳停止。静脉注射氨茶碱时应充分稀释，缓慢注射，故静脉点滴较前者安全。

倍氯米松

糖皮质激素具有很强的抗炎作用。全身应用该类药物作用广泛，不良反应多。近年主要以吸入方式在呼吸道局部应用该类药物，可发挥强大的局部抗炎作用，而全身不良反应轻微。用于支气管扩张药不能控制病情的慢性哮喘病人，反复应用本药可减少或终止发作，减轻病情严重程度，但不能缓解急性发作症状。少数病人可发生口腔霉菌感染与声音嘶哑。倍氯米松为地塞米松衍生物，其局部抗炎作用比地塞米松强数百倍。吸入给药能很好控制哮喘病情。

布地奈特

用于肾上腺皮质激素依赖性或非依赖性支气管哮喘及喘息性支气管炎和慢性阻塞性肺病，还可治疗过敏性鼻炎。

（三）镇咳药

痰液较多，痰液粘稠的病人一般不宜应用镇咳药，以免痰液滞留造成支气管阻塞，甚至窒息；但剧烈而频繁的咳嗽严重影响生活和休息，甚至可能引起并发症，应谨慎使用镇咳药。单用镇咳药仅限于无痰的刺激性干咳。

镇咳药按作用部位不同可分为中枢性镇咳药和外周性镇咳药。中枢性镇咳药可分为成瘾性和非成瘾性两类。

中枢性镇咳药	**成瘾性镇咳药**	可待因、联邦止咳露
	非成瘾性	◇喷托维林（咳必清）、右美沙芬
外周性镇咳药		苯丙哌林、双氧异丙嗪、依普拉酮

联帮止咳露

含可待因，用于剧烈干咳。用药期间不宜驾驶及高空作业，注意成瘾。

喷托维林（咳必清）

适用于上呼吸道炎症引起的干咳、阵咳。不良反应轻，可见头晕、口干、便秘等。青光眼病人慎用。右美沙芬与喷托维林有类似功效，常用于复方制剂治疗感冒咳嗽。

（四）祛痰药

祛痰药是一类能使痰液粘稠度降低，易于咳出的药物。主要分为以下两类。

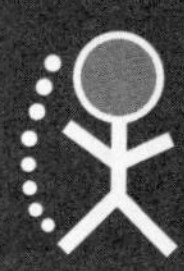

痰液稀释药
- 恶心性祛痰药　氯化铵
- 刺激性祛痰药　愈创木酚甘油醚。该类药物一般不单独运用，而常作为祛痰合剂使用。

黏痰溶解药
- 黏痰溶解剂　乙酰半胱氨酸
- 黏液调节剂　◇溴己新、◇氨溴索

氨溴索（沐舒坦）

是目前临床上使用最为广泛的祛痰剂，本品效果迅速确实，耐受性良好。适用于伴痰液分泌不正常及排痰功能不良的急性、慢性呼吸道疾病。

溴己新(必嗽平)

临床用于祛痰，适用于白色粘痰不易咳出者。

复方甘草合剂

具有镇咳、祛痰的作用，主治一般性咳嗽及上呼吸道感染性咳嗽。

七、消化系统用药

（一）抗消化性溃疡药

针对胃和十二指肠溃疡进行药物治疗的目的在于控制症状并促进溃疡愈合，其治疗原则是减少胃酸分泌和保护胃黏膜。应该说，保护胃黏膜比抑制胃酸分泌更重要。抗消化性溃疡药包括如下四类。

抗酸药　胃舒平

胃酸分泌抑制药
- H_2受体阻断药　◇雷尼替丁、西咪替丁、◇法莫替丁
- M胆碱受体阻断药　哌仑西平、替仑西平
- 胃泌素受体阻断药　丙谷胺
- H^+泵抑制剂　◇奥美拉唑

胃黏膜保护药　硫糖铝、◇枸橼酸铋剂

抗幽门螺旋杆菌药　◇甲硝唑、◇氨苄西林、◇阿莫西林

法莫替丁

本品为第三代 H_2 受体阻断药，具有高效、长效的特点。抑制胃酸分泌较西米替丁、雷尼替丁强，作用维持 10 ～ 12h。不抑制肝药酶，不影响血催乳素的浓度，也无抗雄激素的作用。对消化性溃疡的疗效更高，不良反应更小。

奥美拉唑

奥美拉唑为 H^+ 泵抑制剂，对各种因素引起的胃酸分泌均有强大的抑制作用。该品还能使胃出血局部形成血栓，胃内 pH 升高可预防血栓和凝血块被消化而再度出血，止血作用持久。能

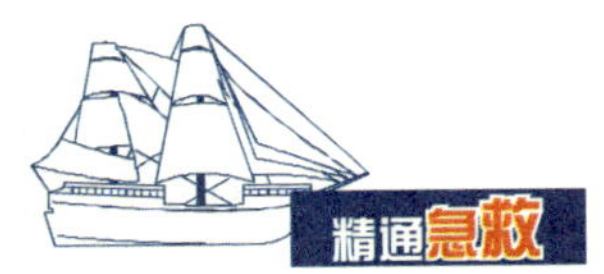

抑制胃酸形成的最后环节，从而发挥治疗作用。奥美拉唑本身还能使幽门螺杆菌数量降低，甚至转阴，合用抗菌素效果更佳。

枸橼酸铋剂

枸橼酸铋剂对胃、十二指肠黏膜具有保护作用，且能促进溃疡愈合，还有一定抗幽门螺杆菌作用。

抗幽门螺杆菌药

幽门螺杆菌属革兰阴性厌氧菌，能损伤胃十二指肠黏膜而引起组织炎症，是慢性胃窦炎的主要病因，也是消化性溃疡的危险因素。幽门螺杆菌对多种抗菌素敏感但易产生抗药性，所以体内单用一种药物几乎无效。临床常以甲硝唑、氨苄西林、阿莫西林等 2 ～ 3 种药物联合。

（二）胃肠解痉药物

胃肠解痉药为 M 胆碱受体阻断药。临床主要有以下药物：

M 胆碱受体阻断药 ◇阿托品、◇山莨菪碱

阿托品

【临床运用】

1）内脏绞痛：其解除内脏平滑肌痉挛作用，可用于多种内脏平滑肌痉挛性疼痛（内脏绞痛）。对胃肠绞痛及膀胱刺激症状如尿频、尿急等疗效较好，对胆绞痛和肾绞痛疗效较差，需与吗啡类镇痛药合用。

2）缓慢性心律失常：阿托品常用于迷走神经张力过高所致的窦性心动过缓、房室传导阻滞等。

3）感染性休克：大剂量阿托品能解除小血管痉挛，改善微循环，可用于治疗爆发性流脑、中毒性菌痢、中毒性肺炎等所致的感染中毒性休克，同时应注意补充血容量。但对高热和心率过快的病人不宜应用本品。

4）解救有机磷酯类中毒。

5）其他：眼科及麻醉前用药。

【不良反应】

阿托品作用广泛，选择性低，故不良反应较多。常见的副作用有口干、视力模糊、心悸、畏光、便秘、皮肤燥红、体温升高等。过量中毒时，除上述症状加重外，还可出现中枢神经系统兴奋症状，严重时可由兴奋转为抑制。

青光眼、前列腺肥大、幽门梗阻禁用。心肌梗死、心动过速病人及老年人慎用。

山莨菪碱（654-2）

山莨菪碱解除内脏平滑肌痉挛及小血管痉挛作用与阿托品相似而稍弱，抑制腺体分泌和扩瞳作用仅为阿托品的 1/20 ～ 1/10。山莨菪碱很少产生中枢兴奋症状。与阿托品相比，其解除内脏平滑肌痉挛及小血管痉挛作用选择性高，副作用少，毒性低。临床上常代替阿托品用于内脏绞痛和感染性休克的治疗。

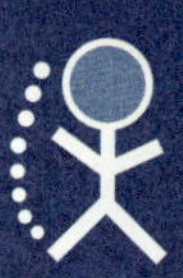

（三）止吐药及胃肠动力药

呕吐是受呕吐中枢调节的复杂过程，延脑呕吐中枢可接受来自各方的上传冲动，通过迷走神经、膈神经和脊髓支配腹部肌肉的神经引起胃肠道平滑肌痉挛而导致呕吐。本节重点介绍多巴胺受体阻断药，又称胃肠促动力药。

◇甲氧氯普胺、◇多潘立酮（吗丁啉）、西沙比利、★昂丹司琼

甲氧氯普胺（胃复安）

【临床运用】

临床上用于治疗慢性功能性消化不良所致的胃肠运动障碍、化疗、放疗、手术和药物所引起的恶心、呕吐，也可预防和治疗晕动病所致的眩晕、恶心、呕吐，饭前和睡前服用对糖尿病的轻度胃瘫和食管反流有效。

【不良反应】

有嗜睡和倦怠等轻微反应，焦虑或抑郁。大剂量静脉注射或长期应用时可出现肌震颤、震颤麻痹和坐立不安等反应，停药后可恢复。

（四）助消化药

助消化药多为消化液中的成分，也包括一些能促进消化液分泌的药物，临床用于消化道分泌机能减退，消化不良。有些药物能阻止肠道内容物的过度发酵，也用于消化不良的治疗。

含（或促进）消化酶药物　胃蛋白酶、胰酶、复方淀粉酶、多酶片、稀盐酸
含乳酸杆菌药物　◇乳酶生

乳酶生

乳酶生为干燥的活乳酸杆菌制剂。用于消化不良，腹胀及小儿消化不良性腹泻。不宜与抗菌药或吸附剂同时服用，以免因抗菌作用而降低疗效。

（五）泻药

泻药是能增加肠内水分，刺激肠蠕动或软化粪便、润滑肠道而使排便通畅的药物。该类药物主要用于治疗功能性便秘、口服毒物肠道仍有积存者或在服用抗蠕虫药后用于清除肠内的药物和虫体。

容积性泻药　◇硫酸镁、硫酸钠
刺激性泻药　番泻叶、◇酚酞
滑润性泻药　◇开塞露
中药　麻仁丸

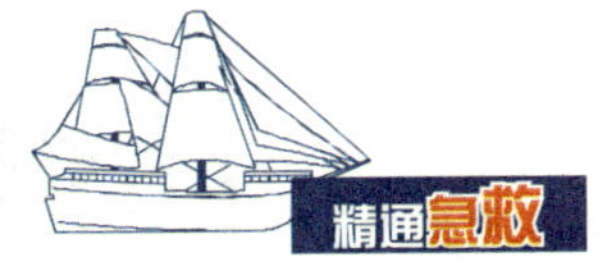

酚酞（果导）

酚酞作用温和，口服后在肠道内与碱性肠腋反应而形成可溶性钠盐，刺激结肠而促进其蠕动。服药后 6 ～ 8h 排出软便，适用于慢性便秘和习惯性便秘。

开塞露

以液体注入肛门，用药后数分钟内即可引起排便。适用于儿童及老人。

硫酸镁和硫酸钠

该类药物在肠道内难以吸收，口服后通过其高渗作用而阻止肠内水分吸收，扩张肠道，刺激肠壁和促进肠道蠕动。此外镁盐还能引起十二指肠分泌缩胆囊素，从而刺激肠液分泌和肠蠕动。一般空腹应用并大量饮水后 1 ～ 3h 即可发生下泻作用，导泻作用剧烈，临床主要用于排除肠内毒素及服用某些驱肠虫药后排虫。口服高浓度硫酸镁或用导管直接注入十二指肠，因反射性引起胆总管扩张，胆囊收缩而利胆。可用于阻塞性黄疸、慢性胆囊炎利胆治疗。硫酸钠是盐类泻药的首选。硫酸镁本身有中枢抑制作用，所以中枢抑制药物中毒不能用硫酸镁导泻，而只能用硫酸钠。两种药物均应空腹服用并大量饮水，常用量为 15g/400ml，用量过大会引起组织脱水。

（六）止泻药

腹泻必须明确诊断，不可盲目使用抗生素或止泻药。例如肠道细菌感染引起的腹泻，应针对性给予抗生素；对于因精神、神经因素引起的腹泻，首先应注意调节精神、神经状态；一般性腹泻可采取限食的方法；剧烈而持久的腹泻可引起脱水和电解质紊乱，可在对因治疗同时，适当给予止泻。

减弱肠道蠕动类　苯乙哌啶、盐酸洛哌丁胺（易蒙停）、得舒特
收敛吸附剂　◇蒙脱石（思密达）
微生态调节剂　丽珠肠乐、双岐三联活菌胶囊（培菲康）、乳酸菌素、乐托儿
抗生素　◇黄连素、◇氟哌酸、◇痢特灵、◇氨苄西林

盐酸小檗碱（黄连素）

它具有显著的抑菌作用，对多种细菌如痢疾杆菌、结核杆菌、肺炎球菌、伤寒杆菌及白喉杆菌等都有抑制作用，其中对痢疾杆菌作用最强，临床主要用于治疗细菌性痢疾和肠胃炎，一般无抗药性和明显副作用。

蒙脱石散剂（必齐、思密达）

对消化道内的病毒，病菌及其产生的毒素有极强的固定、抑制作用；对消化道粘膜有很强的覆盖能力，并通过与粘液糖蛋白相互结合，促进粘膜修复，提高粘膜屏障对攻击因子的防御功能。临床用于成人及儿童急、慢性腹泻，对儿童急性腹泻效果尤佳。此外对肠易激综合征、消化性溃疡、小儿复发性腹痛、反流性食管炎、口腔溃疡和小儿口腔炎、抢救有机磷农药中毒等也有一定疗效。治疗急性腹泻，应注意纠正脱水。用量过大会引起便秘。

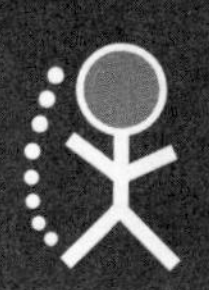

（七）利胆药

可以促进胆汁分泌或促进胆囊排空，如去氢胆酸、◇熊去氧胆酸。

熊去氧胆酸

熊去氧胆酸可减少胆酸和胆固醇的吸收，抑制胆固醇的合成与分泌，从而降低胆汁中胆固醇的含量，不仅可阻止胆石形成，长期应用还可促进胆石的溶解，对胆囊炎、胆道炎也有治疗作用，但对胆色素结石、混合性结石无效。

茴三硫

茴三硫能促进胆汁、胆酸、胆色素分泌，增强肝脏解毒功能，用于胆囊炎、胆石症及消化不适，并用于急、慢性肝炎的辅助治疗。

八、泌尿系统用药

（一）利尿药

利尿药是一类作用于肾脏、影响肾小球滤过、肾小管重吸收和分泌等功能，促进体内电解质和水分排出的药物。根据其利尿效能分以下三类：

高效利尿药　◇呋塞米、★托拉塞米
中效利尿药　◇噻嗪类、氯噻酮
弱效利尿药　◇螺内酯、阿米洛利、氨苯蝶啶

呋塞米（速尿）

为目前临床应用最广泛的高效、速效利尿药。

【临床运用】

1）水肿性疾病：用于充血性心衰、肝硬化、肾脏疾病等多种原因引起的中、重度水肿。尤其是在肾小球滤过率明显降低，其他利尿药效果不佳时，应用本药仍可能有效。

2）急性左心衰、肺水肿：用药后症状缓解早于利尿作用出现。

3）高血压：不作为常规用药，主要用于急进型高血压、高血压危象等，伴有肾功能障碍时尤为适用。

4）防治急性肾功能衰竭：失水、休克、中毒以及循环功能不全等各种引起的肾血流减少，在纠正血容量不足的同时及时应用本药，可降低急性肾小管坏死的发生。

5）高钾血症、高钙血症及抗利尿激素分泌过多症等。

【不良反应】

1）水、电解质平衡紊乱：长期或大剂量应用易发生。主要表现为低钾、低钠、低钙血症，低氯性碱中毒，以及与此有关的口渴、乏力、肌肉酸痛、心律失常等。

2）耳毒性、耳鸣、听力障碍：多发生于大剂量静脉推注。一般为暂时性，少数不可逆。

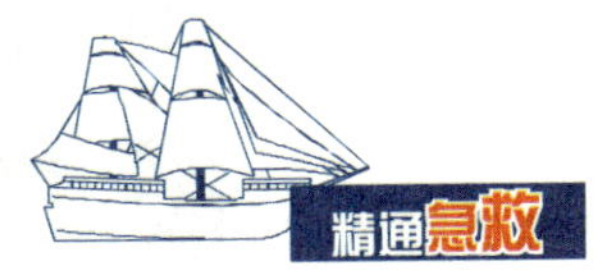

3）可有消化系统、神经系统等多种症状出现。偶有过敏及血液系统影响。

4）老年人应用本药时易出现低血压、电解质紊乱、血栓形成和肾功能损害等不良反应。

氢氯噻嗪（双氢克尿噻）

也是目前临床应用较广泛的中效利尿药。

【临床运用】

1）治疗水肿性疾病：主要用于中等程度水肿。

2）高血压：可单独或与其他降压药联合应用。

3）中枢性或肾性尿崩症。

【不良反应】

1）水、电解质平衡紊乱。

2）高血糖症。

3）高尿酸血症。

4）其他：偶过敏反应、血液系统影响。

无尿或严重肾衰竭、糖尿病、高尿酸血症或有痛风史等慎用。哺乳期妇女不宜应用。

螺内酯（安体舒通）

为保钾利尿药，可与双氢克尿噻联合运用，优势互补。

【临床运用】

1）醛固酮升高的水肿：肝硬化腹水、肾病综合症。

2）充血性心力衰竭。

3）原发性醛固酮增多症的诊断和治疗。

【不良反应】

1）高钾血症。

2）其他：胃肠道反应、性激素样作用等。

3）肾功能不良者禁用。

（二）脱水药

脱水药又称渗透性利尿药。主要有以下几种：

◇甘露醇、山梨醇、高渗葡萄糖

甘露醇

甘露醇是临床最常用的脱水药。

【临床运用】

1）治疗多种原因引起的脑水肿的首选药。

2）青光眼急性发作和术前准备。

3）急性肾衰竭时与强效利尿药合用，维持肾小球滤过，并保护肾小管功能。

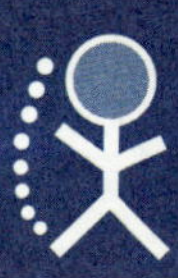

【不良反应】

1）水、电解质紊乱：为甘露醇最常见不良反应。

2）渗透性肾病：主要见于大剂量快速静脉滴注时，导致尿量减少，甚至肾功能衰竭。

3）其他：注入过快可引起头痛、视物模糊、畏寒等。

4）静脉滴注外漏：可发生局部组织肿胀，严重可坏死。

5）禁用于心力衰竭、活动性颅内出血病人。

★ 解热镇痛抗炎药

解热镇痛抗炎药是一类具有解热、镇痛，而且大多数还有抗炎、抗风湿作用的药物。通常将此类药物称为非甾体抗炎药（NSAIDs），阿司匹林是此类药物的代表，因此，也称阿司匹林类药物。

常用的 NSAIDs 按化学结构可分为水杨酸类、苯胺类、吡唑酮类及其他有机酸等四类。各类药物均具有解热镇痛作用，但阿司匹林和吲哚美辛的抗炎作用较强，而苯胺类几乎无抗炎作用。

水杨酸类 ◇阿司匹林和水杨酸钠，后者仅作外用
苯胺类 ◇对乙酰氨基酚
吡唑酮 氨基比林、安乃近、保泰松等。由于不良反应大，临床已少用
其他有机酸 ◇吲哚美辛、◇布洛芬

阿司匹林

【临床运用】

1）解热镇痛：阿司匹林有显著的解热、镇痛作用。对轻、中度疼痛，尤其是炎症性疼痛疗效显著。临床常用于感冒发热、头痛、牙痛、肌肉痛、神经痛等。

2）抗炎抗风湿：大剂量阿司匹林有明显抗炎、抗风湿作用，可用于急性风湿热的鉴别诊断。也是治疗类风湿的标准药物。

3）防止血栓形成：阿司匹林能发挥抗血小板聚集及防止血栓形成作用。临床应用小剂量（75 ~ 150mg）阿司匹林预防心脑血管病，可显著减少心肌梗塞和脑卒中的发病率。

【不良反应】

1）胃肠道反应：常见上腹部不适、恶心、呕吐，大剂量口服可引起胃溃疡及不易察觉的胃出血，胃溃疡病人禁用。服用肠溶片或合并使用胃黏膜保护剂可减轻或避免胃肠道反应。

2）凝血障碍：长期使用可加重出血倾向。

3）过敏反应：少数会出现荨麻疹、甚至过敏性休克。

4）水杨酸反应：剂量过大可出现头痛、眩晕、耳鸣，视力听力减退，总称水杨酸反应。

5）瑞夷综合征：据报道病毒性感染的儿童或青年服用阿司匹林有发生严重肝功能损害合并脑病的危险。故病毒性感染的患儿不能用阿司匹林退热。

对乙酰氨基酚（扑热息痛）

【临床运用】

它的解热镇痛作用缓和持久，强度类似阿司匹林，常用剂量副作用小，是最常用的解热镇痛药。

目前，国内治疗感冒的复方制剂中，对乙酰氨基酚是主要成分。本药的抗炎作用很弱，无实际疗效。

【不良反应】

治疗量对乙酰氨基酚不良反应少，偶见过敏反应。过量或长期使用可引起肝、肾损害。

吲哚美辛（消炎痛）

【临床运用】

该药有强大的抗炎、镇痛及解热作用，对炎性疼痛有明显镇痛效果，治疗强直性脊柱炎和骨关节炎的疗效优于阿司匹林。但因不良反应多，临床多用于其他药物疗效不显著的病例，对癌性发热及其他不易控制的发热常能起效。

【不良反应】

30% ～ 50% 的病人用治疗量后会发生副作用，约 20% 的病人不能耐受而必须停药。

1）胃肠道反应：有食欲减退、恶心、腹痛、上消化道溃疡，偶见急性胰腺炎。

2）中枢神经系统：25% ～ 50% 病人有前额头痛、眩晕，偶有精神失常。

3）造血系统：可引起粒细胞减少、血小板减少、再生障碍性贫血。

4）过敏反应：常见皮疹、哮喘等。

本药禁用于孕妇、儿童、机械操作员、精神失常、溃疡病、癫痫、帕金森病及肾病病人。

布洛芬（芬必得）

临床常用其缓释剂。

【临床运用】

该药抗炎、解热及镇痛作用与阿司匹林相当。临床主要治疗风湿性及类风湿性关节炎和骨关节炎，也用于一般解热镇痛及痛经。不能耐受其他 NSAIDs 的病人可用本药。

【不良反应】

常见胃肠反应，但明显弱于吲哚美辛和阿司匹林。如出现消化不良、胃烧灼感、恶心、呕吐等，一般不必停药，继续服用可耐受。与阿司匹林有交叉过敏反应，可致哮喘及皮疹。

禁用孕妇、哺乳妇女及哮喘病人。

（参阅“附录二　常用药物制剂与用法”）

第四节　船舶常用医疗器械及物品

1．急救箱（可根据需要进行配置）

体温表 1 根、听诊器 1 副、便携式血压计 1 副、压舌板 1 个、开口器 1 副、小氧气瓶 1 个（湿化瓶 1 个）、鼻导管 1 副、氧气面罩 1 副、输液管 1 副、5ml/50ml 注射器各 1 副、灭菌医用纱布 1 包、三角巾 2 条、绷带 1 卷、止血带 1 根、胶布 1 卷、可拼接塑料小夹板 1 套、速冷冰袋 1 个、急救药品（肾上腺素、阿托品、利多卡因、阿拉明、多巴胺、可拉明、洛贝林、纳洛酮、速尿、地塞米松、硝酸甘油、心痛定、卡托普利、肠溶阿司匹林、鲁米那等）。

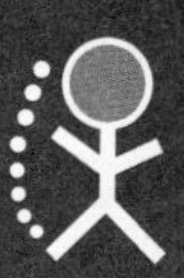

2. 止血、包扎、固定、搬运物品

硅胶止血带 2 根（或卡扣式止血带 2 副、充气式止血带 1 副）、医用棉球若干、大小不同医用灭菌纱布若干、医用胶布 10 卷、三角巾 10 条、弹力绷带 10 卷、纱布绷带 10 卷、弹力医用网罩 5 套、大小不一夹板若干（或高纤维夹板 5 块、可拼接塑料小夹板 2 套）、颈托 1 副、医用口罩 10 个、一次性医用乳胶手套 10 副、罗伯逊担架 1 副、医用担架 1 副、行军袋 2 卷。

3. 小手术包

腰形盘 1 个、有齿 / 无齿镊子各 1 把、刀柄 / 片 1 套、小弯钳 1 把、小直钳 1 把、约 50cm 长缝合线 1 条、持针钳 1 把、不同型号缝合针 2 ～ 3 根、剪刀 1 把、无菌纱布 2 ～ 4 块、孔巾 1 块。

4. 换药包

换药碗 2 个、镊子 2 把、无菌干棉球若干、无菌纱布 2 ～ 4 块。

5. 导尿包

腰形盘 1 个、止血钳 1 把、镊子 2 把、干棉球若干、约 5ml 无菌石蜡油 1 瓶、孔巾 1 块、普通导尿管 1 根。

一次性气囊导尿管、注射器、无菌手套、消毒液另备，不放在包内。

6. 其他

热水袋 2 个、胃管 2 根、输液管 5 套、一次性 50ml 注射器 5 支、一次性 5ml 注射器 10 支、头皮针 5 根。

7. 消毒液

70% 医用酒精 500ml×5 瓶、碘酊 500ml×2 瓶、0.5% 碘伏 500ml×3 瓶、3% 双氧水 500ml×3 瓶、1 ： 1000 新洁尔灭 500ml×2 瓶、高锰酸钾 20g。

8. 输液用液体

0.9% 氯化钠注射液 100ml/500ml 各 5 瓶、10% 葡萄糖注射液 250ml/500ml 各 2 瓶、5% 葡萄糖糖氯化钠 250ml/500ml 各 2 瓶、5% 碳酸氢钠注射液 250ml×2 瓶、低分子右旋糖酐 500ml×2 瓶、20% 甘露醇 250ml×2 瓶、10% 氯化钾 10ml×10 支。

思考题

1. 药品的采集与保管应注意哪些方面？
2. 药物使用中应遵循哪些原则？
3. 药物不良反应主要体现在哪几方面？

4．药物使用中遇到哪些情况需即刻停药或换药？

5．选择抗生素可从哪几个方面来考虑？β内酰胺类抗生素能否与大环内酯类抗生素联合使用？

6．大环内酯类抗生素临床常用于哪些疾病感染？氨基糖苷类抗生素有哪些毒副作用？哪类人群不宜使用喹诺酮类抗生素？5-硝基咪唑类药物主要作用于哪些致病菌？

7．镇痛剂保管和使用中应注意哪些方面？

8．抗过敏类药物作用于中枢神经的临床表现是什么？

9．举例说出心脏骤停及抗休克的急救药物及使用方法。举例说出五类代表性降压药物。心绞痛发作含化药物是什么？

10．控制哮喘发作代表药物有哪些？

11．举例说出几种治疗上消化道溃疡药物。解除胃肠痉挛的药物及止吐药物分别是哪几种？

12．利尿剂在使用中的不良反应有哪些？

13．酒精中毒昏睡期的抢救药物是什么？

14．急救箱内常见配置有哪些？

15．导尿包内都有哪些配置？

第五章

消毒和灭菌

第一节　常用医疗物品的消毒灭菌法

在人体和周围环境，普遍存在各种微生物。在手术、穿刺、插管、注射及换药等过程中，必须采取一系列严格措施，防止微生物通过接触、空气或飞沫进入伤口或组织，引起感染。无菌术就是针对微生物及感染途径所采取的一系列预防措施。无菌术的内容包括灭菌、消毒法、操作规则及管理制度。

灭菌（sterilization）是指用物理或化学方法清除或杀灭传播媒介上全部微生物的处理，包括致病微生物和非致病微生物，也包括细菌芽孢和真菌芽孢；而消毒（disinfection）则是指用物理或化学方法清除或杀灭传播媒介上除芽孢以外的所有病原微生物，使其达到无害化处理。灭菌和消毒属于不同概念，灭菌包括消毒，消毒不能代替灭菌；灭菌主要用于医疗护理，消毒多用于卫生防疫。灭菌和消毒都必须能杀灭所有病原微生物和其他有害微生物，达到无菌术的要求。

一、消毒灭菌分类及选择

（一）根据消毒因子的浓度、强度和作用时间对微生物的杀灭能力，可将消毒灭菌方法分为四个作用水平

1．灭菌法

可以杀灭一切微生物以达到绝对无菌的方法。属于此类的有：热力灭菌、电离辐射灭菌、微波灭菌、等离子体灭菌等物理灭菌方法，以及用甲醛、戊二醛、环氧乙烷、过氧乙酸等高效灭菌剂进行的灭菌方法。

2．高水平消毒法

能杀灭一切细菌繁殖体（包括结核分枝杆菌）、病毒、真菌及其孢子和绝大多数细菌芽胞的

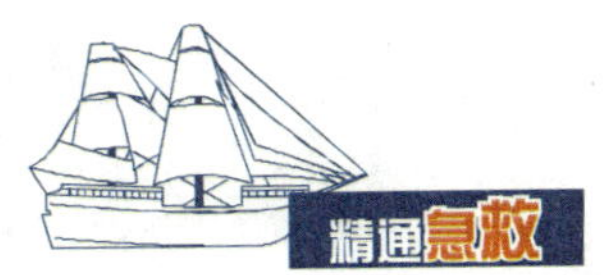

消毒方法。属于此类的方法有：热力、微波、臭氧和紫外线等物理方法，以及过氧乙酸、过氧化氢、含氯、含溴消毒剂和一些复配的化学消毒剂进行灭菌的方法。

3. 中水平消毒法

可以杀灭和清除细菌芽胞以外的各种病原微生物的消毒方法。包括超声波，碘类（碘伏、碘酊等）、醇类、部分含氯消毒剂等进行消毒的方法。

4. 低水平消毒法

只能杀灭细菌繁殖体（结核分枝杆菌除外）和亲脂病毒，对真菌有一定作用。包括通风换气、冲洗等机械除菌法和中草药植物类、酚类、胍类（氯己定）、季铵盐类、金属离子消毒剂等化学消毒方法。

（二）根据消毒物品的性质选择消毒、灭菌的方法，既要保护消毒物品不被破坏，又要使消毒方法易于发挥作用

1）耐热、耐湿物品和器材，应首选压力蒸汽灭菌法；耐高温的玻璃器材、油剂类和干粉类可选用干热灭菌法。

2）怕热、忌湿和贵重物品，可选择甲醛或环氧乙烷消毒、灭菌。

3）金属器械的浸泡灭菌，应选择腐蚀性小的灭菌剂。

4）在进行物品表面消毒时，应考虑到表面性质。光滑表面可选择紫外线消毒或化学消毒剂擦拭，多孔材料表面可选择喷雾消毒法。

二、消毒灭菌的方法

常用的消毒灭菌方法有两大类：即**物理消毒灭菌法和化学消毒灭菌法。**

物理消毒灭菌法是利用物理因素如热力、辐射、电离辐射、过滤等将微生物清除或杀灭的方法。其中热力消毒灭菌法是效果可靠、使用最广泛的方法。干热法由空气导热，传热较慢；湿热法由空气和水蒸气导热，传热较快，穿透力强，所需的时间短。

化学消毒灭菌法是利用化学药物抑制微生物的代谢、生长和繁殖，或杀灭微生物的消毒灭菌方法。凡不适用于物理消毒灭菌的物品，都可以选用化学消毒灭菌法，如对病人的皮肤、黏膜、排泄物及周围环境、光学仪器、金属锐器以及某些塑料制品的消毒。

常用消毒灭菌方法见表 5-1。

表 5-1　常用消毒灭菌方法

物理消毒灭菌法			化学消毒灭菌法
热力	湿热 （由空气、水蒸气导热，传导较快，穿透力强）	压力蒸汽灭菌 流通蒸汽消毒 煮沸消毒 巴氏消毒法 （利用热力灭菌与蒸汽消毒，温度 65 ~ 75℃，10 ~ 15min，能杀灭细菌繁殖体，但不能杀灭芽孢）	

续表

物理消毒灭菌法			化学消毒灭菌法
热力	**干热法** （由空气导热，传导速度慢）	**燃烧** **干烤** （适用于在高温下不变质、不损坏、不蒸发的物品，如油剂、粉剂、玻璃器皿、金属器皿）	**浸泡法** **擦拭法** **熏蒸法** **喷雾法**
辐射	**非电离辐射**	**日光曝晒** （常用于床垫、被服、书籍等物品消毒） **紫外线消毒** **臭氧灭菌消毒** （主要用于空气、医院污水、诊疗用水及物品表面） **微波消毒法**	
	电离辐射	**γ 射线和高能电子束** （又称冷灭菌，适用于精密医疗仪器、生物医学制品、药物制备和一次性医用品等）	
机械除菌法 （指用机械的方法，如过滤、冲洗等除掉物体表面、水中、空气中的害微生物）	医院内层流通风 过滤除菌法		

（一）物理消毒灭菌法

1. 压力蒸汽灭菌

压力蒸汽灭菌是热力消毒灭菌法中效果最好的一种方法，在临床应用广泛，常用于耐高温、耐高压、耐潮湿物品的灭菌，如手术器械和应用物品：手术衣、手术巾、纱布、盆罐以及各种常用手术器械等，但不能用于凡士林等油类和滑石粉等粉剂的灭菌。压力蒸汽灭菌器因排放冷空气的方式和程度不同，将压力蒸汽灭菌器分为下排气式压力蒸汽灭菌（压力达到 102.9kPa 时，温度可达 121℃，维持 20 ～ 30min 即可灭菌）、预真空压力蒸汽灭菌（压力达 205.8kPa 时，温度达 132℃，维持 5 ～ 10min 即可灭菌）和快速压力蒸汽灭菌（综合上两种，温度达 132℃，对裸露物品最短时间 3min 即可达灭菌效果）三种。常见压力蒸汽灭菌器如图 5-1 和 5-2 所示。

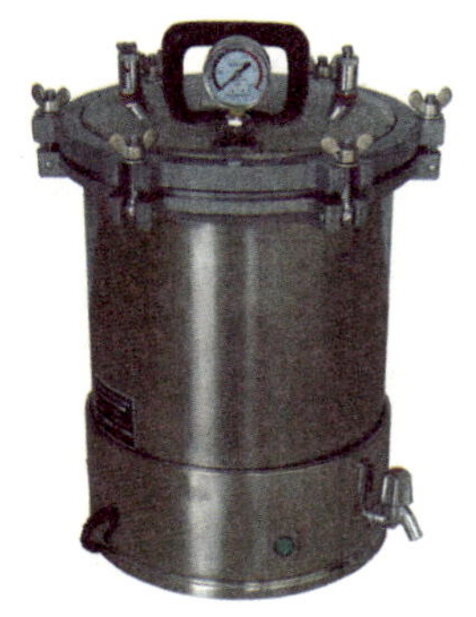

图 5-1 下排式压力蒸汽灭菌器

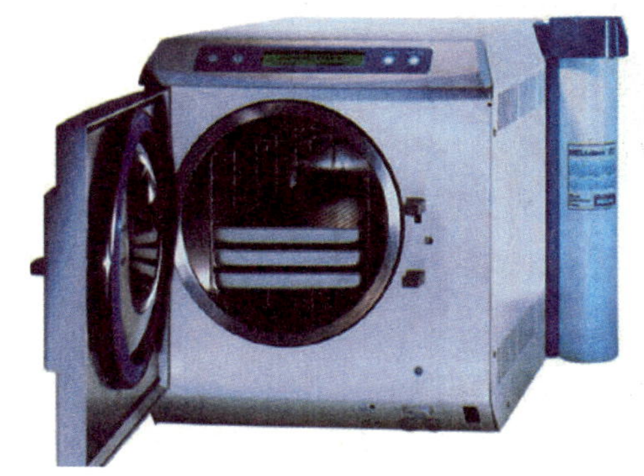

图 5-2 预真空压力蒸汽灭菌器

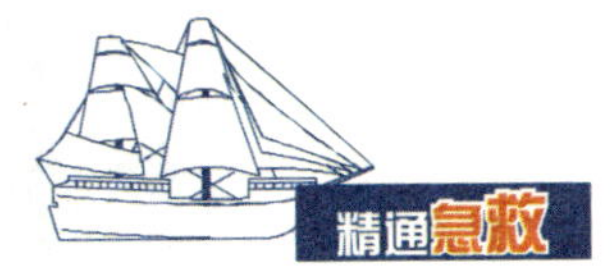

注意事项：

1）清洗干燥：器械或物品灭菌前必须清洗干净并擦干或晾干。

2）物品包装合适，装载重量适当：物品体积不超过 30cm × 30cm × 25cm，装载重量不得超过柜室容积的 80%。

3）灭菌包放置合理：各包之间留有空隙，布类物品放于金属、搪瓷类物品之上；盛装物品的容器如有孔，应将容器孔打开，以利于蒸汽进入，消毒完毕，关闭容器孔；有盖的物品应揭开盖子；瓶装液体灭菌时，要用玻璃纸和纱布包扎瓶口，如是橡皮塞盖，可在盖上插入针头排气。

4）易燃、易爆物品，如碘仿、苯类、胶木开关忌用高压蒸汽灭菌。

5）控制加热速度：灭菌时加热速度不宜过快，温度上升与物品内部温度的上升应趋向一致，当温度达到要求时开始计算灭菌时间。

6）预置专用包内及包外化学指示带在 121℃、20min 或 130℃、4min 后的颜色或性状的改变来判断是否合格。船上如无指示带，可在灭菌包内放入用纸包好的升华硫磺粉（熔点为 120℃）少许，使用时，观察药粉是否溶化（颜色淡黄色变为粉红色），作为灭菌效能的标志。

7）灭菌后处理：灭菌物品待干燥后才能取出分类放置并做醒目标志；检查灭菌包装，若灭菌不彻底或有可疑污染如破损、湿包、有明显水渍等则不作无菌包使用。灭菌有效期为两周。

2. 流通蒸汽消毒

在常压下用 100℃左右的水蒸气消毒，消毒时间从产生蒸汽后计算，一般 15 ～ 30min。

船上在无其他设备情况下，可采用蒸笼灭菌，如要灭菌彻底，需在水沸后继续蒸 1 ～ 2h。

注意事项：

1）蒸笼要紧密，灭菌物品需用双层布包起来，体积不宜过大，放入蒸笼内不要挤得太紧。

2）可用明矾作指示剂，灭菌前将其放在包裹之间，明矾在 93℃时熔化成乳白色液体，表明已达到灭菌的要求。

3）物品蒸好后，应立即取出，置入无菌器皿中保存。物品包一定要烘干后才能使用。

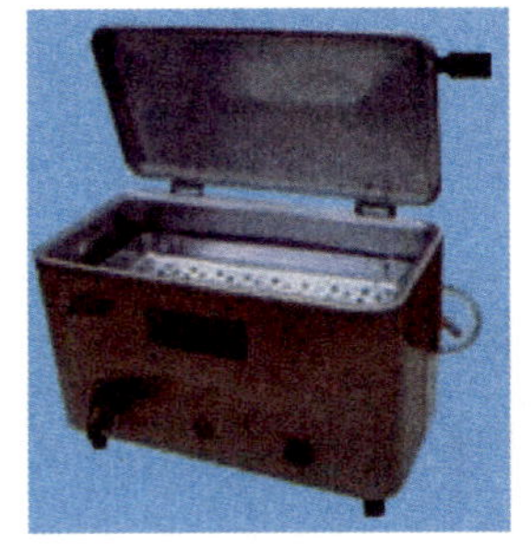
图 5-3 煮沸消毒器

3. 煮沸消毒

煮沸消毒是应用最早的消毒方法之一，能杀灭细菌繁殖体，但不易杀灭细菌芽胞，适用于耐湿、耐高温的物品，如金属器械、搪瓷、玻璃和橡胶类等。煮沸消毒器如图 5-3 所示。

煮沸消毒的方法：将物品刷洗干净，全部浸没在水中，加热煮沸。消毒时间从水沸后算起，如中途加入物品，则在第二次水沸后重新计时。

注意事项：

1）清洗：煮沸消毒前，先将物品刷洗干净。

2）物品放置方法：器械的轴节或容器的盖应打开后再放入水中；空腔导管需先在腔内灌水；玻璃类物品要用纱布包好，以免骤热而破裂；如为注射器，应拔出针栓，物品不宜放置过

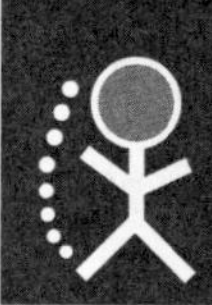

多，要保证物品各面都与水相接触。

3）物品放置时机：根据物品性质决定放入水中的时间及消毒时间，如玻璃器皿、金属及搪瓷类物品通常冷水放入，消毒时间从水沸腾开始计时，一般为15～20min；对肝炎患者污染的器械与物品，应煮沸30min；对注射器或手术器械灭菌时，应煮沸30～40min；如带芽孢则需煮沸至少1h。缝线、橡胶制品用纱布包好，水沸后放入，消毒时间为10～15min。

4）水的沸点影响消毒时间：水的沸点受气压影响，海拔高的地区，气压低，水的沸点也低，需适当延长消毒时间。

5）增强杀菌作用方法：将1%～2%碳酸氢钠加入水中，沸点可达到105℃，除增强杀菌作用外，还有去污防锈的作用。消毒后应将物品及时取出，置于无菌容器内。

4．燃烧

燃烧是一种简单、迅速、彻底的灭菌方法，适用于不需保存的物品，如污染的废弃物、带脓性分泌物的敷料和纸张等，可直接点燃或在焚烧炉内焚烧。急用某些金属器械（锐利刀剪禁用此法以免锋刃变钝）、搪瓷类物品：金属器械可在火焰上烧灼20s；搪瓷类容器可倒入少量95%以上的乙醇，慢慢转动容器，使乙醇分布均匀，然后点火燃烧直至熄灭，注意中途不可添加乙醇以确保安全。对被细菌芽孢污染器具，先用95%酒精火烧后再用高压蒸汽灭菌消毒，以防细菌芽孢污染扩散。

5．紫外线消毒

紫外线可杀灭多种微生物，包括杆菌、病毒、真菌、细菌繁殖体、芽胞等。由于紫外线辐照能量低，穿透力弱，因此主要适用于空气、物品表面和液体的消毒。

消毒方法：①用于空气消毒，首选紫外线空气消毒器，不仅消毒效果可靠，而且可在室内有人时使用；也可用紫外线灯管消毒，每10m^{2}安装30W紫外线灯管一支，有效距离不超过2m，消毒时间为30～60min。②用于物品表面消毒，有效距离为25～60cm，消毒时将物品摊开或挂起，使其充分暴露以受到直接照射，消毒时间为20～30min。③用于液体消毒，水层厚度应小于2cm。

注意事项：

1）保持灯管清洁。

2）消毒条件：紫外线消毒的适宜温度为20～40℃，适宜湿度为40%～60%。

3）消毒时间：紫外线的消毒时间须从灯亮5～7min后开始计时。关灯后，如需再开启，应间歇3～4min，照射完毕后应开窗通风。

4）若紫外线灯管使用时间超过1 000h，需更换灯管。

5）加强防护：紫外线对人的眼睛和皮肤有刺激作用，直接照射30s就可引起眼炎或皮炎，照射过程中人应离开房间，必要时戴防护镜、穿防护衣。

6．微波消毒法

微波可以杀灭各种微生物，包括细菌繁殖体、病毒、真菌和细菌芽胞、真菌孢子等。常用于食物及餐具的消毒、医疗药品及耐热非金属材料器械的消毒灭菌。

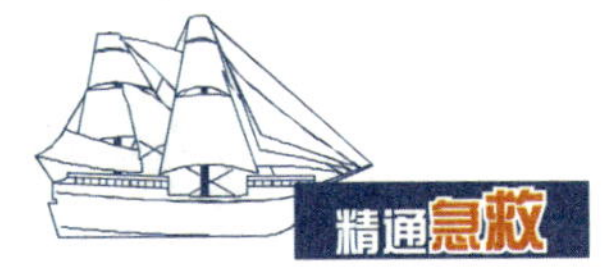

注意事项：

1）微波对人体有一定的伤害，应避免小剂量长期接触或大剂量照射。

2）微波无法穿透金属面，故不能以金属容器盛放消毒物品。

3）水是微波的强吸收介质，用湿布包裹物品或在炉内放一杯水会提高消毒效果。

4）被消毒的物品应为小件或不太厚。

（二）化学消毒灭菌法

1. 化学消毒剂的使用原则

1）坚持合理使用的原则，能不用时则不用，必须用时则尽量少用，能采用物理方法消毒灭菌的，尽量不使用化学消毒灭菌法，与人体直接接触的化学消毒剂尽量选低毒性的。

2）根据物品的性能和各种微生物的特性选择合适的消毒剂。

3）严格掌握消毒剂的有效浓度、消毒时间及使用方法。

4）许多消毒剂不稳定，在稀释使用时应现配现用。

5）消毒剂应定期更换，易挥发的要加盖，并定期检测，调整浓度。

6）待消毒的物品必须先洗净、擦干。

7）消毒剂中不能放置纱布、棉花等物，以防降低消毒效力。

8）消毒后的物品在使用前须用无菌生理盐水冲净，以避免消毒剂刺激人体组织。

9）熟悉消毒剂的毒副作用，做好工作人员的防护。

2. 化学消毒的常用方法

1）浸泡法：是将被消毒的物品洗净、擦干后浸没在消毒液内的方法。注意打开物品的轴节或套盖，管腔内要灌满消毒液，按规定的浓度和时间进行浸泡。消毒剂及浓度不同，浸泡时间有所不同，一般浸泡时间 30min。

2）擦拭法：是用消毒剂擦拭被污染物品的表面或皮肤、黏膜的消毒方法。一般选用易溶于水、穿透力强、无显著刺激性的消毒剂。如用含氯消毒剂擦拭墙壁、地面；用 0.05% ~ 0.1%的碘伏消毒皮肤等。

3）喷雾法：是用喷雾器将消毒剂均匀地喷洒于空气或物品表面进行消毒的方法。常用于地面、墙壁、空气等的消毒。

4）熏蒸法：是将消毒剂加热或加入氧化剂，使其产生气体进行消毒的方法。如手术室、换药室、病室的空气消毒。在消毒间或密闭的容器内，也可用熏蒸法对被污染的物品进行消毒灭菌。临床常用甲醛气体或环氧乙烷气体熏蒸。

3. 药液浸泡法

锐利器械、内镜和腹腔镜等不适于热力灭菌的器械，可用化学药液浸泡消毒。常用的化学灭菌剂和消毒剂有下列几种。

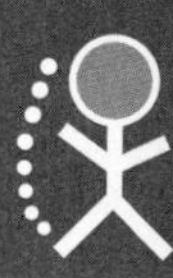

1）2% 中性戊二醛水溶液：浸泡时间为 30min。常用于刀片、剪刀、缝针及显微器械的消毒。灭菌时间为 10h。药液宜每周更换一次。

2）10% 甲醛溶液：浸泡时间为 20 ～ 30min。适用于输尿管导管等树脂类、塑料类以及有机玻璃制品的消毒。

3）70% 酒精：浸泡 30min，用途与戊二醛溶液相同。目前较多用于已消毒过的物品的浸泡，以维持消毒状态。酒精应每周过滤，并核对浓度一次。

4）1 ：1000 苯扎溴铵（新洁尔灭）溶液：浸泡时间为 30min。虽亦可用于刀片、剪刀及缝针的消毒，但因其消毒效果不及戊二醛溶液，故目前常用于已消毒的持物钳的浸泡。

5）1 ：1000 氯己定（洗必泰）溶液：浸泡时间为 30min。抗菌作用较苯扎溴铵（新洁尔灭）强。

注意事项：

1）浸泡前，器械应予去污、擦净油脂。

2）要消毒的物品应全部浸入溶液内。

3）剪刀等有轴节的器械，消毒时应把轴节张开；管、瓶类物品的内面亦应浸泡在消毒液中。

4）使用前，用灭菌盐水将消毒药液冲洗干净，以免组织受到药液的损害。

4. 甲醛蒸汽熏蒸法

用有蒸格的容器，在蒸格下放一量杯，按容器体积加入高锰酸钾及 40% 甲醛（福尔马林）溶液（用量以每 0.01m^3 加高锰酸钾 10g 及 40% 甲醛 4ml 计算）。物品置蒸格上部，容器盖紧，熏蒸 1h 即可达消毒目的，但灭菌需 6 ～ 12h。

一切器械、敷料和用具在使用后，都必须经过一定的处理，才能重新进行消毒，供下次使用。其处理方法随物品种类、污染性质和程度而不同。凡金属器械、玻璃、搪瓷等物品，在使用后都需用清水洗净，特别需注意沟、槽、轴节等处的去污，金属器械还须擦油防锈；各种导管均需注意冲洗内腔，然后擦干。

★ 常用的化学消毒剂

（1）含氯消毒剂

常用的有含氯石灰（漂白粉）、次氯酸钠、氯胺及二氯异氰尿酸钠等。这类消毒剂在水中产生次氯酸，有杀菌作用强、杀菌谱广、作用快、余氯毒性低及价廉等特点，但对金属制品有腐蚀作用。适用于餐（茶）具、环境、水、疫源地等消毒。

（2）氧化消毒剂

如过氧乙酸、过氧化氢、臭氧、高锰酸钾等。主要靠其强大的氧化能力灭菌，其杀菌谱广、速效，但对金属、织物等有较强腐蚀性与刺激性。

（3）醛类消毒剂

常用的有甲醛和戊二醛等，有广谱、高效、快速杀菌作用。戊二醛对橡胶、塑料、金属器械等物品无腐蚀性，适用于精密仪器、内镜消毒。但对皮肤黏膜有刺激性。

（4）杂环类气体消毒剂

主要有环氧乙烷、环氧丙烷等。为广谱高效消毒剂，杀灭芽孢能力强，对一般物品无损害。

常用于电子设备、医疗器械、精密仪器及皮毛类等消毒。有时可将惰性气体和二氧化碳加入环氧乙烷混合使用，以减少其燃爆危险。

（5）碘类消毒剂

常用2%碘酊及0.5%碘伏，有广谱、快速杀菌作用。碘伏是碘与表面活性剂、灭菌增效剂经独特工艺络合而成的一种高效、广谱、无毒、稳定性好的新型消毒剂。该产品对有害细菌及繁殖体等具有较强的杀灭作用，并对创伤具有消炎、止血、加快粘膜再生的功能，对皮肤及黏膜无刺激性、易脱碘。碘伏适用于手术前手消毒、手术及注射部位的清洗，皮肤烧伤、烫伤、划伤等伤口的清洗消毒，还包括妇产科黏膜清洗、感染部位消毒、器皿消毒等。

（6）醇类消毒剂

主要有75%乙醇及异丙醇，乙醇可迅速杀灭细菌繁殖体，但对HBV及细菌芽胞作用较差。异丙醇杀菌作用大于乙醇，但毒性较大。

（7）其他消毒剂

酚类：如甲酚皂、苯酚（石炭酸）等。季铵盐类：为阳离子表面活性剂，如苯扎溴铵（新洁尔灭）、消毒净等。氯己定（洗必泰）：可用于手、皮肤、医疗器械等消毒。这些消毒剂均不能杀灭细菌芽胞，属于低效消毒剂。

第二节　船舶常见传染病的消毒隔离措施

传染病是指由病原微生物，如病毒，细菌，真菌，寄生虫等感染人体后产生的有传染性、在一定条件下可以造成流行的疾病。传染病流行过程的发生需要有三个基本条件，即**传染源**（是指病原体已在体内生长、繁殖并能排出体外的人和动物）、**传播途径**（病原体离开传染源到达另一个易感者的途径）和**易感人群**（对某种传染病缺乏特异性免疫力的人）。由于船舶的特殊环境（船舱密闭，空间狭小，船员工作生活区相对集中），以及船员缺乏对传染病专业知识的了解，一旦有传染病发生，很容易造成传染病的传播和流行。

《中华人民共和国传染病防治法》规定：任何人发现传染病病人或者疑似传染病病人，都应及时向附近的医疗保健机构或卫生防疫机构报告。

船在航行中一旦发现有传染病疑似病例，应立即向船长及相关部门汇报，同时采取有效措施及时对病患进行隔离治疗，对船舱等公共区域进行有效的消毒。有条件时可以通过预防接种，以避免传染病的进一步传播，最终达到控制传染源、切断传播途径、保护易感人群的目的。对疑似病人应尽早转送医院，以明确诊断，及时治疗，避免病原体在船上的进一步传播。

一、传染病的消毒

消毒是切断传播途径的重要措施。狭义的消毒是指消灭污染环境的病原体而言；广义的消毒则包括消灭传播媒介在内。消毒有疫源地消毒（包括随时消毒与终末消毒）及预防性消毒两

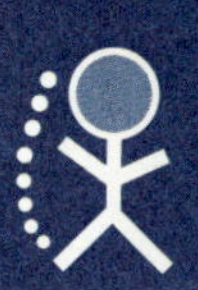

大类。消毒方法有物理消毒法和化学消毒法两种，可根据不同的传染病选择采用。

（一）消毒的种类

疫源地消毒：是指对目前或曾经存在传染源的地区进行消毒，目的是杀灭由传染源排到外界环境中的病原体。疫源地消毒又分为：①终末消毒，即病人痊愈、转诊或死亡后对其居住地进行的一次彻底消毒；②随时消毒，指对传染源的排泄物、分泌物及其污染物品进行随时消毒。

预防性消毒：是指在未发现传染源的情况下，对可能受病原体污染的场所、物品和人体所进行的消毒。如饮用水消毒、餐具消毒、空气消毒、船舱及船上人员手的消毒等。

（二）消毒方法

消毒方法有物理消毒法和化学消毒法。

（参阅本章“第一节　常用医疗物品的消毒灭菌法”）

二、传染病的隔离

隔离是指将病人或病原携带者妥善地安排在指定的隔离单位，暂时与人群隔离，积极进行治疗、护理，并对具有传染性的分泌物、排泄物、用具等进行必要的消毒处理，防止病原体向外扩散的医疗措施。

（一）隔离原则与方法

1）单独隔离传染源（同类病人可居同一室），避免与周围人群尤其易感者的接触。必须与传染源接触时应采取防护措施，如戴口罩、帽子、穿隔离衣、手清洁与消毒等，还要严格执行陪伴和探视制度。

2）根据不同传染病传播途径的不同，采取相应的隔离与消毒措施。如呼吸道传染病病人的隔离应注意室内空气消毒、痰液等呼吸道分泌物的消毒，消化道传染病应注意水源、食物等的消毒。

3）根据隔离期或连续多次病原检测，确定隔离者不再排出病原体时才能解除隔离。

4）船上因条件限制，无法对疑似病人进行确诊，原则上应尽早让其下船接受诊治。在未下船之前，应根据疑似传染病的不同传播特点，进行针对性的消毒隔离。因无法作病原学检查，最好将疑似病人隔离至离船为止。

（二）隔离的种类

根据传染病传染的强度及传播途径的不同，采取不同的隔离方法。

1．严密隔离

对传染性强、病死率高的传染病，如霍乱、鼠疫、狂犬病等，应作严格隔离。病人应住单

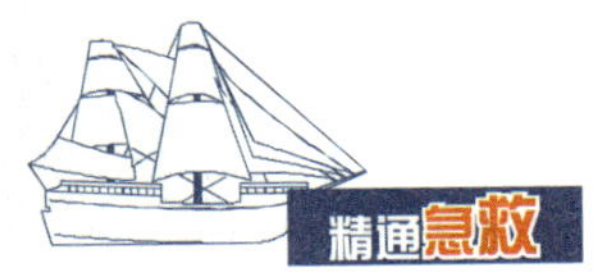

人房，严格隔离。病人分泌物、排泄物、污染物品、敷料等严格消毒；室内采用单向正压通气，室内空气及地面定期喷洒消毒液或紫外线照射。

2. 呼吸道隔离

对由病人的飞沫和鼻咽分泌物经呼吸道传播的疾病，如传染性非典型肺炎、流感、流脑、麻疹、白喉、百日咳、肺结核等，应作呼吸道隔离。室内喷洒消毒液或紫外线照射；病人口鼻、呼吸道分泌物应消毒。

3. 消化道隔离

对由病人的排泄物直接或间接污染食物、食具而传播的传染病，如伤寒、菌痢、甲型肝炎、戊型肝炎、阿米巴病等，应作消化道隔离。最好能让病人住单人房，否则，应特别注意加强床边隔离；病人粪便严格消毒，病人用品、餐具、便器等单独使用并定期消毒，地面喷洒消毒液；室内防杀苍蝇和蟑螂。

4. 血液 - 体液隔离

对于直接或间接接触感染的血及体液而发生的传染病，如乙型肝炎、丙型肝炎、艾滋病、钩端螺旋体病等，应作血液 - 体液隔离。加强血制品、注射器、洗漱用具及公共设施的管理，普及性教育，注意个人卫生。

5. 接触隔离

对病原体经体表或感染部位排出，他人直接或间接与破损皮肤或黏膜接触感染引起的传染病，如破伤风、炭疽、梅毒、淋病和皮肤的真菌感染等，应作接触隔离。病人用过的物品和敷料等严格消毒。

6. 昆虫隔离

对通过蚊子、蚤、虱、蜱、恙螨等昆虫叮咬传播的传染病，如乙脑、疟疾、斑疹伤寒、回归热、丝虫病等，应作昆虫隔离。病室应有纱窗、纱门，做到防蚊、防蝇、防螨、防虱和防蚤等。

7. 保护性隔离

对抵抗力特别低的易感者，如长期大量应用免疫抑制剂者、严重烧伤的病人、早产婴儿和器官移植术病人等，应作保护性隔离。

★三、常见传染病特点

（一）流行性感冒

流行性感冒简称流感，是一种由流感病毒引起的急性呼吸道传染病，具有高度传染性，传

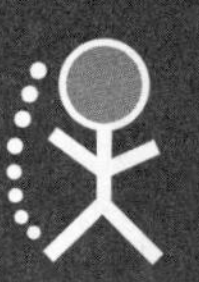

播速度快，主要通过飞沫传播。临床主要表现为急起高热、明显头痛、乏力、全身肌肉酸痛等中毒症状，而呼吸道症状轻微，可能伴随流涕、咽痛、干咳等症状。对流感病人应及早进行呼吸道隔离和早期治疗。流感流行期间，避免集会等集体活动，易感者尽量少去公共场所，注意通风，必要时对公共场所进行消毒，流感病人的用具及分泌物使用消毒剂消毒。船上医务者在工作期间要戴口罩，勤洗手，防止交叉感染。流行性感冒隔离至退热后48h。

（二）结核病

结核病是有结核分枝杆菌引起的一种传染病，以肺结核最常见。除肺外还可侵犯浆膜腔、淋巴结、泌尿生殖系统、肠道、肝脏、骨关节和皮肤等多种脏器和组织。开放性肺结核病人是主要传染源，以空气传播为主。船上居住拥挤，容易出现传染病流行。发热为结核最常见的全身性症状，可伴有长期低热、疲倦、盗汗、食欲下降、体重减轻等，呼吸系统症状主要表现为咳嗽、咳痰、咯血和胸痛等。部分病人出现淋巴结核、结核性胸膜炎、腹膜炎、脑膜炎、骨结核等其他系统表现。船上有疑似病人，应管理好病人的痰液，并对环境进行消毒，污染物阳光暴晒。

（三）细菌性痢疾

细菌性痢疾简称菌痢，是由志贺菌属引起的肠道传染病。菌痢主要通过粪 - 口传播，终年散发，夏秋季可引起流行。其主要病理变化为直肠、乙状结肠的炎症与溃疡，主要表现为腹痛、腹泻、排黏液脓血便以及里急后重等，可伴有发热及全身毒血症状，严重者可出现感染性休克和（或）中毒性脑病。船上发现疑似病人需消化道隔离至临床症状消失后7天或大便培养连续2次阴性。

（四）细菌性食物中毒

细菌性食物中毒是指由于进食被细菌或细菌毒素所污染的食物而引起的急性感染中毒性疾病。根据临床表现的不同，分为胃肠型食物中毒和神经性食物中毒。前者以夏秋季较多见，以恶心、呕吐、腹痛、腹泻等急性胃肠炎症状为主要特征；后者是因进食含有肉毒杆菌外毒素的食物，如腌肉、腊肉及制作不良的罐头等食品引起的中毒性疾病。临床上以中枢神经系统症状如眼肌及咽肌瘫痪为主要表现，抢救不及时，病死率较高。一旦发现疑似病人，应立即上报，制定防疫措施，及早控制疫情。注意罐头食品、火腿、腌腊食品、发酵豆的卫生检查。

（五）霍乱

霍乱是由霍乱弧菌引起的烈性肠道传染病，发病急、传播快，在我国属于甲类传染病。其特点为无发热，无里急后重感，多数不伴腹痛，排便后自觉轻快感。大便初为含粪质，后为黄色水样便或“米泔水”样便，有肠道出血者为洗肉水样便，无粪臭。大便量多次频，甚至排便失禁。O_{139}型霍乱发热、腹痛比较多见。因频繁呕吐、腹泻，病人出现脱水、肌肉痉挛、低血钾，严重者导致周围循环衰竭和急性肾衰竭。船上有此类病人应按甲类传染病进行严格隔离直至症状消失后14天，或隔日粪便培养1次，连续三次阴性。对接触者要严密检疫5天，留便培养并服药预防。去霍乱流行区的船员一般需6个月注射1次霍乱疫苗。

（六）病毒性肝炎

病毒性肝炎是由多种肝炎病毒引起的，以肝脏损害为主的一组全身性传染病。目前明确分类的有甲型、乙型、丙型、丁型、戊型五型肝炎。甲型和戊型主要表现为急性感染，经粪-口传播；乙型、丙型、丁型多呈慢性感染，少数病例可以发展为肝硬化或肝癌，主要经血液、体液等胃肠外途径传播。各型病毒性肝炎临床表现相似，以疲乏、食欲减退、厌油、肝功能异常为主，部分病例出现黄疸。甲型和戊型肝炎：搞好环境和个人卫生，加强粪便、水源管理，做好食品卫生、食具消毒等工作，防止"病从口入"。乙、丙、丁型肝炎：加强服务性行业如理发、美容等的监督管理，养成良好个人卫生习惯，提倡使用一次性注射用具，加强血制品的管理，采取主动和被动免疫阻断母婴传播。病毒性肝炎甲型、戊型需隔离3周；乙型在急性期应隔离到HBsAg阴转，恢复期不阴转者按病原携带者处理。

（七）急性出血性结膜炎

急性出血性结膜炎又称流行性出血性结膜炎。是由肠道病毒、柯萨奇病毒引起的传染性很强、容易引起暴发性流行的疾病。常发生于夏秋季节，主要通过接触传染。病人眼部分泌物，可以透过病人的手帕、毛巾、脸盆、眼药、各种用具等，把疾病传播至别人的眼睛。如病毒污染了水源（游泳池、澡塘等），可造成大面积的流行。病人初期眼睛刺痒、有异物感、结膜充血，或眼部分泌物增加。后期常怕光、流泪，眼睑红肿、结膜充血，有些病人的眼睑红肿似胡桃样，约有半数病人球结膜下呈点状或片状出血，严重者可遍及整个球结膜，故称"红眼"。部分病人有视力影响。船上疑似病人应不要与他人共用洗脸用具，如手帕、毛巾、脸盆等，并须把病人的个人用品分开放置。应将病人使用过的洗脸用具及接触过病人眼部分泌物的物件高温消毒。注意个人卫生，保持双手清洁，不要用手揉擦眼睛。病人暂时不要使用一些公共设施，以免传染他人。

（八）疟疾

疟疾是由人类疟原虫感染引起的寄生虫病，主要由蚊子叮咬传播。临床上以反复发作的间歇性寒战、高热、继之出大汗后缓解为特点，可伴贫血和脾肿大。间日疟及卵形疟可出现复发，恶性疟发热常不规则，病情较重，并可引起脑型疟等凶险发作。船上应完善防蚊设施，以预防被按蚊叮咬。对高疟区的健康人群及外来人群可酌情选用氯喹进行药物预防。

（九）黄热病

黄热病是三种国际检疫传染病（黄热病、鼠疫、霍乱）之一，由黄热病毒所致的急性传染病，传播途径是经蚊的叮咬。以3～4月较多。临床表现差别悬殊，轻型仅有发热、头痛、肌痛、恶心、轻度蛋白尿等；重型除发热外，可有黄疸、出血、明显蛋白尿，且可并发败血症、

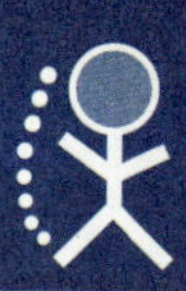

肺炎、心率不齐、心衰等。病死率一般为2%。防蚊灭蚊是防止黄热病有效措施之一。凡欲到热带和亚热带流行地区的船员及其他工作人员一般均需接种黄热病疫苗，免疫期10年。

（十）流行性出血热

流行性出血热又称肾综合征出血热，是由汉坦病毒引起的，以鼠类为主要传染源的一种自然疫源性疾病。临床上以发热、休克、充血出血和肾损害为主要表现。我国为高发区。流行性出血热的典型病程有发热期、低血压休克期、少尿期、多尿期和恢复期的五期经过。发热期体温常在39～40℃之间，出现头痛、腰痛和眼眶痛的“三痛”症状，腋下及胸背部出现皮肤出血。病人应隔离到退热。

（十一）艾滋病

艾滋病是获得性免疫缺陷综合征（AIDS）的简称，是由人免疫缺陷病毒（HIV）引起的慢性传染病。目前公认的传染途径主要是性接触、血液接触和母婴传播。临床表现以发热最为常见，可伴有全身不适、头痛、盗汗、恶心、呕吐、腹泻、咽痛、肌痛、关节痛、皮疹、淋巴结肿大及神经系统症状。部分病人可无症状表现。防治艾滋病以防为主：注意个人卫生，洁身自好，避免泛性行为，不共用牙具、刮面刀等，高危人群使用安全套，使用一次性注射器，尽可能少用血制品。艾滋病病人无需隔离。

思考题

1. 简述消毒和灭菌的区别。
2. 常用灭菌的方法有哪些？物理灭菌法有哪几类？
3. 简述煮沸灭菌方法及注意事项。
4. 如何用紫外线灯消毒？使用中注意什么？
5. 常用化学消毒剂有哪几类？哪些是灭菌剂？哪些是高效消毒剂？举例说明。酒精、碘伏、碘酒、新洁尔灭分别是哪类消毒剂？
6. 试述化学消毒四种方法。如何进行化学浸泡消毒？注意事项是什么？
7. 什么是传染源？
8. 船上发现传染病疑似病人应怎么办？
9. 哪些传染病需消化道隔离？
10. 急性肝炎及急性出血性结膜炎应如何消毒隔离？

第六章

外来援助

第一节　外来援助的途径及资料准备

一、外来援助的途径

船在航行中，由于缺乏专业医护人员、医疗设备及药品，一旦遇到危急重伤病时，船员自身较难完全把握某些急救措施或相应处理，一旦延误或差错，将会给船上病人的生命及健康带来威胁和痛苦，所以尽早向专业医生求助，并适时转送病人非常关键。现代通讯技术的发展为挽救病人生命提供了方便和快捷。目前在世界范围内有许多港口均有指定医院为海上船舶提供医疗救助服务；某些特殊船舶也配备有专业医护人员，必要时也可以就近向它们求助。船舶常用外来援助（external assistance）途径如图 6-1 所示。

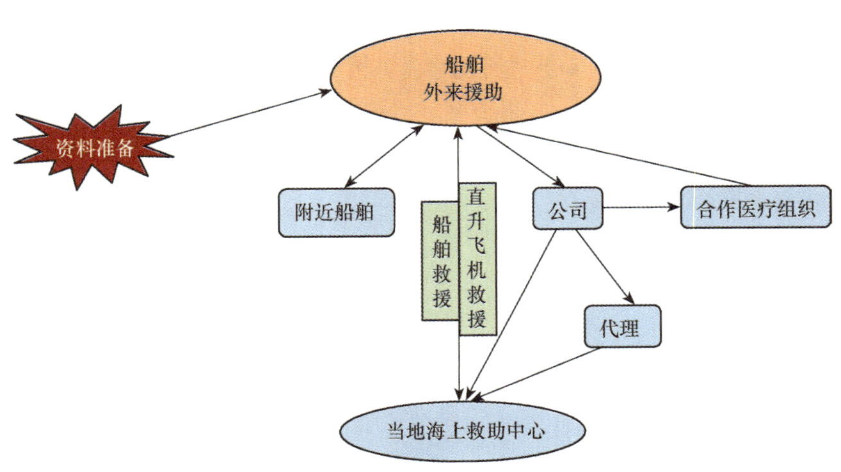

图 6-1　船舶常用外来援助途径

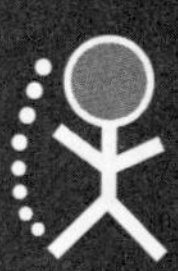

在无线电医疗咨询（radio medical advice）救助中，应介绍或传送病人的详细病情资料及请求的目的。对于咨询医生表述的建议要全部记录，包括药物和器械的使用、诊断、治疗等意见。如有可能最好用录音的方式记录下所有信息，并保持与咨询医生必要的联系。为了保护个人隐私，在获取医生建议中一般不要透露病人姓名，除非在医生的报告中需涉及病人的姓名和职务。

为提高无线电医疗咨询的准确性和效率，在咨询前需分别准备下列资料：包括船舶的常规细节、病人的常规细节，尤其是一份较完整的病历。

二、船上医疗咨询前的资料准备

完成适当表格、病历摘要，告诉无线电员相关资料，写下你获得的任何建议并且重复，以避免差错。

（一）关于船舶的常规细节

1）船舶的名字。

2）呼叫号。

3）日期及时间（国际标准时间）。

4）航线，速度，方位。

5）距离目的地港口的时间。

6）距离最近港口的时间。

7）距离其他可能到达的港口时间。

8）当地的天气情况。

（二）关于病人的常规细节

1）伤病人员的姓名。

2）职位。

3）船上工种（职务）。

4）年龄，性别。

（三）关于疾病的细节（现病史＋既往史＋个人史＋家族史）

1）第一次发病的时间。

2）发病的过程（急性、慢性）。

3）病人第一次叙述的病情是什么。

4）列举病人所有的叙述及症状。

5）描写从开始到现在疾病的过程。

6）提供过去重要的疾病、受伤、手术的病史。

7）提供已知疾病的家族史。

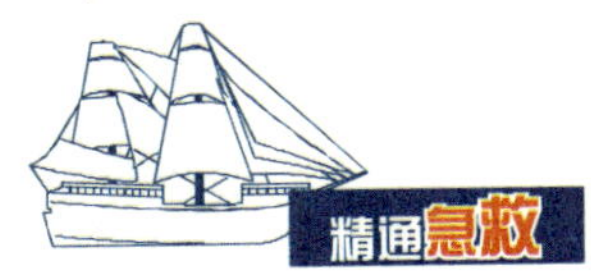

8）描述可能重要的社会关系和职业。

9）详细罗列起病前服用过药物的剂量、用法。

10）病人是否服用酒精及非治疗药物。

（四）外伤病人病史

1）准确说明如何受伤。

2）发生外伤时间。

3）病人的叙述是什么。

4）提供过去重要的疾病、受伤、手术史。

5）详细罗列受伤前服用过药物的剂量、用法。

6）病人是否服用酒精及非治疗药物。

7）病人是否记得发生的每一件事，或者是否有短暂的意识丧失。

8）如果有意识丧失，描写发生时间、持续时间和无意识程度。

（五）病人的体检结果

1）体温、脉搏、呼吸、血压、神志、瞳孔、有无紫绀。

2）描述病人的一般情况。

3）描述病变部位的情况，按轻重列出伤势。

4）检查病变部位有无畸形、肿胀、触痛、活动受限，以及出血情况等。

5）已经作过的检查和结果（尿液、其他）。

（六）诊断

1）对病人病情的初步印象是什么。

2）有无其他疾病（诊断）可能。

（七）治疗

1）详细罗列发病后服用过的药物剂量、服药时间、用法。

2）病人对治疗的反应。

3）外伤后首先采取的急救措施。

（八）困难

1）目前你最担心、最困难的问题是什么。

2）你认为最需要得到哪方面建议。

（九）医生的意见

听取医生建议，并做好记录

第二节 直升飞机救援

如果病症轻微，而且不是危重的疾病，则尽量不要请求直升飞机救援。因为直升飞机救援不仅费用昂贵，而且飞行员和全体机组人员是在冒着生命危险进行救援。

与海岸电台取得联系，请求医疗帮助。在呼叫被传给医生后，把所有的资料告诉医生，由医生判断病情的危重程度。医生会马上提供一些处理方法，并建议海岸救卫队提供最佳救援措施，与船舶保持联系并作适当的安排，必要时派遣直升飞机。直升机救援时的情形如图 6-2 所示。

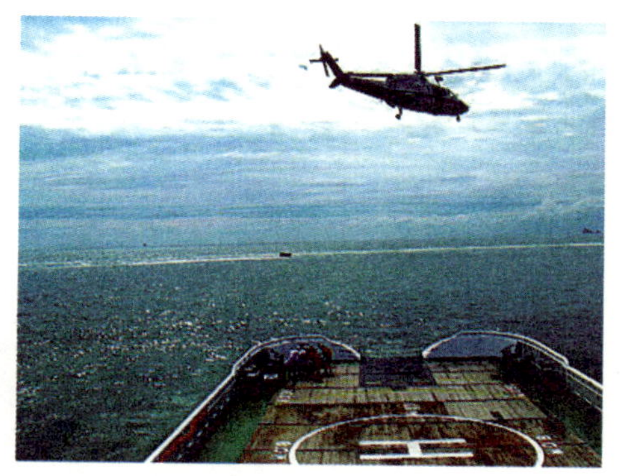

图 6-2 直升机救援

由于运作过程，直升飞机不会马上到达。直升飞机飞行距离有限，它们会要求在靠近陆地的地方进行救援。

一、直升飞机救援过程

1）必须提供船舶的位置、与海岸或灯塔的距离、船舶的型号、船体的颜色。

2）提供病人的具体情况、活动能力，以确定是否需要担架。

3）通知驾驶台和机舱，派专人与直升飞机保持联系。

4）许多国家的直升飞机装备有 VHF 和 UHF 无线电通讯。尽管一些大型直升飞机可以使用 2182kHz 波段，但是不用 MF 频率。如果在 2182kHz 和 VHF 波段都不能和救援直升飞机联系，可以通过海岸电台或海岸警卫队。

5）船舶必须在固定的航线上。

6）利用船上的旗帜、厨房烟囱的烟雾确定风向。

7）在甲板或舱口盖上清理足够大的地方，写上大写“H”。附近的天线，缆绳必须清除。

8）附近区域内一切设备重新固定，清除油布、输水管、绳索等物品，以保证飞机安全。

9）为帮助飞行员辨认目标，需设置求救信号，如桔红色烟雾、Aldis 或日光反射信号等。

10）不要悬挂直升飞机的升降绳。

11）绞车电缆接地工作由机组人员完成。

12）绞车开始工作后，船舶不要尝试寻找背风处。

13）病人在担架上用皮带固定，用绞车拉上飞机。

14）任何时候听从机组人员的安排。

15）如果事故发生在夜晚，需要保持足够的明亮，用灯光为飞行员照明附近的物体，避免强光直接照射在飞机上。把病人的病历、护照、甚至可能需用的药品放在一个塑料信封中，随病人携带，附上已采取的措施，如使用过吗啡等麻醉药品需要有明显的标签，同时给病人穿上救生衣。

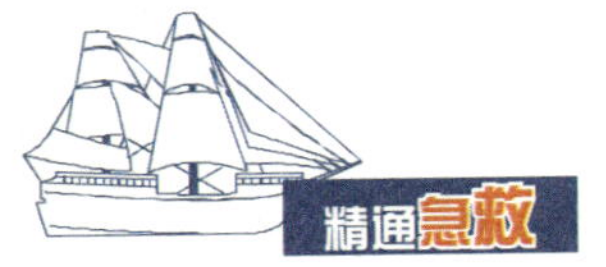

二、注意事项

在转送医院中，由病人携带的任何资料、信件、表格必需清晰易懂。因为病人和医生可能说不同的语言，所以书面资料能更清楚表达。信件中应包括病人姓名、出生日期、船舶名字、港口、公司、代理商。信件中应包括系统详细的病人的所有资料，以及在其他港口的病史复印件。

★ 罗勃逊担架及使用

罗勃逊担架及使用过程如图 6-3 所示。

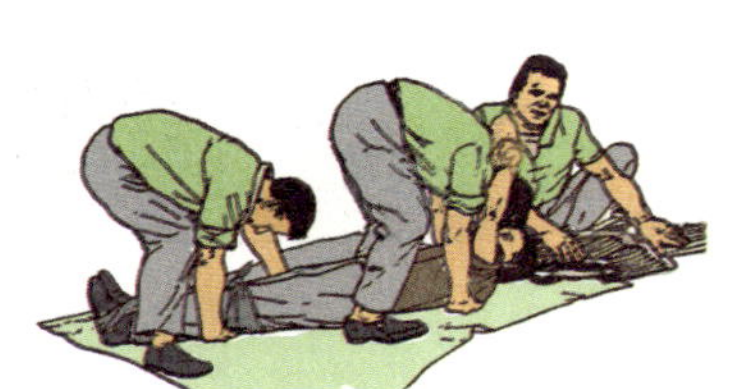

(a) 病人转至罗勃逊担架前的准备

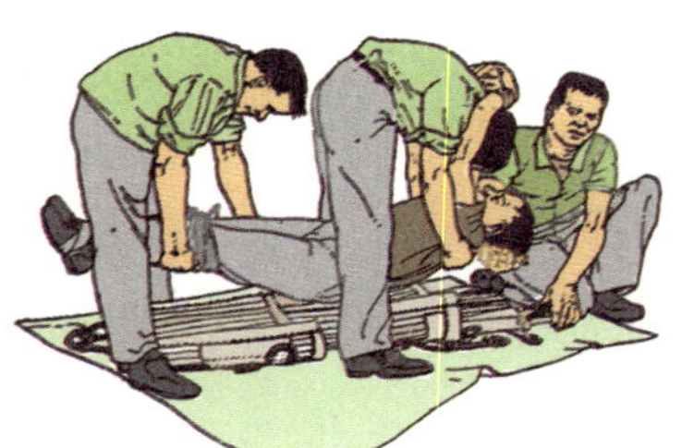

(b) 将病人搬至罗勃逊担架上

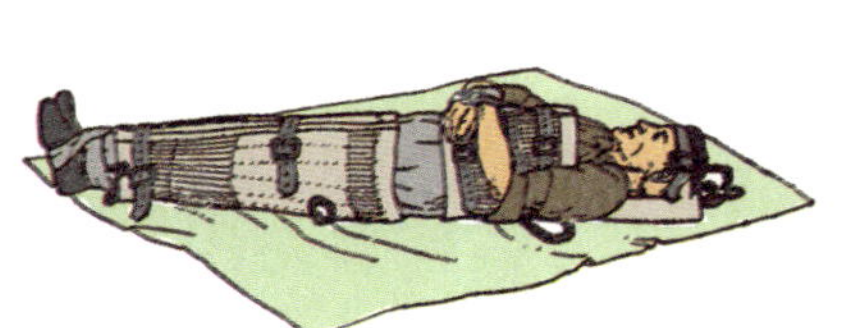

(c) 病人在罗勃逊担架被安全固定

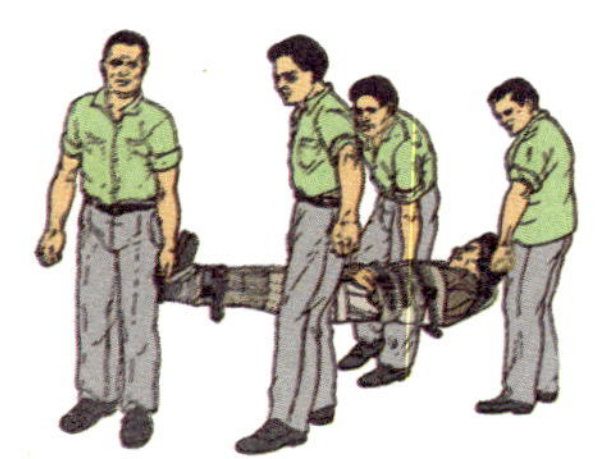

(d) 抬运罗勃逊担架上的病人

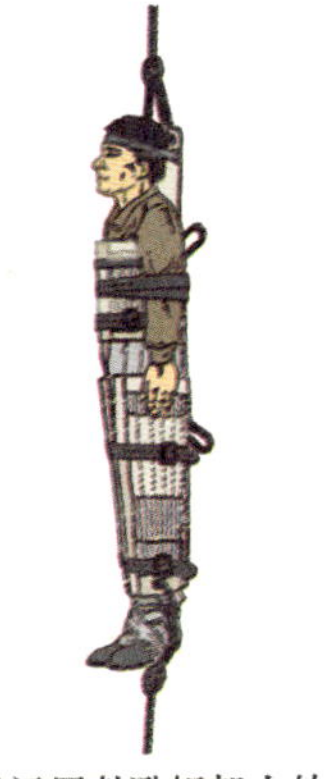

(e) 吊运罗勃逊担架上的病人

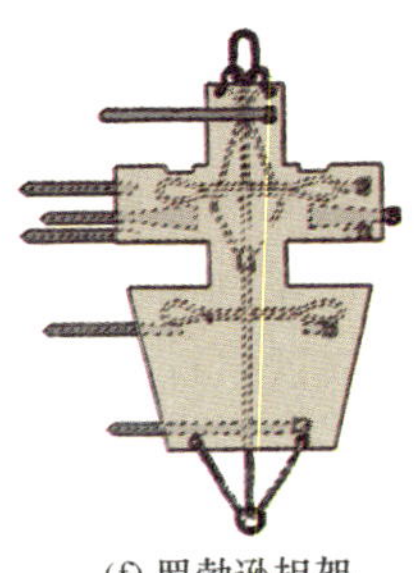

(f) 罗勃逊担架

图 6-3 罗勃逊担架及使用

思考题

1. 简述船舶常用外来援助的方法。
2. 无线电医疗咨询前应做好哪些资料准备？
3. 简述直升机救援的方法和注意事项。

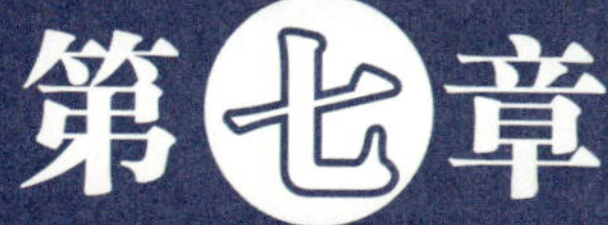

生命急救的基本技术

第一节　心肺复苏术

一、绪论

大多数心脏骤停都发生在医院外，医护人员很难在短时间内到达现场，因此，开展群众性心肺复苏知识与技术的普及教育，建立完善的急救医疗服务体系（emergency medical service system，简称 EMSS），即院前急救、医院急救、危重病监护三位一体的发展模式显得格外重要。

心肺复苏术（cardio-pulmonary resuscitation，简称 CPR）是指在心跳和呼吸骤停后，为使心脏复跳和自主呼吸恢复而采取的一切有效的医疗措施。包括胸外按压、开放气道、人工通气、电除颤纠正室颤 / 室速，及药物治疗等（见图 7-1）。

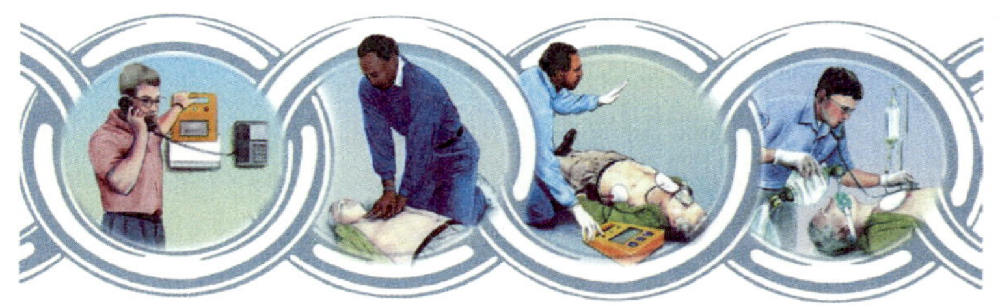

图 7-1　生命支持

（一）生命急救过程分期

当心跳和呼吸骤停时生命急救的过程分三期：

初期：基本生命支持（basic life support，简称 BLS）

C（compression）：胸外按压

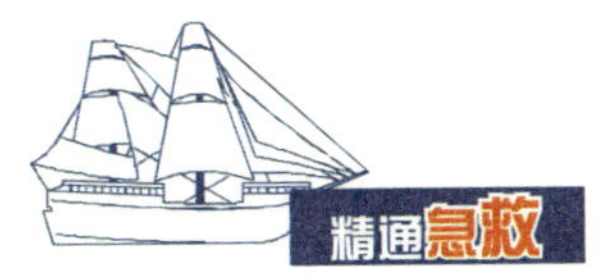

A（airway）：开放气道

B（breathing）：人工呼吸

D（defibrillation）：电除颤

中期：进一步生命支持（advanced cardiovascular life support，简称 ACLS）如插管，使用急救药物。

后期：持续生命支持（continuous cardiovascular life support，简称 CCLS）主要以脑复苏为重点。

大多数心脏骤停都发生在医院外的不同场合，无急救医疗设备及急救药物，故基本生命支持，尤其是心肺复苏中 C、A、B 三个操作环节就尤为重要，故作为特殊职业的航海人员需**掌握 CAB 技能**。

（二）CPR 急救时间窗

一般情况下，心跳停止出现下列变化：

心跳停止 10 ～ 20s 晕厥 / 抽搐、意识丧失→ 30 ～ 60s 呼吸不规则乃至停止→ 60s 瞳孔散大→ 4 ～ 6min 脑细胞不可逆损坏。

因此抢救时间窗 4min 内，超过时限可造成终生残疾或复苏失败。

二、心肺复苏操作步骤（实训评估内容）

（一）评定自身及环境安全

首先抢救者评估现场环境及自身是否安全，以确定能否在现场进行心肺复苏。当周围环境存在危险性时，抢救者应在保护个人安全前提下将被救助者脱离现场，必要时寻求专业人员帮助。

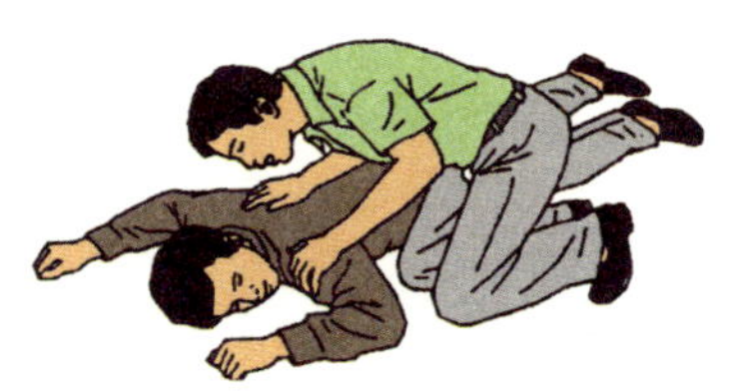

图 7-2　判断反应

（二）判断反应

通过动作或声音刺激判断被救助者意识。如拍被救助者肩部并大声喊叫名字或其他称呼（见图 7-2）。一旦发现被救助者无意识、无呼吸、对刺激无任何反应，则可考虑有呼吸心跳停止的可能，应立刻求助，启动 EMSS，并做好 CPR 准备。

（三）启动急诊医疗服务体系（EMSS）

抢救者发现被救助者对刺激无反应、无呼吸或仅有喘息样呼吸，应立刻向周围的人求助（见图 7-3），并尽快拨打急救电话，并嘱携带除颤器。然后抢救者立刻返回到被救助者身边实施 CPR。如两人以上在场，一人呼救，一人施救。对推测为淹溺或其他原因导致的窒息性心脏骤停，应先做 5 组 CPR，再启动 EMSS。

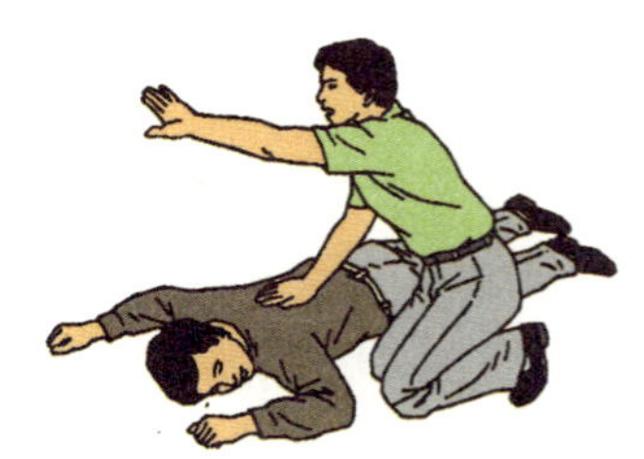

图 7-3　求助

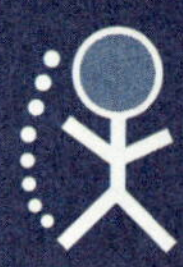

（四）摆放合适体位

将被救助者仰卧位放置在坚固的平面上，双上肢放置于身体两侧，以便实施 CPR。对于无意识而有呼吸循环者，可采取侧卧位或头偏向一侧，以减少气道梗阻或误吸的危险；当怀疑被救助者有头颈创伤时，应保持轴线翻身，避免加重损伤，导致瘫痪（见图 7-4）。

（五）判断心跳和呼吸

2010 年心肺复苏指南已弱化了专业人员检查颈动脉的重要性，认为在血压很低或测不出时，检查颈动脉可能很困难，抢救者可根据被救助者有无反应、有无活动、有无咳嗽、有无呼吸、有无瞳孔散大，以及有无面色改变等间接指正综合判断。指南也将“看、听、感觉”来判断有无呼吸的程序删除，认为既不合理又很耗时。

抢救者当发现成人突然倒下且无反应、无呼吸或无正常呼吸（或仅有叹息样呼吸），或专业人员在 10S 内无法确定有无脉搏，则应立即启动急救系统并进行胸外按压。

颈动脉位置：位于气管与胸锁乳突肌之间，可用食指、中指指端先触及气管正中，男性可先从喉结，然后滑向颈外侧气管与肌群之间的沟内，触摸有无搏动。如图 7-5 所示，其次选股动脉。

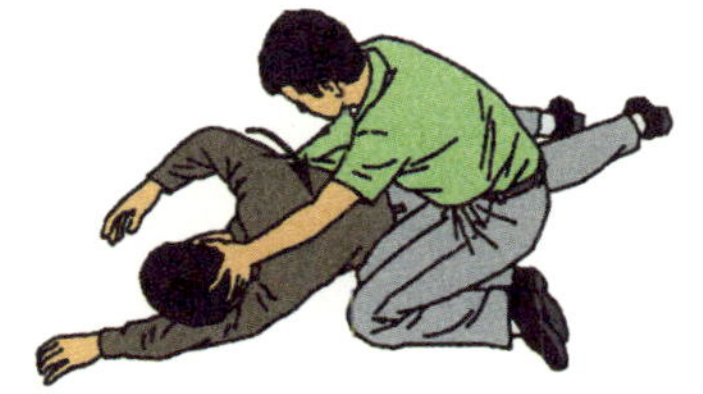

图 7-4　翻身摆正体位

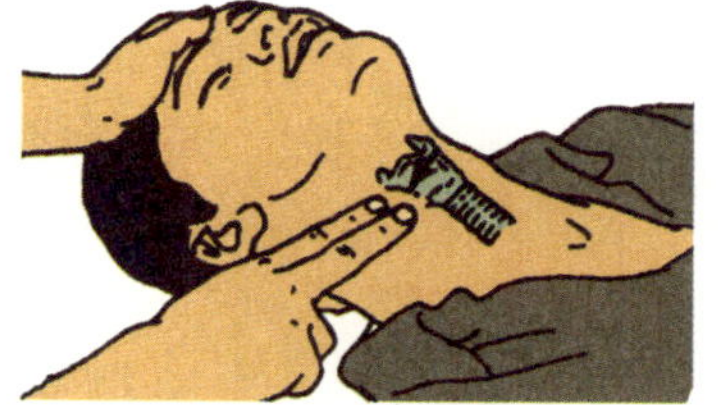

图 7-5　颈动脉位置

（六）胸外按压

胸外按压是通过增加胸腔内压力和直接按压心脏驱动血流，如图 7-6 所示。

1．按压部位

在胸骨中下 1/3 交界处，即两乳头连线与胸骨中线交界处，如图 7-7 所示。

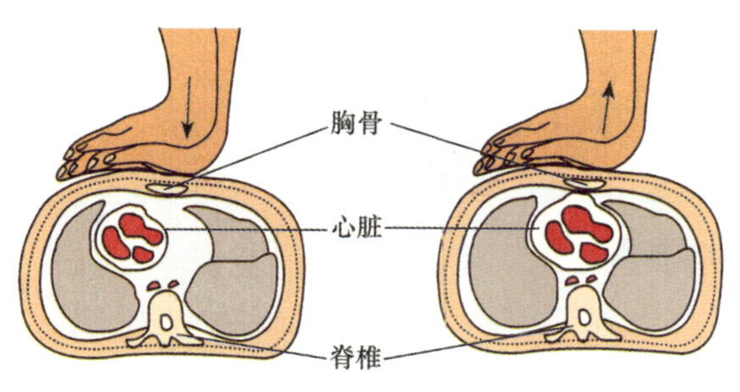

图 7-6　胸外按压

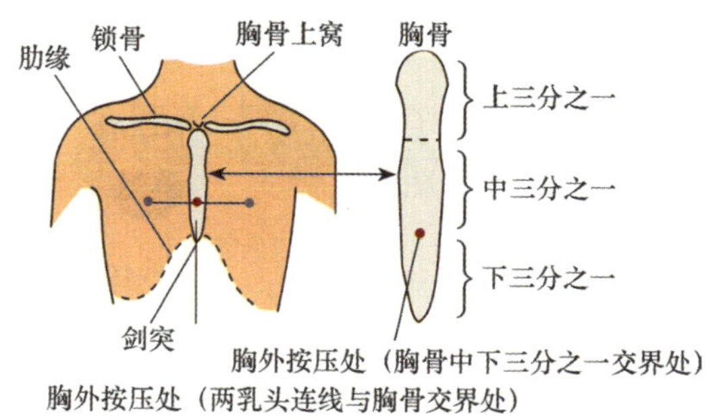

图 7-7　按压部位

快速测定按压部位方法：首先以食指、中指沿被救助者肋弓处向中间滑移，摸到剑突头端，然后将一手的食指及中指并拢横放在剑突头端上方。食指上方的胸骨正中部即为按压区，如图 7-8 所示。

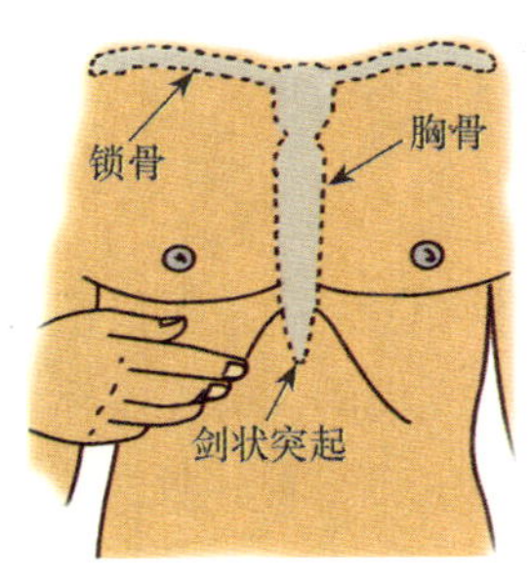

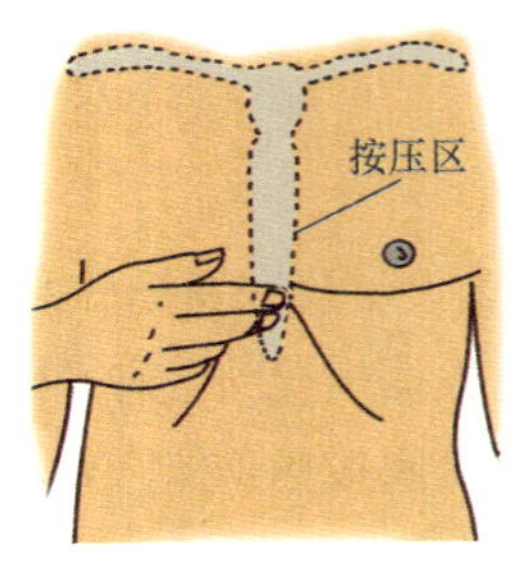

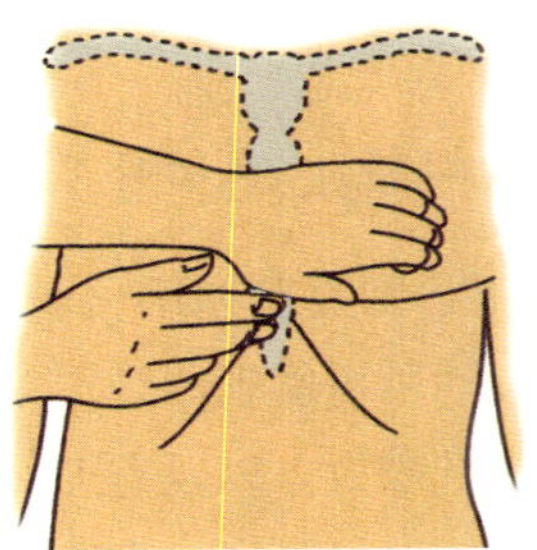

图 7-8　以剑突定位按压部位

2．按压手法

被救助者取仰卧位，平躺在硬板床或地上。抢救人员跪在被救助者一侧，一个手掌根置于按压部位，另一手掌根部叠放其上，双手指紧扣，指端向上翘起，向掌根部着力按压（见图 7-9）。进行按压时身体稍前倾，使肩、肘、腕位于同一轴线上，与被救助者身体平面垂直，用上身重力按压（见图 7-10），幅度至少 5cm，按压频率至少 100 次 / 分。按压与放松时间相同，放松时手掌不离开胸壁。按压应平稳、均匀、有力，但不得冲击式按压。

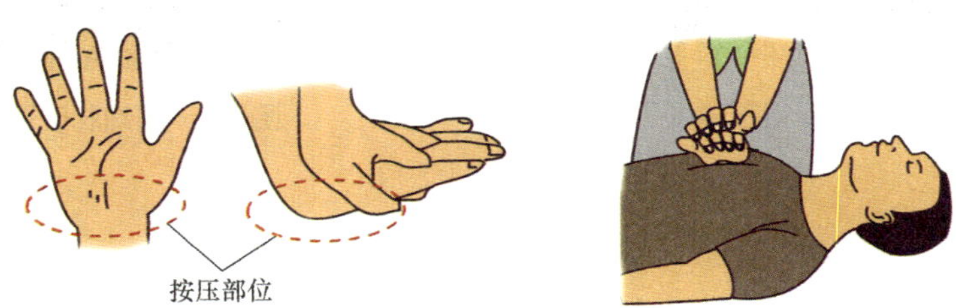

图 7-9　按压重心于掌根部

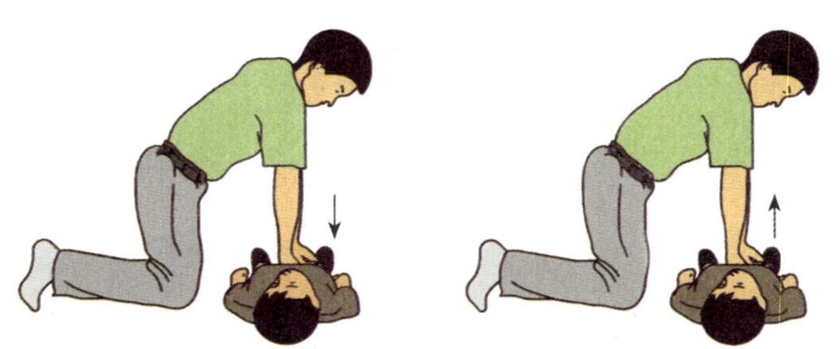

图 7-10　上身重力垂直按压

（七）开放气道

将被救助者平卧，头偏向一侧，或侧卧，清除口腔中异物、义齿及呕吐物，并开放气道。

开放气道

1．*仰头抬颏法*　适合于无颈部损伤者。被救助者取仰卧位，抢救者位于其一侧，将一只手放在被救助者前额用力使头后仰，另一只手放在下颏骨部向上抬颏（见图 7-11）。向上抬动下颏时，应避免用力压迫下颌部软组织，造成人为气道阻塞。仰头抬颏法为常用开放气道的方法。

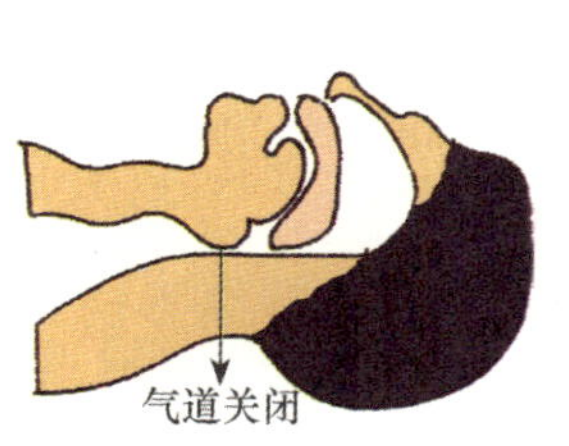

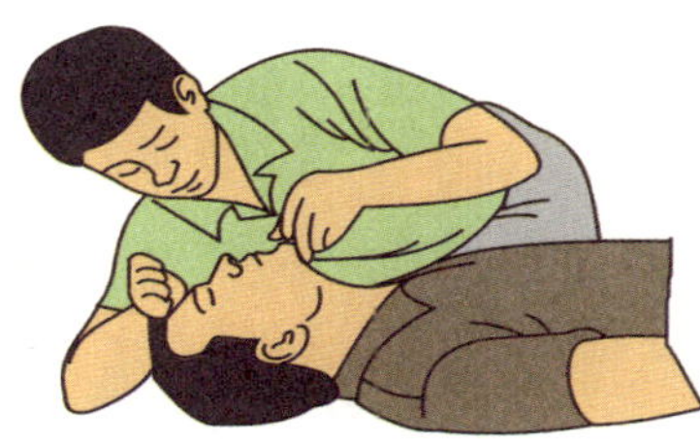

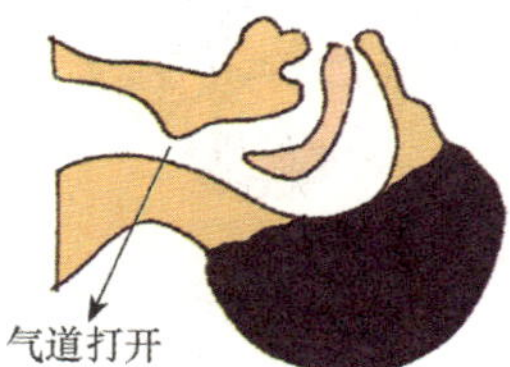

图 7-11　仰头抬颏法

2．*托颌法*　当高度怀疑被救助者有头颈受损时使用此法。被救助者平卧，急救人员位于其头侧，肘支撑在其所处平面上，两手拇指置于被救助者口角旁，分开口唇，余四指托住其下颌部位，在保证头部和颈部固定的前提下，用力将其下颌向上抬起，使下齿高于上齿，避免搬动颈部（见图 7-12）。此法不能有效开放气道，且易造成脊髓损伤，故不建议常规使用。

（八）人工呼吸

1．口对口呼吸

口对口呼吸是最常用人工呼吸方法，但不适于服剧毒者。

用按压前额手的食指和拇指捏住被救助者鼻翼，将口包住被救助者的口唇（不留空隙），将气吹入其口中（见图 7-13）。救助者每次吹气时间约 1.5 ～ 2 秒，可见胸廓上抬。待患者胸廓下降回复，救助者再进行第 2 次吹气（无需深吸气后再吹气）。每次吹气量一般给予 6 ～ 7ml/kg 潮气量，约 500 ～ 600ml（过度通气会造成胃胀气）。

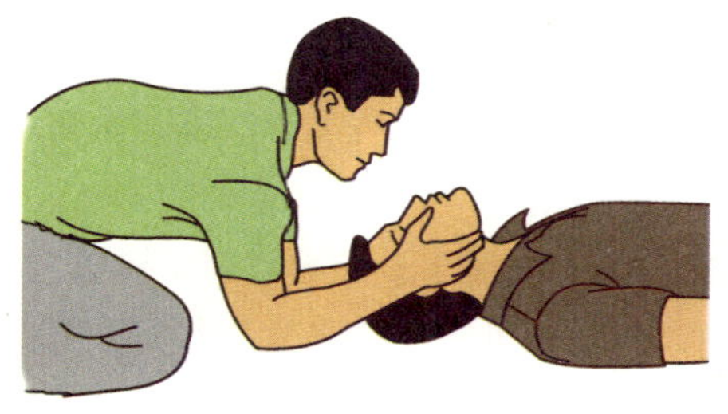

图 7-12　托颌法

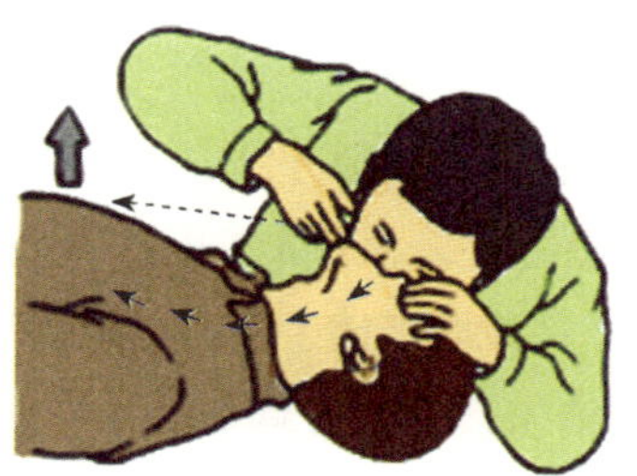

图 7-13　口对口人工呼吸

2．口对鼻呼吸

口对鼻呼吸用于口唇受伤或牙关紧闭者，以及婴幼儿。抢救者稍用力上抬被救助者下颏，使口闭合，将口罩住被救助者鼻孔，将气体吹入其鼻中。

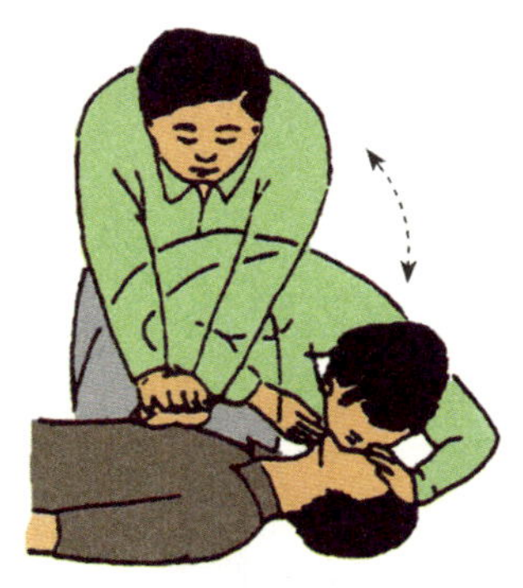

图 7-14　单人反复进行胸外按压与人工呼吸

此外，仰卧压胸法、俯卧压背法（较适合于抢救溺水者）、举臂压胸法，以及口对屏障通气、口对导管通气、口对面罩通气均为人工呼吸方法，在此不作介绍。

（九）按压 / 通气比

被救助者如是成人，则目前推荐使用按压 / 通气比为 30 ：2（单 / 双人操作）。每个周期 5 组 CPR，时间大约 2 分钟，如图 7-14 所示。幼儿及儿童按压 / 通气比参见附录。

三、心肺复苏流程图

评定自我及环境安全→拍肩呼唤，观察被救助者有无运动或反应→启动 EMSS，拨打急救电话，嘱取 AED（自体体外除颤器）→判断有无呼吸及心跳→如无，即给 30 次心脏按压→开放气道，给予 2 次人工呼吸，应见胸廓起伏→再 30 次胸外按压→再 2 次人工呼吸→循环往复→专业人员带除颤器到场，尽早除颤。

说明：如有两名抢救者在场，则一名抢救者评估被救助者生命迹象，负责胸外按压，另一名抢救者呼救寻求帮助，并负责开放气道，人工呼吸；或一人先行心肺复苏 2 分钟（5 组），再更换另一人继续操作，每次替换尽量在 5 秒内完成。

四、心肺复苏操作注意事项

1）人工呼吸前应解开被救助者衣领，清除口咽分泌物、异物、义齿，保证气道通畅状态。

2）避免急速、过大潮气量的人工呼吸，以免引起胃涨气导致膈肌上抬，使肺的顺应性下降，或胃内容物反流造成误吸。

3）有自主循环（可触及脉搏）者，人工呼吸维持在 10-12 次 / 分，大致每 5-6 秒给予人工通气 1 次，约 2 分钟重新检查 1 次脉搏。

4）心脏骤停最初数分钟内，心脑的氧供更多取决于血流降低程度，所以开始胸外按压比人工通气相对更重要，急救人员应尽可能避免中断胸外按压。

5）按压部位要准确、用力合适。严禁按压胸骨角、剑突下及左右胸部；按压力度要适度，过轻达不到效果，过重易造成肋骨骨折、血气胸，甚至心包、肝脾破裂。为了防止心脏按压时呕吐物逆流至气管，被救助者头部应适当放低并略偏向一侧。

6）人工呼吸和胸外按压同时进行，吹气应在放松按压的间歇进行，肺充气时，不要按压胸部，以免损伤肺部。在未恢复有效自主心律前，不宜中断按压。需要更换操作时，动作应尽量迅速，勿使按压停歇时间超过 5 秒。

7）尽量减少因检查脉搏等其他过程而中断胸外按压时间。

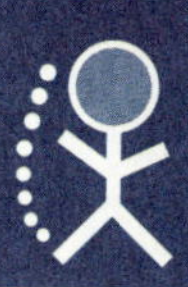

五、停止心肺复苏指征

心肺复苏有效指标：①能扪及大动脉搏动；②面色或口唇转红润；③瞳孔缩小，有时可有对光反射；④呼吸由微弱间断到正常；⑤神志好转，出现无意识挣扎或呻吟，或昏迷变浅；⑥心电图恢复窦性心律。

停止心肺复苏指征：①自主心跳 / 呼吸恢复；②开始进行 CPR 前，能确定心跳停止达 15min 以上；③正常 CPR30 分钟以上，仍无心脏反应；④救助者筋疲力尽或周围环境危险；⑤他人接替或专业人员到场；⑥心电图示一直线；⑦家属放弃。

六、《2010 美国心脏协会心肺复苏及心血管急救指南》更新点

1）将基本生命支持程序改为 C-A-B，即胸外按压 - 开放气道 - 人工呼吸（而不再是 A-B-C 程序），可以缩短第一次按压延误时间。

2）删除了“3L”环节，即看 - 听 - 感觉来评估呼吸。在进行 30 次按压后，施救者开放气道进行 2 次人工呼吸。

3）如果旁观者没有经过心肺复苏术培训，可以提供只有胸外按压的 CPR，且按压间断不超过 5 秒，按压应有力、快速。 对于淹溺或气道阻塞者，还是建议尽可能给予人工呼吸。

4）按压速率至少 100 次 / 分（而不再是按压速率约 100 次 / 分）。

5）成人按压幅度至少 5 厘米，儿童大约 5 厘米，婴儿大约 4 厘米，幅度均比前加深。

6）进一步强调高质量的心肺复苏（包括以足够的速率和幅度按压，保证每次按压后的胸部回弹，尽可能减少按压中断并避免过度通气）。

7）目击室颤（VF）/ 无脉性室速（VT）的心脏骤停（SCA），救助者立即给予 CPR 并在 SCA 发生 3 至 5 分钟内给予除颤，可提高存活率。支持进行单次电击，之后立即进行心肺复苏而不是连续电击。

8）在心室静止或无脉电活动时，不再建议应用阿托品。

9）不能建立静脉通路时，不再建议气管插管内给药，可通过骨髓腔途径给药。

10）早期行气管插管的重要性下降。

11）将 2005 年的四早生存链改为五个链环，如图 7-15 所示。

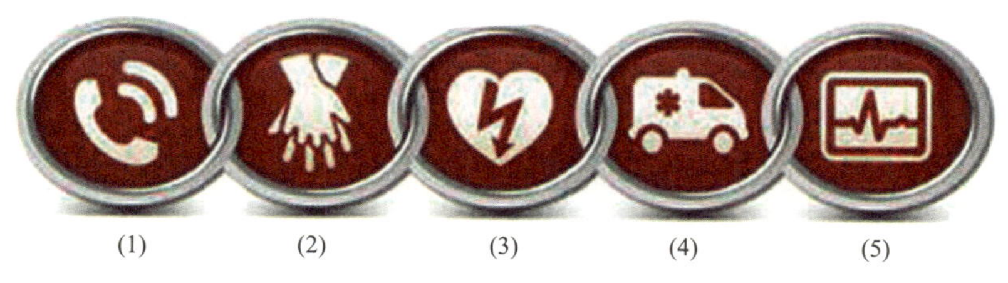

图 7-15　心血管急救生存链的环节

（1）立即识别心脏骤停并启动急救系统。

（2）尽早进行心肺复苏，着重胸外按压。

（3）快速除颤。

（4）有效的高级生命支持。

（5）综合的心脏骤停后治疗。

第二节　止 血 技 术

血液是维持生命的重要物质保障，成人的血液约占自身体重的 8%。很多人对血液很敏感，甚至一见到出血就发生晕厥，其实，并非所有出血都很严重。当失血量占总血量 10%，人体会动用其代偿机制，此时伤者不会有明显病理反应；当失血量达到 20% 以上时，伤者会出现明显的休克症状，脸色苍白，口唇青紫，出冷汗，四肢发凉，烦躁不安或表情淡漠，反应迟钝，呼吸急促，心慌气短，脉搏细弱或摸不到；如失血 30% 以上，则组织器官处于严重缺血状态，如不及时救治，很快可导致死亡。

出血分为外出血和内出血。外出血如果不是大动脉出血，伤者得救的机会比较多，但内出血不容乐观，因为内出血伤者在出血初期可能没有明显不适感， 当出血量达到一定程度，伤者就已经处于休克状态。出血量与出血速度因损伤程度及血管性质的不同而有差异。

动脉出血，血色鲜红，多发生在血管断裂的近心端，出血快，小动脉出血为一股股涌出，大动脉出血则血液从伤口喷射而出，如不及时止血，生命就有危险；毛细血管出血，血色鲜红，呈渗出状，速度慢，可自行停止或加压即可止血，危险性小；静脉出血，血色暗红，多发生在血管断裂的远心端，血液缓慢不停地流出，一般危险性较小，但如大静脉出血，则危险性较大。

一旦发生出血，急救者在现场要保持冷静，应根据不同的情况和解剖位置迅速选择最有效的止血方法。常用的止血方法简单地说就是“压、包、塞、捆”。“压”，一种是直接压迫伤口，另一种是指压止血；“包”，即无论什么样的出血，最终都要用包扎来解决，可选用纱布、三角巾、绷带、干净棉织品等；“塞”，即填塞止血法；“捆”，即用止血带止血。

一、手指压迫止血法（操作内容）

这是最方便和快捷的止血方法，但不能持久，一般用于动脉出血。找压迫点时要用食指或无名指，不要用拇指，因为拇指中央有粗大的动脉，容易造成误判断。当找到动脉压迫点后，再换拇指按压或几个指头同时按压。用手指压住出血血管的上部（近心端）或直接压迫伤口的出血处，并用力压向骨面，把出血的来源阻断。止血压迫点如图 7-16 所示。

（一）颞动脉止血法

本法用于同侧头顶、额部和颞部出血。方法是用一手拇指压迫耳屏前上方凹陷处，可感觉到动脉搏动，其余四指托住下颌，另一手固定头部。

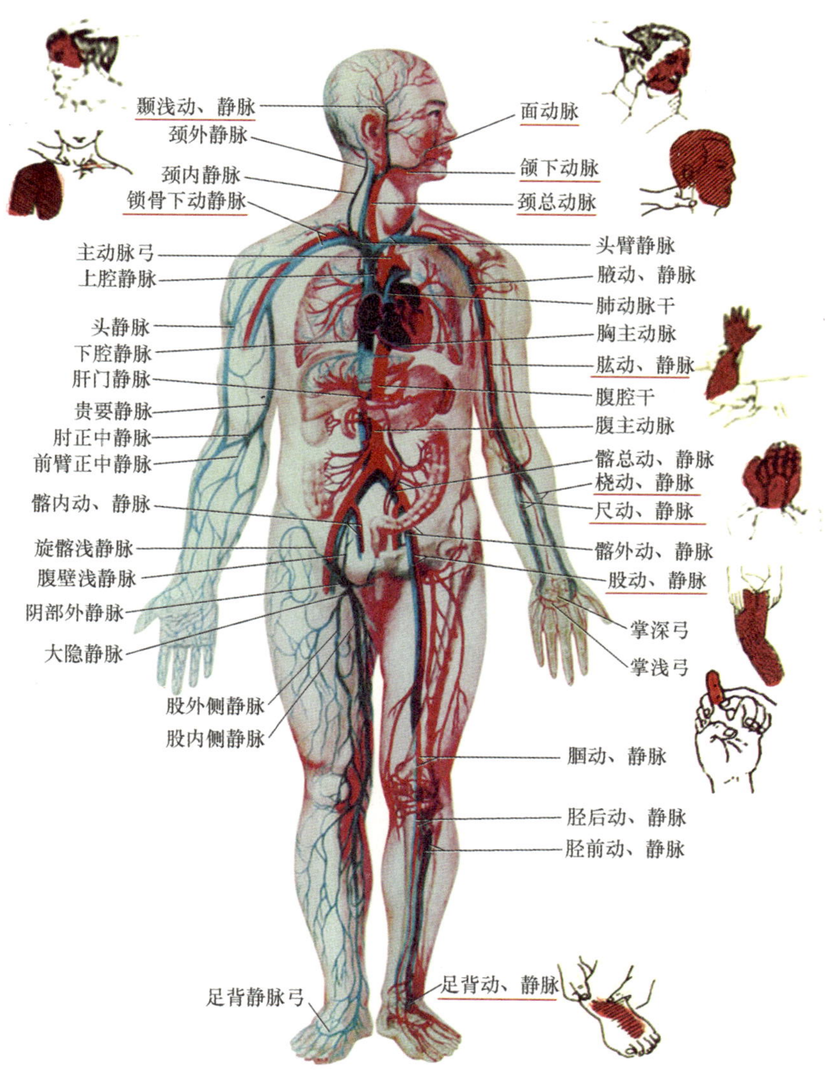

图 7-16　止血压迫点（动脉）

（二）颌下动脉（或面动脉）止血法

本法用于同侧口、鼻、面颊部出血。方法是用一手拇指压迫下颌骨水平支，在下颌角前约1.5cm 凹陷处，其余四指托住下颌，另一只手固定头部。

（三）颈总动脉止血法

本法用于同侧头、颈、面部出血。方法是先触及气管正中，男性可先从喉结，然后滑向颈外侧气管与肌群之间的沟内（向外侧轻轻滑动 2-3cm），用拇指或其他四指压迫强烈搏动的颈总动脉处。此法仅用于非常紧急的情况，压迫时间不宜过长，更不能同时压迫双侧颈动脉，否则

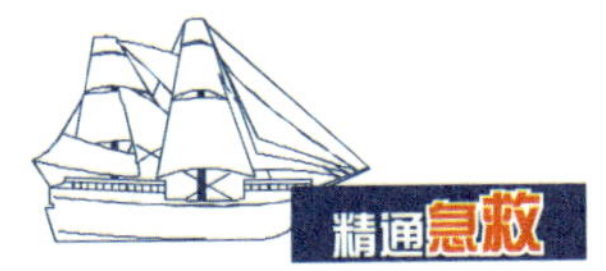

有可能引起脉搏减慢、血压下降甚至心搏骤停。

（四）锁骨下动脉止血法

本法用于腋窝、上臂上部和肩部出血。方法是用拇指在锁骨上凹摸到动脉跳动处，其余四指放在患者颈后，以拇指向下内方压向第一肋骨。

（五）肱动脉止血法

本法用于手、前臂及上臂下部出血。方法是一手握住伤员腕部，将上肢外展外旋、屈肘抬高上肢，另一手拇指或四指在上臂肱二头肌内侧沟搏动处，向肱骨上压迫。

（六）尺、桡动脉止血法

本法用于手腕以下部位的出血。方法是双手拇指分别在腕横纹上方两侧动脉搏动处垂直压迫。

（七）指动脉止血法

本法用于手指出血。方法是用一手拇指与食指分别压迫指根部两侧。

（八）股动脉止血法

本法用于下肢部位的出血。方法是用两手拇指重叠放在腹股沟韧带中点稍下方、大腿根部搏动处用力垂直向下压迫。

（九）腘动脉止血法

本法用于小腿或足部出血。方法是用一手拇指在腘窝横纹中点处向下垂直压迫。

（十）足背动脉与胫后动脉止血法

本法用于足部出血。方法是用两手拇指分别压迫足背中间近脚腕处（足背动脉），以及足跟内侧与内踝之间处（胫后动脉）。

二、加压包扎法（操作内容）

此法一般用于小动脉、静脉或毛细血管的出血，是最常用的止血方法。用灭菌纱布或敷料置于伤口处，再用纱布、棉花、毛巾、衣服等折叠成相应大小的垫，置于无菌敷料上面垫压，然后再用绷带、三角巾等紧紧包扎（对较深大的出血伤口，宜用敷料填充，再用绷带加压包扎），并抬高患肢（见图 7-17 和图 7-18）。包扎的压力要均匀，范围应够大。但伤口内有碎骨片时，禁用此法，以免加重损伤。

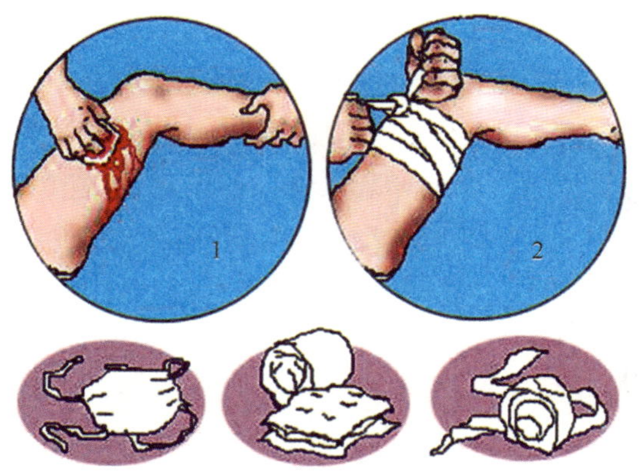

图 7-17　腿部出血加压包扎法

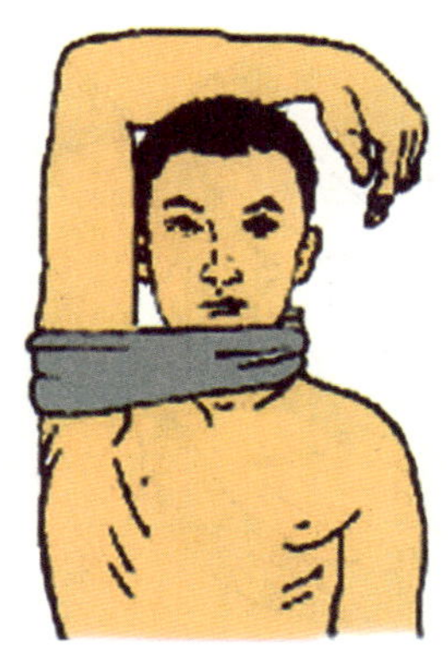

图 7-18　颈部（左）出血加压包扎法

三、止血带止血法（操作内容）

此法虽能有效地止住四肢的出血，但用后常可引起或加重肢体的坏死、急性肾功能不全等并发症，因此只能用于其他方法暂不能控制的出血，不能应用于头、颈或躯干部的出血。止血带中以局部充气式止血带最好，其副作用小。在紧急情况下，也可使用卡扣式止血带、橡皮管、三角巾或绷带等代替（见图 7-19），或将有一定强度的衣服、布料撕成 2 ～ 3cm 宽的布条使用。严禁用无弹性的绳子、铁丝、电线等替代止血带。止血带只能作暂时的应用，需争取时间转院或采取其他的根本办法。

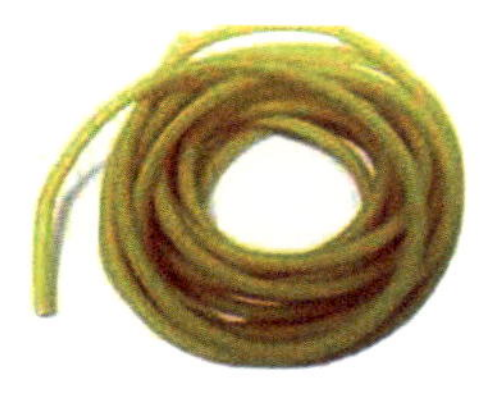

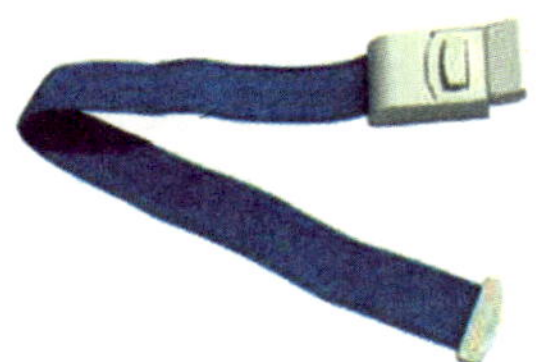

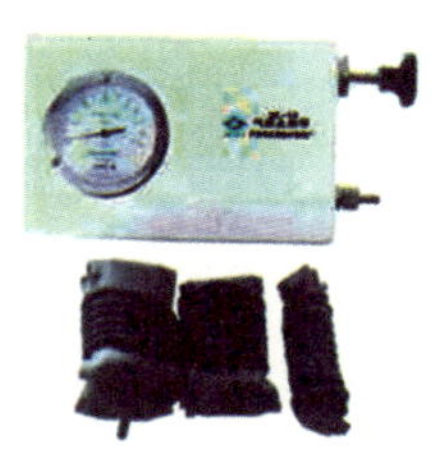

图 7-19　常见止血带

上止血带方法：先在止血带部位（伤口上方）用纱布、毛巾或伤者衣服垫好，然后以左手拇、食、中指拿止血带头端，另一手拉紧止血带绕肢体两圈，将止血带末端放入左手食指、中指之间拉回固定，如图 7-20 所示。

★ 绞紧止血法：用 10cm 左右宽布条（或把三角巾折成带形），松绕需止血部位一周（参照上止血带部位）打一个活结，取一根小棒穿在带子外侧绞紧。布带绞紧后，把棍棒的一头穿入活结，活结抽紧固定，并在布条上标明止血带的时间。

使用止血带的注意事项：

1）上止血带前须抬高患肢，使静脉回流。

2）止血带应扎在靠近肢体出血部位之上端（近心端），并在止血带下面衬敷料或布垫，以免损伤皮肤、血管和神经，或日后引起功能障碍。

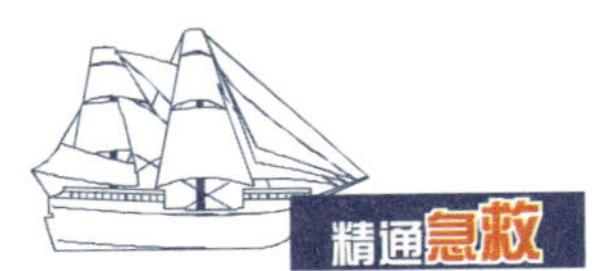

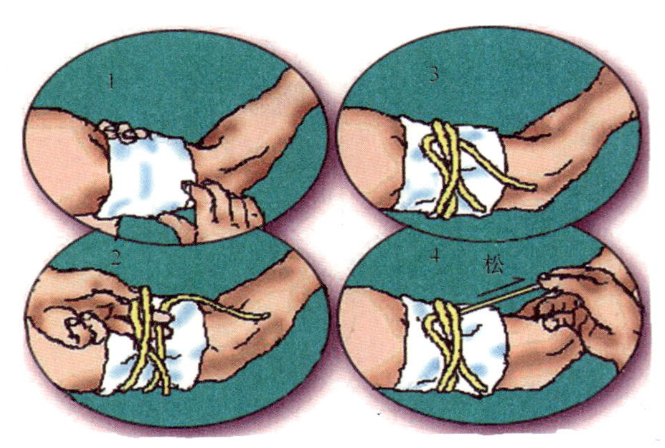

图 7-20　止血带止血法

3）上臂出血应扎在上臂上 1/3 的部位；前臂和手外伤出血应扎在上臂下 1/3 处；下肢出血应扎在大腿中下 1/3 交界处（尽量不在小腿、前臂上止血带，因为小腿、前臂都有两根骨头组成，无法捆扎夹在两根骨头中间较深的动脉）。上臂的中 1/3 禁止用止血带，以免损伤神经。

4）上止血带要松紧合适。过紧易损伤神经，过松则不能达到止血的目的。一般以刚达到远端动脉搏动消失、阻断动脉出血为度。充气型止血带的松紧度：上肢止血带的压力为 250 ～ 300mmHg，下肢为 400 ～ 500mmHg。

5）连续阻断血流时间一般不得超过 1h。如必须继续阻断血流，应每隔 1h 放松 1 ～ 2min，且总时间不超过 4h。松止血带之前，先输液（或输血），补充血容量，准备好止血用器械，再松止血带。寒冷季节时应每隔 30min 放松一次。止血带捆扎时间过长，已造成远端肢体坏死，则不宜再松开止血带，以免坏死组织释放的有毒因子被吸收至血液，引起全身中毒症状，甚至心跳停止。

6）放松止血带时应缓慢松开，并观察是否仍有出血，切忌突然松开。

7）结扎部位超过 2h 者，应更换比原来较高位置结扎。

8）使用止血带后作出显著的标志（如红色布条），注明上止血带的时间，以便时间计算。

9）上好止血带的肢体，应减少晃动，注意保暖，尽快送往医院。

★四、填塞止血法

此法一般用于腋窝、肩、口鼻、宫腔、组织缺损、颈部大血管等处。用纱布、可吸收的明胶海绵（必要时棉织品等）将出血的空腔或组织缺损处紧紧填塞，直至确实止住出血。填实后，伤口外侧盖上敷料后再加压包扎，达到止血目的。填塞的纱布应在 2 ～ 3 天后取出。此方法的危险在于易增加感染和加重伤口组织的损伤，且止血也不够彻底，故非万不得已时不宜采用。

★五、屈肢加垫止血法

前臂或小腿出血，可在肘窝或腘窝放纱布垫、棉花团、毛巾或衣服等物，屈曲关节，用三角巾或绷带将屈曲的肢体紧紧缠绑起来，如图 7-21 所示。有骨折和怀疑骨折或关节损伤的

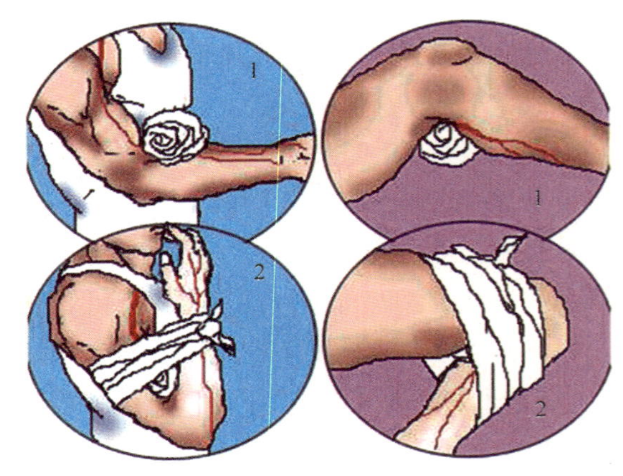

图 7-21　屈肢加垫止血法

肢体不能用加垫屈肢止血，以免引起骨折端错位和剧痛。使用时要经常注意肢体远端血液循环，如血液循环完全被阻断，要每隔一小时左右慢慢松开一次，观察 3 ~ 5min，防止肢体坏死。

★六、直接止血法

通过清创术对已损伤的血管行结扎、修复或吻合等，是最彻底、最有效的止血方法。一般现场急救时常难以做到。

第三节　伤病员的搬运

伤病员在现场进行初步急救处理后和在随后送往医院的过程中，必须经过搬运这一重要环节。规范、科学的搬运术对伤病员的抢救、治疗和预后都是至关重要的。从整个急救过程看，搬运是急救医疗不可分割的重要组成部分，仅仅将搬运视作简单体力劳动的观念是一种错误的观念。

一、正确搬运伤病员的方法

搬运伤病员的方法主要有徒手搬运和器械（工具）搬运两种方法。（操作内容）

（一）徒手搬运

徒手搬运是指在搬运伤病员过程中凭人力和技巧，不使用任何工具的一种搬运方法。常用的有单人、双人、三人、多人徒手搬运。

单人搬运："搀扶式"，适于病情较轻、无骨折、能够独立行走的病员；"抱持式"，适于体重较轻、无脊椎损伤的病员；"背驮式"，适用于老幼、体轻、清醒、无呼吸困难的病员；"拖行式"，适用于急需被脱离现场，体重体型较大，又不能自行移动的病员。具体方法如图 7-22 所示。

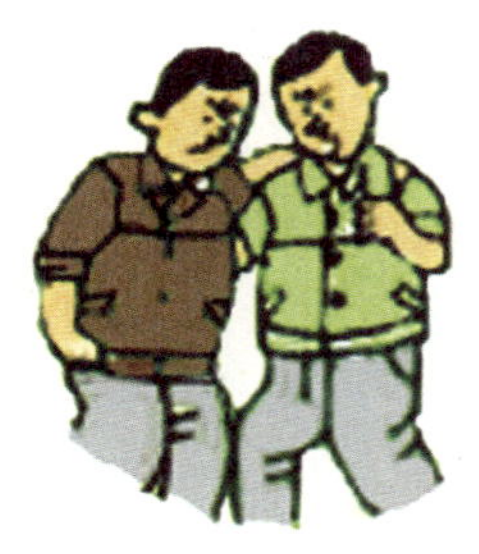

(a) 搀扶式

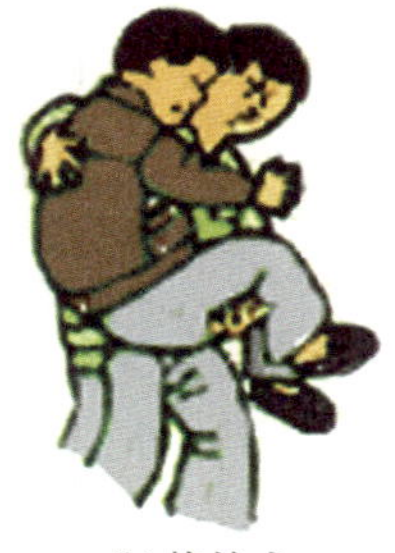

(b) 抱持式

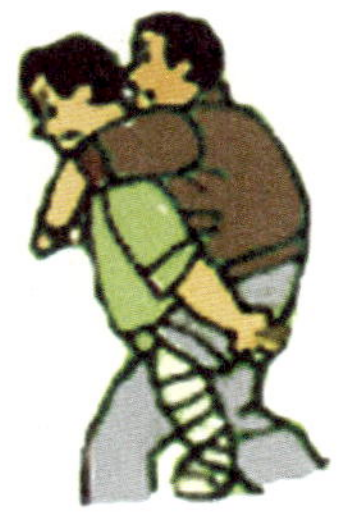

(c) 背驮式

图 7-22　单人徒手搬运伤病员的方法

此外，还有双人徒手搬运，如："拉车式"、"双人搭椅式"，以及三人搬运等，如图 7-23 所示。

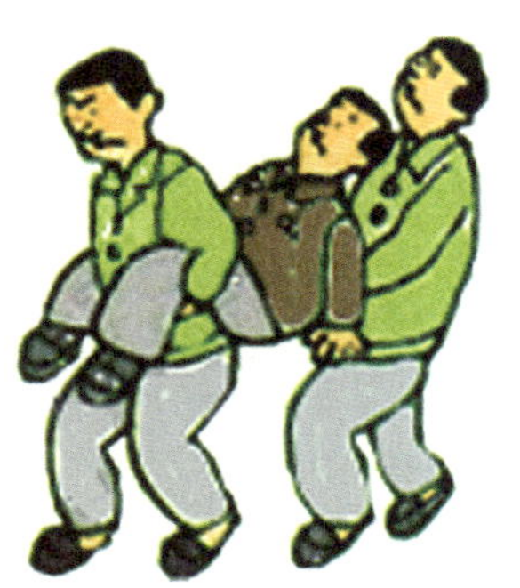

(a) 拉车式

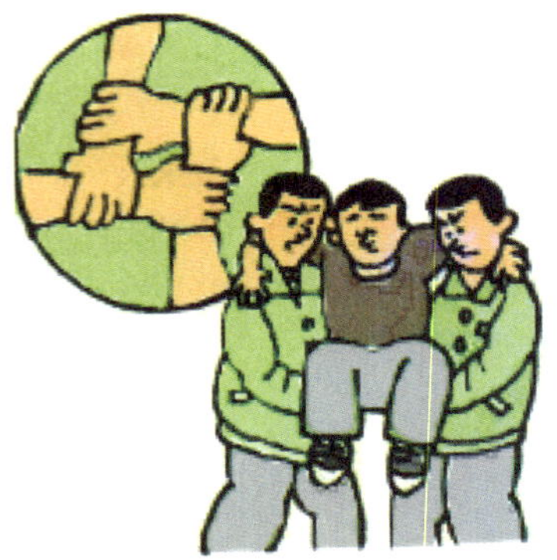

(b) 双人搭椅式

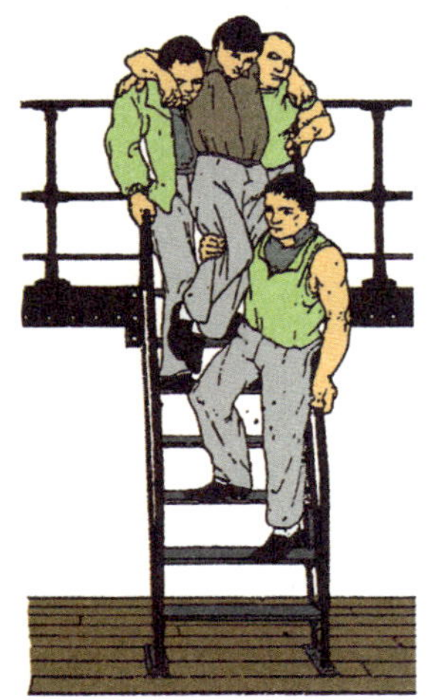

(c) 三人搀扶一下肢伤病员通过旋梯

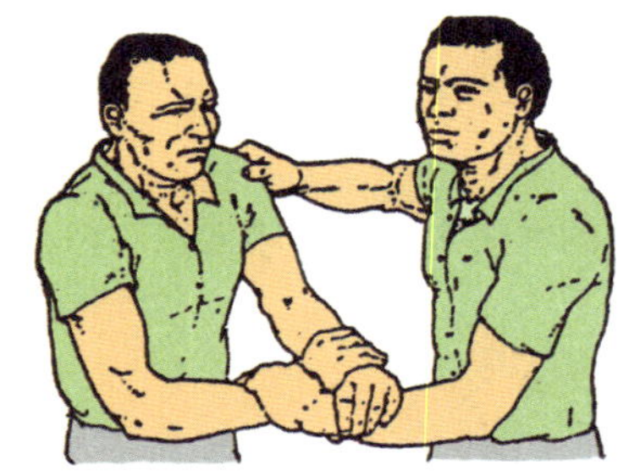

(d) 三手法

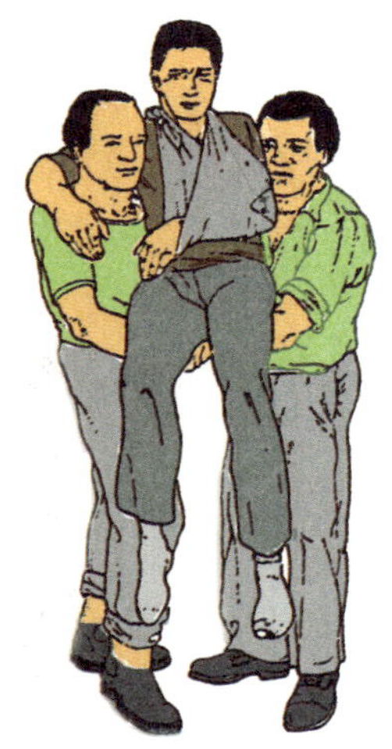

(e) 两人三手法抬运上肢伤病员

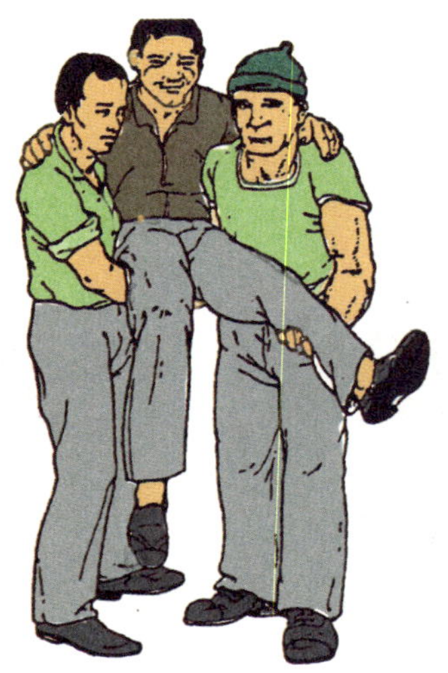

(f) 两人三手法抬运下肢伤病员

图 7-23　双（多）人徒手搬运伤病员的各种方法

徒手搬运方法较适用于狭窄的阁楼和通道等担架或其他简易搬运工具无法通过的地方。此法虽实用，但因其对搬运者来说比较劳累，有时容易给伤病员带来不利影响。

（二）器械搬运

器械搬运是指用担架等现代搬运器械来搬运的方法。也可因陋就简、就地取材用木板、或用两根粗木棍做支架，利用毛毯、床单、麻袋、长袖外套、行军绳等做成简易担架，如图 7-24 所示。

楼梯比较狭窄和陡直时，可用牢固的竹木椅作为工具搬运伤病员。伤病员采用坐位，并用宽带将其固定在椅背和凳上。两位救护人员一人抓住椅背，另一人紧握椅脚，然后以 45℃角向椅背方向倾斜，缓慢地移动脚步，如图 7-25 所示。一般来说，失去知觉及脊柱损伤的伤病员不宜用此法。

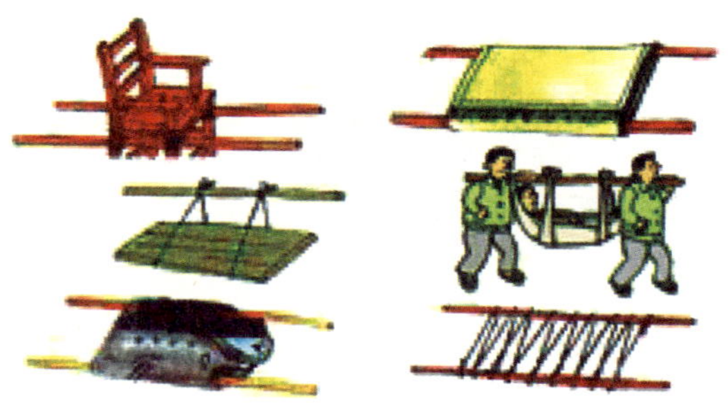

图 7-24　简易担架

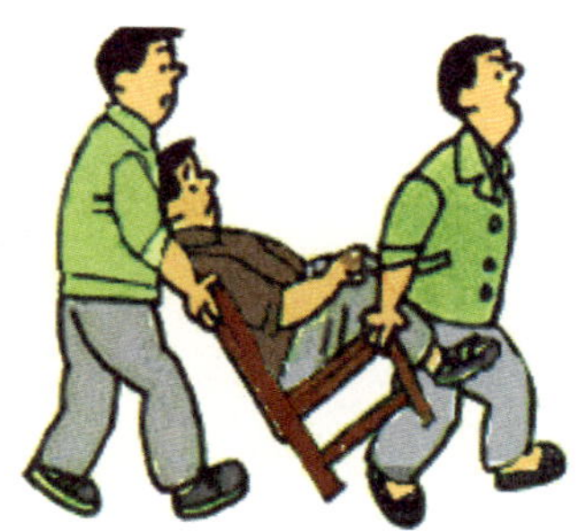

图 7-25　椅子搬运

二、脊椎损伤的搬运方法（实训评估内容）

1）救助者应正面走向伤者表明身份（避免伤着头部扭转），并告知伤者不要做任何动作。

2）应选择硬板或硬帆布担架搬运。如现场只有软担架则应让伤者取俯卧位，但颈椎损伤、胸部外伤、呼吸困难者不适宜该体位。

3）禁止伤者站、坐或弯腰使脊柱过伸或过屈。

4）搬运前最好先固定患部。搬动伤员时，先使伤员两下肢伸直，两上肢放于躯干两侧，使伤者脊柱保持正常生理曲线。木板放在伤员一侧，操作三人一般位于伤者同侧，使伤者在无旋转外力的情况下，用手同时平抬平放至木板上，放下或抬起时力求动作一致，如图 7-26 所示。人少时搬运中可将伤者身体以长轴方向拖动，不可从侧面横向拖动。禁用搂抱、肩扛、或一人抬头、另一人抬脚的方法。

5）对颈椎损伤的患者，首先应注意不轻易改变其原有体位，如坐不行，马上让其躺下，最好先用颈托固定其颈部（严禁随便强行搬动头部）。如无颈托，则颈部可用折叠的毛巾、衣服、厚报纸（见图 7-27）等替代物固定颈部。然后一专人扶托颈枕部，沿纵轴略加牵引力，或由伤员自己双手托住头部，使颈部保持中立位。其余三人协调一致用力将伤病员平直地抬到担架上，以防止因头部扭动和前屈而加重伤情，并保持呼吸道通畅。（见图 7-28）

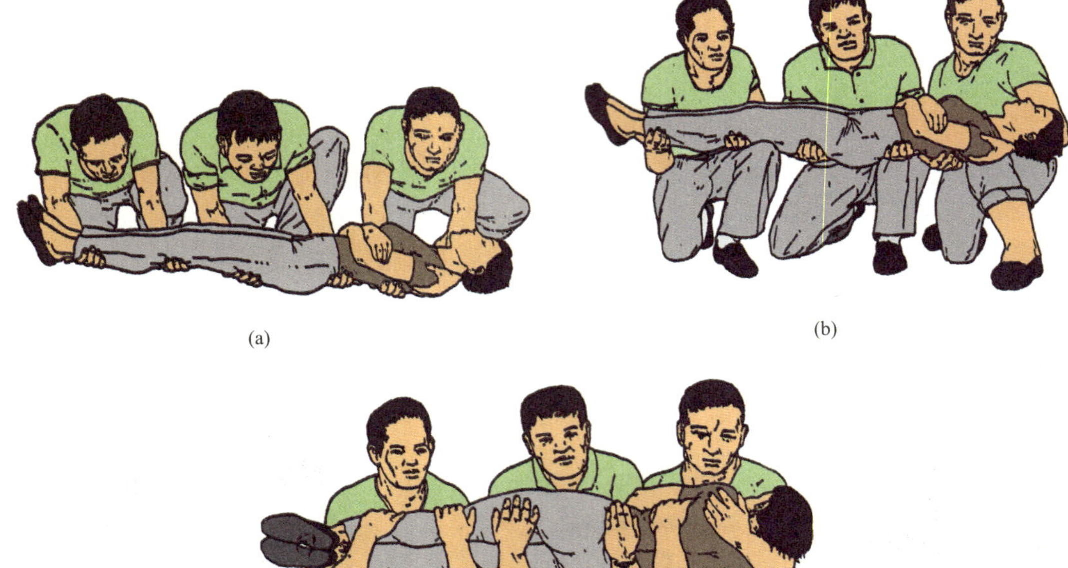

(a) (b) (c)

图 7-26　脊椎（骨盆）损伤搬动

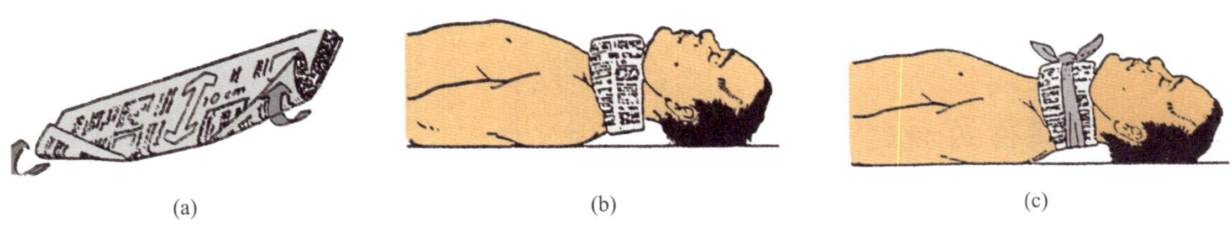

(a) (b) (c)

图 7-27　用报纸折叠的颈托

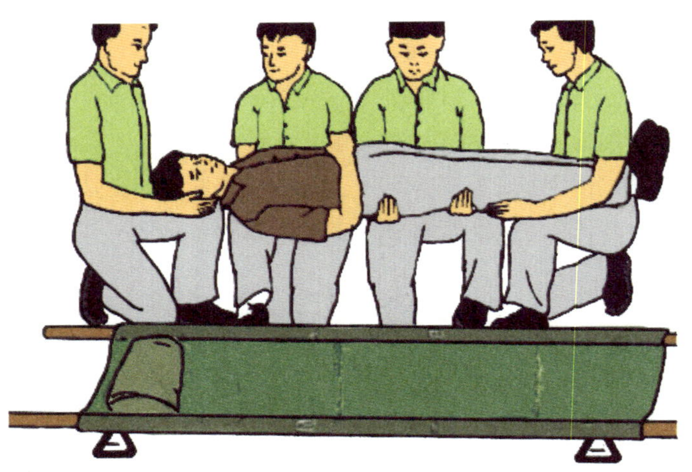

图 7-28　颈椎损伤正确搬运法

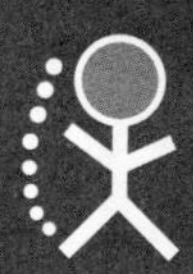

三、危重伤病员的搬运

休克患者　搬运时患者取平卧位，不用枕头，或脚高头低位。

呼吸困难患者　搬运时患者取坐位，以坐椅式搬运为宜，不能背驮。

昏迷患者　昏迷患者咽喉部肌肉松弛，仰卧位易引起呼吸道阻塞。此类患者搬运时宜采用平卧头转向一侧或侧卧位，防止舌后坠及呕吐物阻塞气道。

胸部伤　胸部受伤者常伴有开放性血气胸，需包扎。伤病员取坐位或半卧位，搬运时以坐椅式搬运为宜。

腹部伤　搬运时伤病员取仰卧位，屈曲下肢，防止腹腔脏器受压而脱出。注意脱出的腹腔内容物要包扎，不要回纳。

颅脑损伤　颅脑损伤者常有脑组织暴露和呼吸道不畅等表现。搬运时应使伤病员取平卧位或头高15°～30°卧位，有利于脑部静脉回流，减轻脑水肿，并使头偏向一侧。脑组织暴露者，应保护好其脑组织，并用衣物、枕头等将伤病员头部垫好，以减轻震动。注意颅脑损伤常伴随颈椎损伤。

四、搬运伤病员的注意事项

1）根据现场及伤病员的具体情况，选择合适的搬运方法及搬运工具。

2）搬运前需对伤病员的生命体征及伤情进行初步评估，并作相应的现场处理。如外伤病人应先止血包扎固定，必要时建立静脉通道后再搬运。

3）搬运时动作要轻巧、敏捷、一致，尽量减少震动，以免增加伤病员的痛苦或加重伤势。

4）疑脊椎损伤病员，应先固定伤椎，再搬运。搬运时要注意搬运技巧，以免损伤脊髓和神经。（参阅脊椎损伤搬运）

5）伤病员被抬上担架后，根据不同病（伤）情，选择合适体位。

6）抬上担架后必须扣好安全带，以防止翻落（或跌落）。

7）抬担架下楼时，伤病员脚前头后；上楼时头前脚后，缓慢移动。

8）担架上车后应予固定，伤病员保持头朝前脚向后的体位。

9）搬运转送途中需保持伤病员呼吸道通畅，并监测生命体征。

思考题

1. 心肺复苏抢救最佳时间窗？
2. 如何判断有无自主呼吸和心跳？判断时间不宜超过多久？
3. 除用触颈动脉的方法判断有无心跳外，还有哪些间接指征来判断？
4. 人工呼吸打开气道最常用方法是什么？

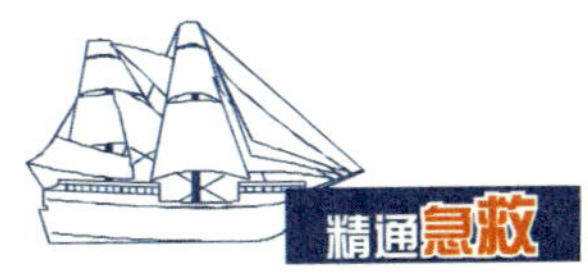

5．试述胸外按压的部位、深度和频率。

6．心脏按压停顿时间不宜超过多长时间？

7．心肺复苏操作中有哪些注意事项？

8．判断心肺复苏有效的标准是什么？

9．与《2005年国际心肺复苏指南》相比，《2010美国心肺复苏指南标准》都作了哪些修改？

10．根据血管类型可将外出血分哪三种？各有什么特点？

11．上/下肢出血扎止血带的部位分别在哪？试述止血带止血的注意事项。

12．最方便快捷的止血方法是哪种？前臂出血应指压在哪个部位？

13．试述压迫止血操作方法。

14．徒手搬运伤病员的方法有哪些？分别适合在何种情况？

15．如何搬运脊椎损伤病员？

16．搬运伤病员有哪些注意点？

第八章

常见急症的现场急救

第一节 昏　　迷

昏迷（coma）是意识障碍的严重阶段，表现为意识持续的中断或完全丧失，无任何思维活动，并对刺激无意识反应，不能被唤醒，随意运动消失，反射活动异常。

一、昏迷的原因

昏迷的原因主要见于脑功能失调和全身性疾病及脑局灶性病变。如各种中毒、缺氧、内分泌障碍、酸碱平衡紊乱、脑血管意外、脑部占位、脑部炎症、神经损伤、体温调节障碍等均能导致昏迷。

二、临床表现

昏迷的进程有如下临床特征：昏迷的初期呈嗜睡状态，进而转入昏睡状态，进一步加重即进入浅昏迷，逐步过度为深昏迷，此时血压、脉搏、呼吸等生命体征不稳定，患者处于“濒死状态”。

（一）浅昏迷

意识大部分丧失，自发性言语及随意运动消失。声、光等外界较强烈的刺激无反应，而对强烈的痛觉刺激仅能引起患者肢体简单的防御性运动。瞳孔对光反射、角膜反射及压眶反应存在或反射迟钝。生命体征基本平稳。

（二）中度昏迷

对周围事物及各种刺激均无反应，对于强烈刺激或可能出现防御反射。角膜反射减弱，瞳孔散大或缩小，对光反射迟钝，眼球无转动。生命体征轻度异常，可有不同程度排尿排便障碍。

（三）深昏迷

全身肌肉松弛，对各种刺激均无反应。所有反射均消失，生命体征明显异常，有自主呼吸，但节律可有不规则，多伴有通气不足。尿便失禁。需与脑死亡鉴别：

脑死亡判断标准：深昏迷、脑干反射（如角膜反射、瞳孔对光反射等）全部消失、无自主呼吸（依靠持续人工呼吸及机械通气）。有条件可行脑电图检查，示长时间电静息。首次判定后，观察12h，复查无变化，方可最后确定脑死亡。对昏迷原因不明确或可逆性昏迷者不能实施脑死亡判断。

三、伴随症状

昏迷及程度一旦确定，可根据伴随症状和体征初步了解患者昏迷可能原因：

1）发热：见于脑炎、脑膜炎及感染性疾病。

2）体温过低：见于冻僵、低血糖、甲减、酒精中毒等。

3）心动过缓：见于颅内高压、心脏病（房室传导阻滞）、吗啡中毒、甲减等。

4）呼吸缓慢：见于吗啡、巴比妥类中毒及颅内高压等。

5）潮式呼吸：为大脑半球或脑干病变所致。

6）高血压：见于高血压脑病、脑血管意外等。

7）低血压：见于各种原因的休克。

8）瞳孔散大：见于颠茄、阿托品等中毒，颅内压增加和濒死状态。

9）瞳孔缩小：见于吗啡、巴比妥、有机磷中毒等。

10）呼吸有烂苹果味：见于糖尿病酮症酸中毒。

11）有蒜臭气味：见于有机磷中毒。

12）一侧肢体活动减少或外旋：提示该侧肢体偏瘫。

13）颈强直和克氏征阳性：见于中枢神经系统感染或蛛网膜下腔出血。

14）皮肤粘膜改变：如见出血点、瘀斑、紫癜可见于重度感染和血液系统疾病。

四、急诊处理

对于昏迷患者应立即评估其生命体征及危急程度，并立即予以有效的处置。

（一）密切观察生命体征

注意体温、脉搏、呼吸、血压、瞳孔等生命体征的变化，做好随时抢救处理准备。

（二）保持呼吸道通畅，吸氧

患者低枕仰卧，头偏向一侧（颈椎损伤者不适宜），或取侧卧位，用面罩或鼻管吸氧，有条

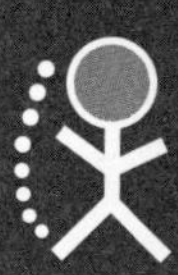

件时行气管插管，甚至对短时间不能苏醒者，专业人员可行气管切开。如呼吸衰竭，则给予可拉明、洛贝林等呼吸兴奋剂。

（三）维持有效血循环及血压

保证有足够的液体量和静脉通道。如血压降低可用血管活性药物，如多巴胺、间羟胺类，平均血压应维持在 80mmHg 或以上。

（四）维持水电解质平衡及营养支持

昏迷患者有进食障碍、呕吐及多汗等，故需建立静脉通道，补充水、电解质等。亦可予鼻饲饮食，肠内营养；还可静脉输入葡萄糖溶液、脂肪乳、氨基酸等。

（五）对症处理

如控制血压及体温；颅压高者给予 20% 甘露醇、呋塞米降颅压；用地西泮、苯巴比妥控制癫痫发作；有呕吐及呃逆者，可用维生素 B6、胃复安；控制颅内或全身感染，可选择广谱抗生素；可疑中毒者，应尽早去毒和解毒；纳洛酮催醒等。

（六）加强护理

注意口腔、呼吸道、泌尿道及皮肤护理。防止误吸引起窒息及肺炎；防止褥疮发生，并留置导尿。

（参阅“第三章　基本护理　第一节　船上护理要求和基本内容”）

（七）咨询并转诊

昏迷患者病情危重，应尽早医疗咨询，尽快就近转诊。

第二节　窒　　息

窒息（choking or suffocation）是人体呼吸过程由于某种原因受阻或异常，产生全身各器官组织缺氧，二氧化碳潴留，而引起组织细胞代谢障碍、功能紊乱和形态结构损伤的病理状态。当人体内严重缺氧时，器官和组织会因为缺氧而广泛损伤、坏死，尤其是大脑。气道完全阻塞造成不能呼吸只要 1min，心跳就会停止。只要抢救及时，解除气道阻塞，呼吸恢复，心跳随之恢复。窒息是危重症最重要的死亡原因之一。

一、窒息分类

1）机械性窒息：因机械作用引起呼吸障碍，如勒颈项部、用物堵塞呼吸孔道、压迫胸腹部以及急性喉头水肿或食物吸入气管等造成的窒息。其中，食物吸入气管导致的窒息较为常见，多发生于幼儿和老人。

2）中毒性窒息：如一氧化碳中毒，阻碍了氧与血红蛋白的结合与解离，导致组织缺氧造成窒息。

3）病理性窒息：如溺水和肺炎等引起的呼吸面积的丧失。

4）脑循环障碍引起的中枢性呼吸停止。

5）新生儿窒息及空气中缺氧窒息：如关进箱、柜内，空气中的氧逐渐减少等。

二、临床表现

气道部分阻塞时患者有通气，能用力咳嗽，但咳嗽停止时，出现喘息声；当气道完全阻塞时，患者已不能讲话、呼吸或咳嗽，双手抓住颈部，无法通气。窒息患者总体表现为呼吸极度困难，口唇、颜面青紫，心跳加快而微弱，处于昏迷或者半昏迷状态，渐紫绀明显，呼吸逐渐变慢而微弱，继而不规则，乃至呼吸停止，心跳随之减慢而停止，瞳孔散大，对光反射消失。

三、现场急救

窒息的急救应根据其病因进行救护。解除了气道阻塞和引起缺氧的原因，部分患者可以迅速恢复，具体措施如下。

（一）呼吸道阻塞的救护

将昏迷患者下颌上抬或压额抬后颈部，使头部伸直后仰，解除舌根后坠，使气道畅通。然后用手指或用吸引器将口咽部呕吐物、血块、痰液及其他异物挖出或抽出。当异物滑入气道时，可用叩背、腹部冲击和胸部冲击的方法，拍挤出异物。1 岁以下的婴儿可用叩背法；妊娠晚期可用胸部冲击法。

（二）颈部受扼的救护

应立即松解或剪开颈部的扼制物或绳索。呼吸停止立即进行人工呼吸，如患者有微弱呼吸可给予高浓度吸氧。

（三）浓烟窒息

救助者最好穿戴好防护设备，将患者迅速撤离现场，放置在空气新鲜流通环境，给予吸氧，必要时行 CPR。

（四）胸部严重损伤的救护

半卧位法，给予吸痰，清除血块，保持呼吸道通畅，吸氧，止痛，封闭胸部开放伤口，固

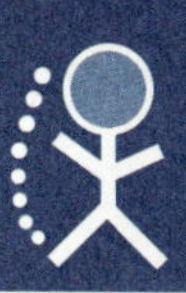

定肋骨骨折，速送医院急救。

四、解除气道异物阻塞的方法

（一）对有意识者的解除方法

1. 腹部冲击法（Heimlish 法）

可用于有意识能站立或坐位患者。救助者站在患者身后，双臂环抱患者腰部，一手握拳，握拳手的拇指侧抵住患者腹部，位于腹中线脐上两指，再用另一手握紧拳头，快速向内、向上使拳头冲击腹部，反复冲击直到把异物排出，如图 8-1 所示。

采用此法后，应注意检查有无危及生命的并发症，如胃内容物反流造成误吸、腹部或胸腔脏器破裂。除必要时，不宜随便使用。

2. 自行腹部冲击法

气道阻塞者本人可一手握拳，用拳头拇指侧抵住腹部，部位同上，再用另一手握紧拳头，用力快速向内、向上使拳头冲击腹部。如果不成功，患者应快速将上腹部抵压在一硬质的物体上，如椅背、桌缘、走廊护栏，用力冲击腹部，直到把气道异物排除，如图 8-2 所示。

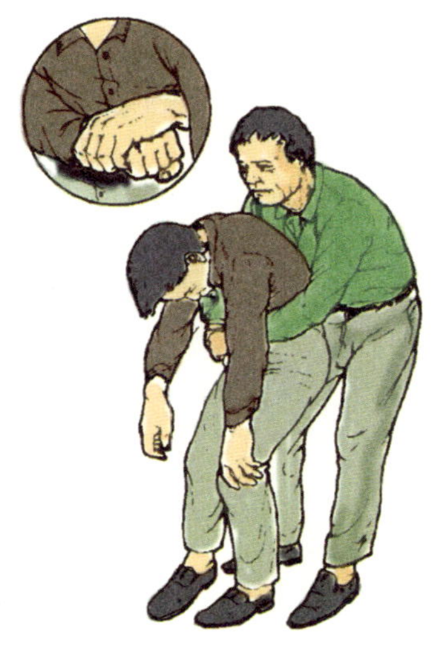

图 8-1　他人腹部冲击法（有意识）

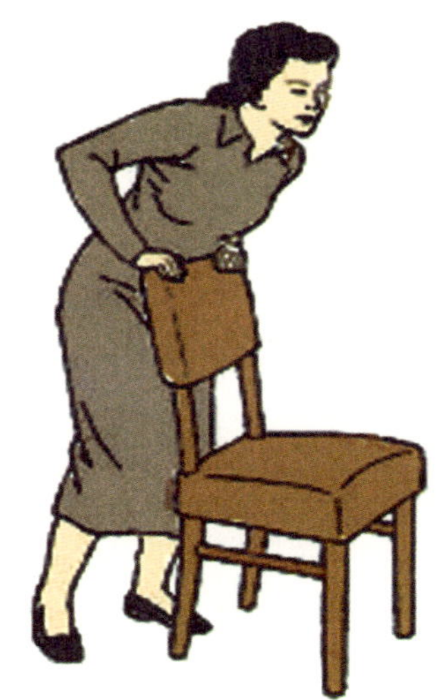

图 8-2　自行腹部冲击法（有意识）

（二）对意识丧失者的解除方法

1）昏迷患者平卧，头后仰偏向一侧。救助者骑跨于患者大腿两侧，将一手掌根顶在患者脐上两指处，另一手压在手背上，向内向上快速冲击腹部，反复冲击 5 次（见图 8-3），观察患者有无异物从口腔中排出。

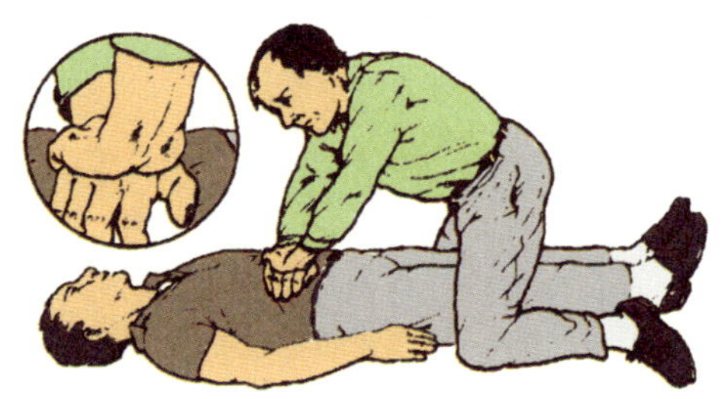
图 8-3　他人腹部冲击法（无意识）

2）如不知道患者发生气道阻塞，在人工呼吸缓慢吹起两次时，未见胸部起伏，重新摆放头部位置，并试用手指清除口咽部异物，开放气道，再尝试通气，尝试无效时，试用腹部冲击法；如异物取出、气道开通后仍无呼吸，需继续缓慢人工通气，并检查脉搏、呼吸反应，如无脉搏，即行胸外按压。在 CPR 过程中，如有第二名急救人员在场，一名实施救助，另一名启动 EMSS。

第三节　心脏骤停与心脏性猝死

心脏性猝死（sudden cardiac death）是在急性症状开始的一小时内发生心脏骤停，导致脑血流的突然中断，意识丧失，由心脏原因引起的自然死亡。SCD（心脏性猝死）可发生在相对稳定的心脏病（或尚未发现有心脏病）患者身上，且死亡的时间和方式不可预期。特点是“自然的”、“骤然发生的”、“快速的”和“不可预期的”。

心脏骤停（cardiac arrest）是指各种原因引起的心脏突然停止搏动，丧失泵血功能，导致全身各组织严重缺血、缺氧，若不及时处理，会造成脑及全身器官组织的不可逆性损害而导致死亡，是临床上最危急的情况。

心脏骤停并不代表死亡，通过紧急的治疗干预有逆转可能，甚至不遗留任何后遗症。

一、心脏骤停原因

引起心脏骤停原因有很多：

1）心脏因素：冠心病、心肌病、瓣膜功能不全、心脏结构异常。

2）呼吸因素：通气不足、上呼吸道梗阻、呼吸衰竭。

3）循环因素：机械性梗阻（气胸、肺梗塞）、有效循环血量下降。

4）代谢因素：电解质紊乱（高 / 低钾、高 / 低镁、低钙）。

5）中毒因素：药物、毒品、毒气。

6）环境因素：电击、低 / 高温、淹溺。

二、临床表现及诊断要点

典型临床表现：**意识突然丧失、呼吸停止和大动脉搏动消失的“三联征”。**

诊断要点：

1）大动脉搏动消失。

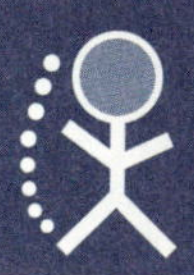

2）意识突然丧失。

3）呼吸停止或开始叹气样呼吸。

4）双侧瞳孔散大。

5）面色可由苍白迅速呈现发绀。

6）可伴有短暂抽搐和大小便失禁，随即全身松软。

其中以意识消失和大动脉搏动消失这两项最重要。

三、急救措施

美国心脏协会首先引入“生存链”的概念来描述心脏骤停者复苏时间的重要性。生存链中的任何一个环节的失败都可能会减少复苏成功的可能性。

生存链主要包括5个环节：①早期启动EMSS（emergency medical system）；②早期基础生命支持；③早期电除颤；④早期高级生命支持（高级气道处理、药物治疗、脑复苏等）；⑤综合的心脏骤停后治疗。

（参阅“第五章　生命急救技术　第一节　心肺复苏术”）

★四、电除颤

自动体外除颤器（automated external defibrillator，AED）是一种便携式、易于操作，稍加培训即能熟练使用，专为现场急救设计的急救设备（见图8-4）。

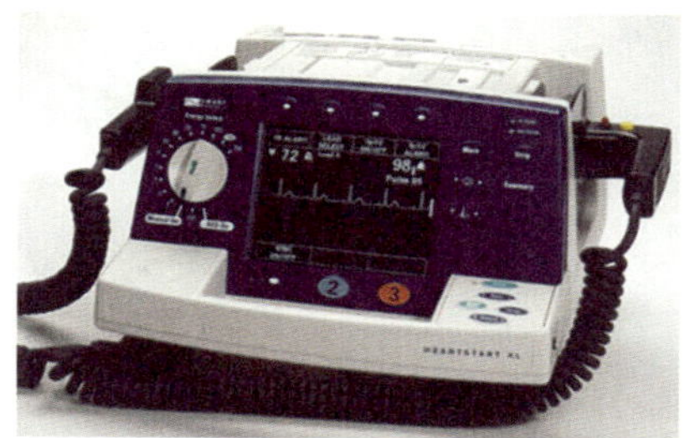

图8-4　除颤仪

AED使用步骤：①打开除颤器电源开关，并检查选择按钮在“非同步”位置。②电击板涂布导电糊或垫上生理盐水纱布垫。③然后将电极板导线插头与除颤器插孔连接。④选择能量，将除颤器充电：对室颤患者（见图8-5），可选双向波除颤器≤200J（单相波360J）开始。⑤按下充电按钮，将电击板分别置于胸骨右缘第二肋间及心尖部第五或第六肋间，用力揿钦（见图8-6）。⑥确定无人与患者及床接触，按动放电钮。⑦除颤器放电后再放开按钮，立即观察患者心电起搏心律，心脏听诊、测血压、呼吸，观察神志，以确定是否需要再次电击除颤。

2010美国心肺复苏指南：

取来除颤器进行心律分析后，需除颤者即予1次电击。电击后应立即从按压开始心肺复苏（作30：2 CPR 2min），再检查心律，需除颤可再行电击。尽可能缩短电击前后的胸外按压中断时间。

默克家庭诊疗手册：

强烈的心前区重击可使VF（室颤）或VT（室速）转为有功能的心律，相反它也可使正常的心律转为VF、VT或心脏停搏，故只能在无除颤器的情况下才作强烈的心前区重击。

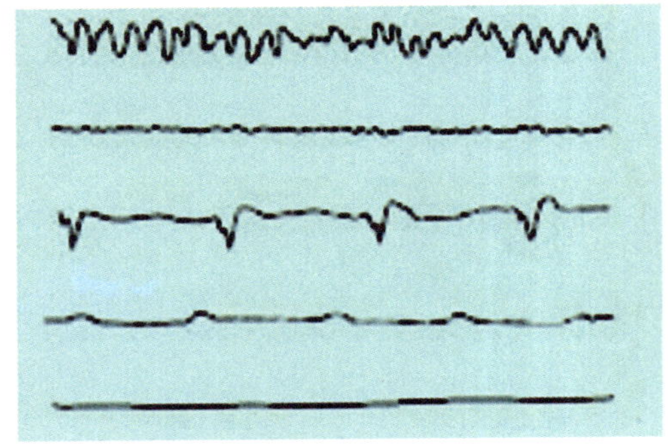

图 8-5　心脏骤停前（时）心电图

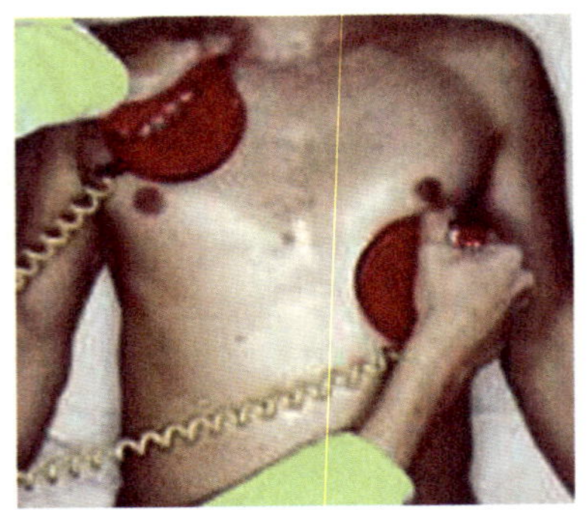

图 8-6　电除颤

最初的求助应立即取得除颤器。除颤的成功与否与时间有关，在心脏停搏后成功率每分钟下降 2% ~ 10%。立即电复律较其他治疗（即抗心律失常药物）对复苏更有效，自动体外除颤可以治疗 VT 或 VF，不必由医生参与。

★ 五、CPR 急救药物

在心脏骤停后，基本 CPR 和早期电除颤是最重要的，然后才是药物治疗。在 CPR 和除颤后迅速建立静脉通道，进行药物治疗。给药要尽可能的减少按压中断时间。（临床：在无法建立静脉通道时，骨内给药也是较理想的给药途径，气管内也可以给药。）

1）肾上腺素：推荐成人每次用量为 0.5 ~ 1mg，皮下或静脉注射，或（0.01 ~ 0.02）mg/kg，每隔 3 ~ 5min 重复一次。

2）血管加压素：推荐 40u/ 次，代替首次或第二次肾上腺素治疗。

3）阿托品：心搏停跳时，推荐成人每次用量 1mg，静推；心动过缓时首次 0.5mg，直到心率升至 60 次 /min 以上。每隔 3 ~ 5min 重复一次，最大剂量为 3mg。（2010 年美国指南已不再推荐阿托品常规运用于无脉性电活动 / 心搏停止。）

4）胺碘酮： CPR 或电除颤等处理后应及时应用胺碘酮，推荐初始剂量为 300mg，静脉注射。

5）利多卡因：作为无胺碘酮时替代药物。初始剂量为（1 ~ 1.5）mg/kg 缓慢静脉推注。如持续 VF/VT，可给予额外剂量（0.5 ~ 0.75）mg/kg，每隔 5 ~ 10min 重复一次，最大剂量为 3mg/kg。

第四节　冠状动脉粥样硬化性心脏病

冠状动脉硬化性心脏病（coronary atherosclerotic heart disease）是指冠状动脉粥样硬化使血管腔狭窄或阻塞（见图 8-7），导致心肌缺血、缺氧或坏死而引起的心脏病，它和冠状动

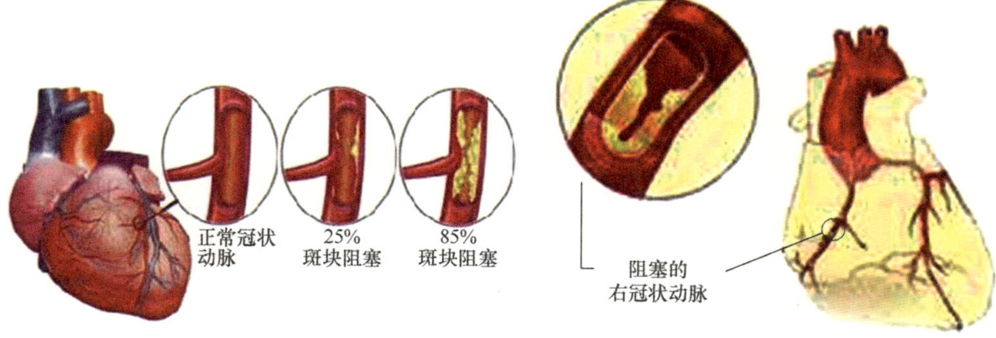

图 8-7 冠状动脉阻塞硬化

脉功能性改变（痉挛）一起，统称为冠状动脉硬化性心脏病，简称冠心病，或缺血性心脏病。冠心病是动脉粥样硬化导致器官病变的最常见类型。本病男性多于女性，男性多发生在 40 岁以后，女性往往在绝经期以后，脑力劳动者较多。

由于病理解剖和病理生理变化的不同，本病有不同的临床表型。1979 年世界卫生组织曾将之分为五型。

无症状型冠心病 亦称隐匿型冠心病，患者无症状。有心肌缺血心电图改变。

心绞痛型冠心病 有发作性胸骨后疼痛，由一过性心肌供血不足引起。

心肌梗塞型冠心病 症状严重，由冠状动脉闭塞致心肌急性缺血性坏死所致。

缺血性心肌病型冠心病 表现为心脏扩大、心力衰竭、心律失常，为长期心肌缺血导致心肌纤维化引起。

猝死型冠心病 因原发性心脏骤停而猝然死亡，多为缺血心肌局部发生电生理紊乱，引起严重的室性心律失常所致。

★ 近年临床医学家趋于将本病分为急性冠脉综合征和慢性冠脉病或称慢性缺血综合征两大类。在冠状动脉粥样硬化基础上，斑块破裂，其表面出现破损或裂纹，继而血管痉挛，血小板黏附聚集，局部血栓形成，导致冠状动脉血流显著减少或完全中断而引起的一组急性或亚急性心肌缺血的临床综合症，临床上常统称急性冠脉综合症。前者包括不稳定型心绞痛、非 ST 段抬高性心肌梗死和 ST 段抬高性心肌梗死，也有将冠心病猝死包括在内；后者包括稳定型心绞痛、冠脉正常的心绞痛、无症状性心肌缺血和缺血性心力衰竭（缺血性心肌病）。

本节将重点介绍“心绞痛”和“急性心肌梗死”。

一、心绞痛

（一）临床特点及诊断

心绞痛是冠状动脉供血不足，心肌急剧的、暂时缺血与缺氧（见图 8-8）所引起的临床综合症。本病多见于男性，多数患者在 40 岁以上，劳力、情绪激动、饱食、吸烟、受寒、阴雨天气、急性循环衰竭等为常见的诱因。

1．特点

典型心绞痛发作是突然发生的位于胸骨体上段或中段之后的压榨性、闷胀性疼痛，有手掌大小范围，亦可能波及大部分心前区，可放射至左肩、左上肢前内侧，达无名指和小指（图 8-9），界限不很清楚，偶可伴有濒死的恐惧感觉，往往迫使患者立即停止活动，重者还出汗。疼痛历时 1 ~ 5min，很少超过 15min；休息或含化硝酸甘油后，在 1 ~ 2min 内（很少超过 5min）消失。不典型的心绞痛，疼痛可位于胸骨下段、左心前区或上腹部，放射至颈、下颌、左肩胛部或右前胸，疼痛可很快或仅有左前胸不适发闷感。患者心绞痛发作时常伴有心率增快、血压升高、表情焦虑、皮肤冷或出汗，心脏听诊可闻及奔马律或杂音。

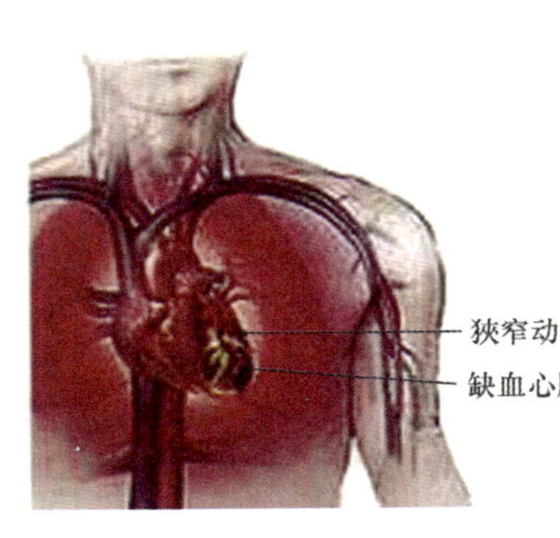

图 8-8　心绞痛狭窄动脉及缺血心肌

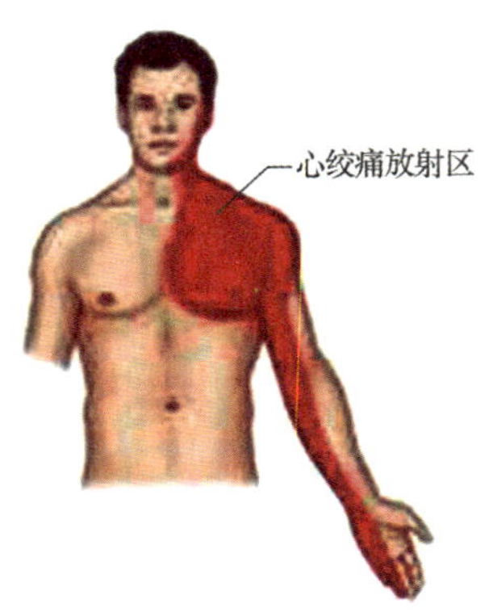

图 8-9　心绞痛放射区

2．诊断

心电图、心肌酶谱、放射性核素检查、冠状动脉造影是诊断心肌缺血或坏死最常用的检查方法。船上在无化验及心电图等检查设备时，可根据临床特点，结合下列方法可作出初步诊断：让患者立刻停止劳动或活动，稳定情绪，坐或卧休息，或嘱患者即刻含化硝酸甘油，1 ~ 2min 开始症状缓解，可考虑心绞痛可能。

（二）心绞痛急诊处理

1．发作期治疗

（1）休息

发作时立刻休息，一般患者在停止活动后症状即可消除。

（2）药物治疗

较重的发作，可使用作用快的硝酸酯制剂。

硝酸甘油　可用 0.3 ~ 0.6mg 片剂，置于舌下含化，1 ~ 2min 即开始起作用，约半小时后作用消失。对约 92% 的患者有效，其中 76% 在 3min 内见效。延迟见效或完全无效时提示患者并非患冠心病或患严重的冠心病，也可能所含的药物已失效或未溶解，如属后者可嘱患者轻轻

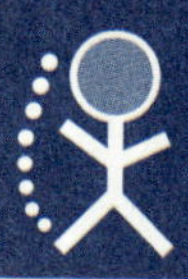

嚼碎之继续含化。近年还有喷雾剂和胶囊制剂可用。不良作用有头昏、头胀痛、头部跳动感、面红、心悸等，偶有血压下降，因此第一次用药时，患者宜取平卧位，必要时吸氧。

硝酸异山梨醇（消心痛） 可用 5 ～ 10mg，舌下含化，2 ～ 5min 见效，作用维持 2 ～ 3h，或用喷雾剂吸入。

其他 速效救心丸等中药也有一定作用。

尽早医院就诊。

2．缓解期治疗

（1）调整日常生活工作习惯

以尽量避免各种确知足以诱致发作的因素。调节饮食，特别是一次进食不应过饱，禁绝烟酒；调整日常生活与工作量；减轻精神负担；保持适当体力活动，以不发生疼痛症状为度。一般不需卧床休息。对心绞痛发作加重频繁、发作时间 30min ～ 1h、休息或熟睡中发生心绞痛、以及急性心肌梗塞发生后 1 个月内再次出现心绞痛，应考虑有心肌梗塞前奏可能，应予患者卧床休息，并严密观察，医疗咨询并尽早转诊。

（2）药物治疗

使用作用持久的抗心绞痛药物，即缓释剂或控释片剂，以防止心绞痛发作。

1）硝酸酯制剂：硝酸异山梨酯（消心痛），每次 5 ～ 20mg，3 次 / 日。

2）β 受体阻止剂：美托洛尔（倍他洛克），25 ～ 50mg，2 次 / 日。

3）钙通道阻滞剂：硝苯地平控释片 30mg，1 次 / 日。

4）中医中药：复方丹参滴丸、麝香保心丸等。

5）预防血栓形成：冠心病患者可长期口服小剂量肠溶阿司匹林，50 ～ 300mg，1 次 / 日或氢氯吡格雷 75mg 1 次 / 日。

6）调节血脂：用他汀类、贝特类等降脂药物调节血脂，降低低密度脂蛋白。

★ 如何辨别真假心绞痛?

辨别心绞痛要从疼痛的部位、性质、诱因和持续时间四个方面来综合判断。

首先，疼痛部位游走不固定，一般都不是心绞痛。

其次，心绞痛不像针刺或刀扎那样尖锐，而通常表现为压迫、发闷或紧缩感，也可有灼烧感。

再次，从诱因上来看，假性心绞痛胸痛发作与体力活动无关，可发生在劳累之后，而心绞痛是多在劳力或激动的当时。

最后，相比其他类型胸痛，心绞痛的持续时间一般不长，疼痛出现后常逐步加重，休息或舌下含用硝酸甘油也能在几分钟内使疼痛得到缓解。

二、急性心肌梗塞

（一）临床特点及诊断

急性心肌梗塞是指在冠状动脉病变基础上，发生冠状动脉急性闭塞，血流中断所引起的局

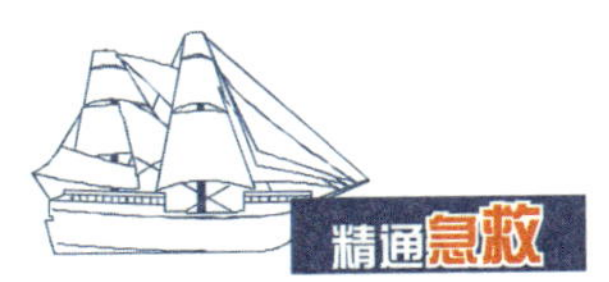

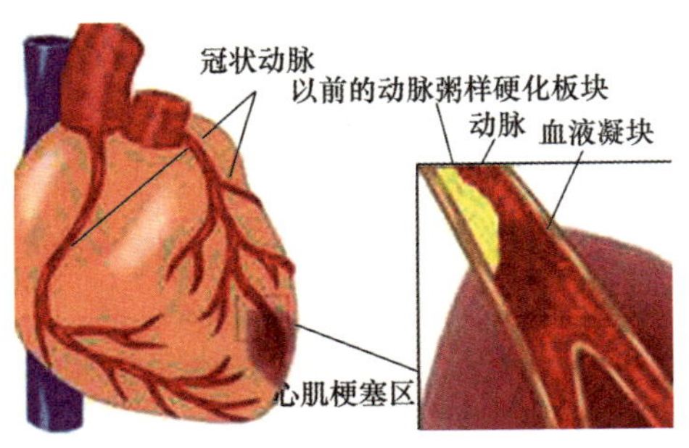

图 8-10　冠状动脉病变引起的心肌梗塞

部心肌的缺血性坏死（见图 8-10）。临床表现可有持久的胸骨后剧烈疼痛、休克、心律失常和心力衰竭，并有血清心肌酶增高以及心电图进行性改变。

1．特点

多数患者于发病前数日可有乏力、心前区不适，活动时心悸、气急、烦躁、心绞痛等前驱症状，其中以新发生心绞痛或原有心绞痛加重最为突出。心电图检查有异常改变，此时应警惕患者近期内有发生心肌梗塞的可能。

（1）疼痛

疼痛为此病最早出现最突出的症状。发作多无明显诱因，且常发作于安静时，且清晨较多。疼痛部位和性质与心绞痛相似，但疼痛程度较重，甚至难以忍受，疼痛可为束缚、压榨、钳紧样、以及烧灼样；持续时间久，超过 30min，多为数小时甚至数天，休息或用硝酸甘油无效。患者常烦躁不安、出汗、恐惧或有濒死感。少数患者可无疼痛，起病即表现休克或急性肺水肿。部分患者疼痛位于上腹部，被误认为胃穿孔、急性胰腺炎等急腹症；部分患者疼痛放射至下颌、颈部、背部上方，被误诊为牙病及骨关节痛。

（2）低血压和休克

20%患者可伴有休克，多在起病后数小时至 1 周内发生。如疼痛缓解而收缩压仍低于 80mmHg，有烦躁不安，面色苍白，皮肤湿冷，脉细而快，大汗淋漓，尿量减少，神志迟钝，甚至昏厥者，则为休克表现。若患者只有血压降低（疼痛期）而无其他表现者称为低血压状态。

（3）心律失常

约 75%～95%的患者伴有心律失常，多见于起病 1～2 周内，而以 24h 内为最多见，可伴乏力、头晕、昏厥等症状。心律失常中以室性心律失常最多。

（4）心力衰竭

梗塞后心脏收缩力显著减弱且不协调，故在起病最初几天易发生急性左心衰竭，出现呼吸困难、咳嗽、烦躁、不能平卧等症状。严重者发生急性肺水肿，可有紫绀及咯大量粉红色泡沫样痰，后期可有右心衰竭。

（5）全身症状

有发热、心动过速等。

（6）并发症

心律失常、泵衰竭、心脏破裂、栓塞、心室膨胀瘤等是急性心肌梗塞常见并发症。

2．诊断

急性心肌梗塞心电图有特征性及动态性改变、心肌损伤标志物含量明显增高，是诊断急性心肌梗塞可靠依据。船上在无实验室及心电图检查时，可根据心肌梗塞临床特点做出初步诊断。

（二）急诊处理

急性心肌梗塞急诊处理原则：保护和维持心脏功能，改善心肌血液供应，挽救濒死心肌，缩小心肌梗塞范围及处理并发症，防止猝死。

1．监护及一般治疗

（1）休息

绝对卧床休息，保持环境安静。

（2）吸氧

最初几日间断或持续通过鼻导管或面罩吸氧。

（3）监测

密切观察心率、心律、血压和心功能的变化，为适时调整治疗措施、避免猝死提供客观依据。

（4）护理

急性期12h内绝对卧床休息；24h后可床上肢体活动。专业医院在溶栓或介入手术成功后，可以第3天下床在房间内缓步走动；梗塞4～5天可适当在房间外缓步走动或活动，但尽量避免体力活动。值得说明的是：船员一旦在航行中发生急性心梗，除尽快无线电医疗咨询，并做好转送就医外，未经正规诊治，建议卧床休息，期间一切日常生活由他人帮助进行。发病间进食不宜过饱，可少量多餐，以易消化、低钠、低脂肪、少产气食物为宜，第一日宜只进流质饮食。

（5）保持排便通畅

可给予果导0.2g，睡前服，以保持大便通畅，避免便时用力。

（6）抗血栓形成

无禁忌者立即服水溶阿司匹林300mg，以后常规服用肠溶阿司匹林75～100mg，每日一次。最近医学专家建议同时服用氢氯吡格雷75mg每日一次。

2．对症处理

（1）解除疼痛

应尽早解除疼痛。①医疗咨询后，一般可肌注度冷丁50～100mg，或吗啡5～10mg，必要时1～2h后再注射一次。注意呼吸功能的抑制。②疼痛较轻者，可用可待因口服。③试用硝酸甘油0.3mg或硝酸异山梨酯5～10mg舌下含化或静脉滴注硝酸甘油，要注意心率增快和血压降低。④可用苏合香丸、保心丸等中药含服。

（2）控制休克

如有血容量不足，可适当扩容，用右旋糖酐40或5%～10%葡萄糖液静脉滴注。如上处理血压仍不升，可选用升压药物，可在5%葡萄糖液100ml中加入多巴胺10～30mg、间羟胺

10 ~ 30mg 静脉点滴。

(3) 治疗心力衰竭

主要治疗急性左心衰。除严格休息、镇痛或吸氧外，可先用利尿剂，常有效而安全。

(4) 消除心律失常

心律失常是引起病情加重及死亡的重要原因。利多卡因可治疗室性心律失常，防治恶性心律失常导致猝死可能。

★ 3. 再灌注心肌

目前临床上治疗急性冠脉综合症大致分为三类：①药物治疗：包括溶栓药物、抗凝药物、硝酸酯类药物、β 受体拮抗药、钙通道拮抗药、血管紧张素转换酶抑制药和调脂药。②介入治疗：包括经皮冠状动脉腔内成形术（见图 8-11）、冠状动脉内支架置入术（见图 8-12）、冠状动脉内溶栓术。③外科手术治疗：主要是冠状动脉搭桥术（见图 8-13）。因专业性较强，在此不作介绍。

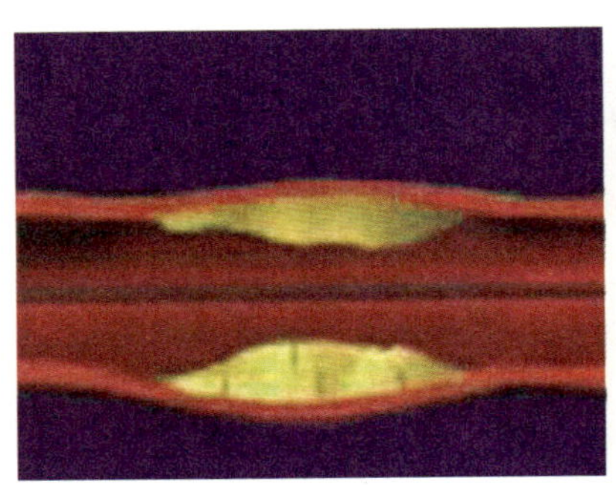

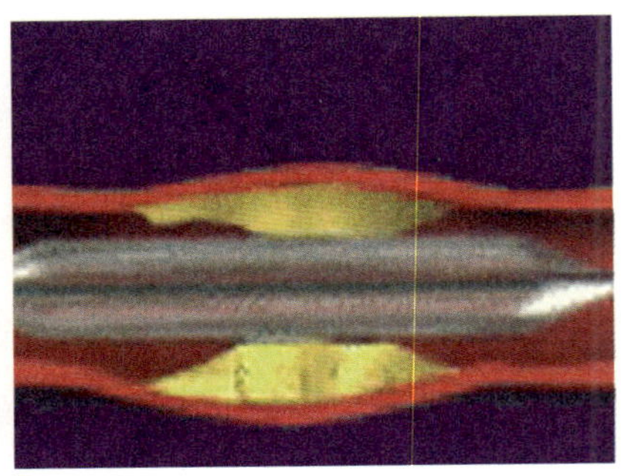

图 8-11 经皮冠状动脉腔内成形术

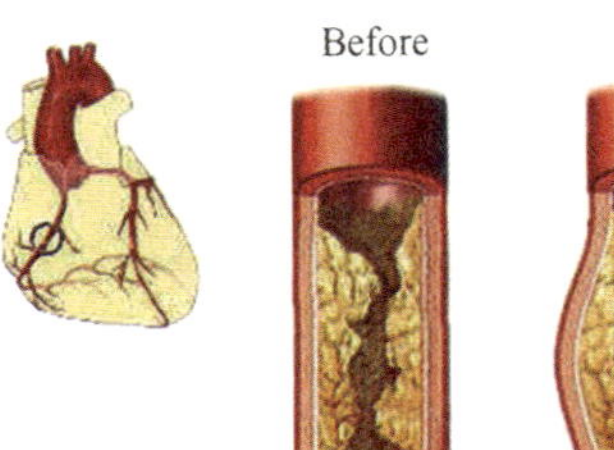

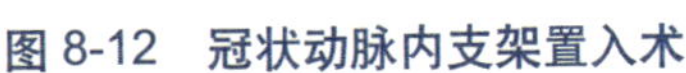

图 8-12 冠状动脉内支架置入术

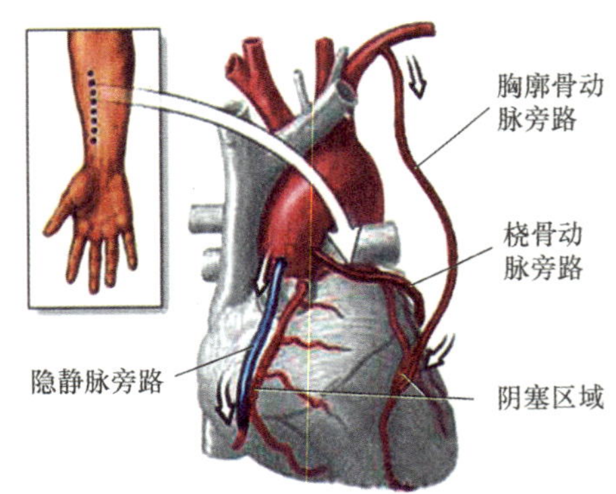

图 8-13 冠状动脉搭桥术

船上疑有急性心肌梗塞的患者，主要以监护、一般治疗及对症处理为主。同时应尽早无线电医疗咨询。考虑其病情及并发症严重，有猝死风险，应尽可能转送医院救治。心绞痛与心肌梗塞临床表现鉴别表，见表 8-1。

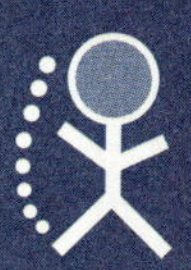

表 8-1　心绞痛与心肌梗塞临床表现鉴别表

临床表现	心绞痛	急性心肌梗塞
疼痛部位	胸骨体上段或中段之后	同左，或向上腹部、下颌、颈部、背部上方放射
疼痛性质	沉重紧缩感	压榨性、更剧烈
疼痛时限	几分钟	几小时以上
硝酸甘油作用	疼痛迅即消失	无效
诱发因素	活动用力、兴奋、饱餐等	同前，常休息中发生
休克	无	常有
血压	可升高	常降低
气急或肺水肿	一般无	常有
心律失常	一般无	常有
发热	无	常有

第五节　高血压及高血压急症

高血压（hypertension）是最常见的心血管疾病。目前我国约有 2 亿高血压患者，1/5 成人患有高血压。在绝大多数患者中，高血压原因不明，称原发性高血压。流行病调查，肥胖、食盐过多、酗酒、吸烟、精神紧张、遗传等因素可能与高血压的发生有关（见图 8-14）。另外，有少部分患者血压升高是某些疾病的临床表现，称继发性高血压。高血压病除了可引起高血压本身有关症状以外，长期高血压还可成为多种心血管疾病的重要危险因素，并影响心、脑、肾等重要脏器的功能，促使脑卒中、心肌梗塞、心力衰竭以及慢性肾脏病等主要并发症的发生，最终导致这些器官的功能衰竭（见图 8-15）。

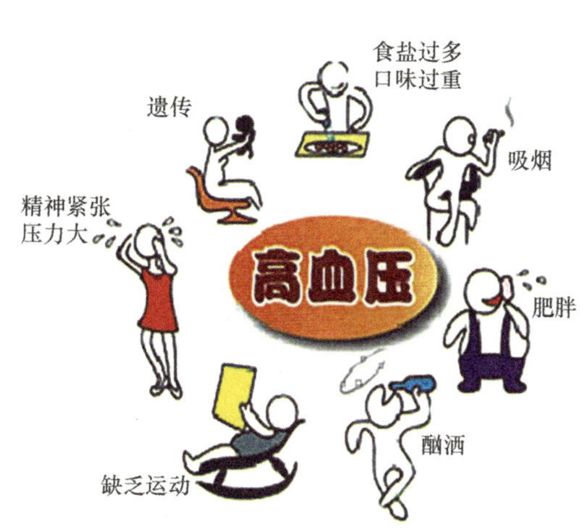

图 8-14　高血压相关因素

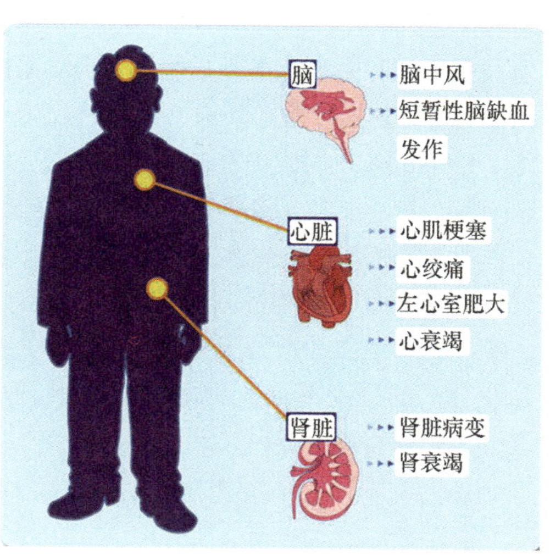

图 8-15　高血压并发症

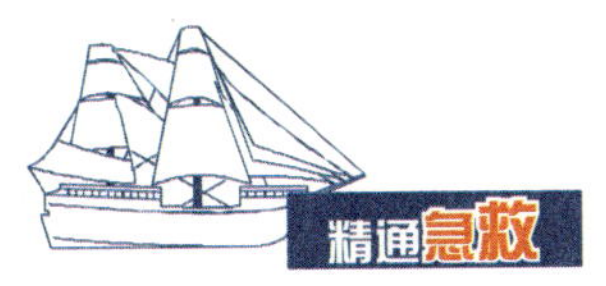

一、高血压的定义

高血压是以体循环动脉收缩压和（或）舒张压的持续增高为主要表现的临床综合征，可分为原发性及继发性两大类。在绝大多数患者中，高血压的原因不明，称之为原发性高血压，又称高血压病，占总高血压患者的95%以上；在不足5%患者中，血压升高是某些疾病的一种临床表现，本身有独立而明确的病因，称为继发性高血压。

二、高血压的诊断标准

目前，我国采用国际上统一的标准，在未使用降压药物的前提下，收缩压大于或等于140mmHg和（或）舒张压大于或等于90mmHg即诊断为高血压。根据血压增高的水平，可进一步分为高血压第1，2，3级，见表8-2。

表8-2　血压水平的定义和分类

类　别	收缩压（mmHg）	舒张压（mmHg）
正常血压	＜120	＜80
正常高值	120～139	＜80～89
高血压	≥140	≥90
1级高血压（轻度）	140～159	90～99
2级高血压（中度）	160～179	100～109
3级高血压（重度）	≥180	≥110
单纯收缩期高血压	≥140	＜90

注：当收缩压和舒张压分属于不同分级时，以较高的级别作为标准。

三、高血压急症的处理

高血压急症和高血压亚急症曾被称为高血压危象。是指原发性和继发性高血压患者，在某些诱因的作用下，血压在短时间内（数小时或数天）显著的急骤升高，收缩压＞200mmHg和（或）舒张压≥130mmHg，同时伴有进行性心、脑、肾等重要靶器官功能不全的表现。高血压急症包括高血压脑病、颅内出血、脑梗塞、急性心力衰竭、肺水肿、急性冠脉综合症、主动脉夹层动脉瘤、子痫、肾功能损害等。应注意血压水平的高低与急性靶器官损害的程度并非呈正比。

高血压亚急症是指血压显著升高，但不伴靶器官损害。患者可有血压明显升高的表现：如头痛、胸闷、鼻出血和烦躁不安等。相当多数的患者有服药顺应性不好或治疗不足。

血压升高的程度不是鉴别高血压急症与亚急症的标准，区别两者的唯一标准是有无新近发生的进行性靶器官损害。

（一）紧急处理

出现高血压急症时，时间就是生命，务必采取措施迅速降压，抢救患者。治疗目的是尽快

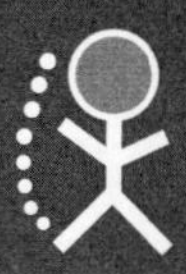

使血压降到足以阻止心、脑、肾等靶器官的进行性损害，但又不导致重要器官灌注不足的水平。可选用下列措施：

1．一般处理

高血压患者应卧床休息，可抬高患者的床头30°角，以达到体位性降压的目的；避免过多搬动，保持呼吸道通畅，把头部偏向一侧，以免呕吐物吸入呼吸道而引起窒息；室内保持安静，光线暗淡。有诱发因素者应予以去除。

2．吸氧

病情需要时吸氧，密切注意神志改变。

3．监测生命体征

立即开放静脉通道，定时测量血压、心律和呼吸。

4．迅速合理选择降压药物和给药途径

根据病情初步评定患者是高血压急症还是亚急症，迅速合理选择降压药物和给药途径。

5．准确评定血容量和颅内压

谨慎使用脱水剂和快速利尿剂。

（二）急症降压药物使用原则

高血压急症首选静脉应用抗高血压药物，用药期间严密监测血压和心率。需注意以下几点。

1）根据患者的基础病和用药史，结合患者的年龄、病程、血压升高的程度、有无靶器官损害及临床表现，个体化选择药物。

2）立即有效的控制血压是终止进行性靶器官损害的关键。

3）静脉给药时，患者宜取卧位，以防治直立性低血压。

4）一般情况下，血压控制的目标为：24h内将血压降低20%～25%；48h内不低于160/100mmHg；在随后的1～2周内逐渐降至正常水平。降压过快会减少器官的血流灌注，从而诱发或加重靶器官损害。

5）血压降至安全水平，情况允许，可改用口服降压药物。

6）高血压亚急性：可予口服降压药控制，可在24～48h将血压逐步降到160/100mmHg。用药后观察5～6h，2～3天后调整剂量。

7）合并脑出血：当血压极度升高（>200/130mmHg）时，才考虑在血压严密监测下降压，目标值不能低于160/100mmHg。

8）合并脑梗塞：一般不作降压处理。

9）合并急性冠脉综合征：可选用硝酸甘油静滴，或β受体阻滞剂（倍他乐克）和血管紧张素转换酶抑制剂（卡托普利）。血压控制目标是疼痛消失，舒张压＜100mmHg。

10）合并急性左心衰：硝普钠和硝酸甘油是最佳选择，必要时用利尿剂（速尿）。

（三）急症降压药物使用途径及方法

船在航行中，如遇高血压急症患者，应首先无线电医疗咨询，做好转送准备。并迅速建立静脉通道，给予静脉降压。

1．静脉用药

1）硝普钠：适用于大多数的高血压急症，尤其是合并心力衰竭的患者。其作用时间很短，起效很快，但停止滴注 1 ～ 2min 后，血压即上升。用法：以 50mg 加入 5% 葡萄糖 500ml 中（糖尿患者需加胰岛素）避光（黑布或银箔包裹），开始以每分钟 10ug 静滴，密切观察血压，每隔 5 ～ 10min 可增加 5ug/min。

2）硝酸甘油：兼有抗心绞痛及降压作用，适用于合并心肌缺血患者。颅内高压、青光眼患者禁用。用法：硝酸甘油，以 5 ～ 10mg 加入 250 ～ 500ml 葡萄糖水中静滴，2 ～ 5min 即发挥降压作用，开始以每分钟 5 ～ 10ug 速度滴入，以后根据血压反应，逐渐增加剂量，每 5 ～ 10min 增加 5 ～ 10ug/min 至 20 ～ 50ug/min。停药后数分钟内作用消失。副作用有心动过速、面红、头痛、呕吐等。

3）速尿：特别适用于心、肾功能不全和高血压脑病患者。起效快，作用强，但超量运用时，降压作用不加强，不良反应加重。用法：20 ～ 40mg 静脉注射。

2．口服用药

以下情况可选用或改用口服给药：①对高血压急症患者，在船上无专业人员，无法给予静脉用降压药。②高血压急症血压已降至安全范围者。③高血压亚急症患者。以下介绍几种船上较方便使用的药物。

1）硝苯吡啶（心痛定）：10 ～ 20mg 舌下含服，5min 内开始降压，30min 后血压平均可下降 40/25mmHg，可维持 3h 以上。

2）硝酸甘油：0.6 ～ 1.2mg 舌下含服，3min 起效，维持时间短，可重复使用。

3）卡托普利（巯甲丙脯酸）：12.5 ～ 25mg 口服或舌下含化，需要时可重复给药。

4）安定：2.5 ～ 5mg 口服，用于烦躁不安者。

5）船上有高血压急症患者，应尽早求援转送。

第六节　脑血管意外

目前无论城市还是农村，急性脑血管意外在全死因排位中呈现明显前移趋势，城市居民因该病死亡已上升到第一、二位。在存活的病患中 3/4 患者不同程度地丧失劳动能力，其中重度致残约占 40%，其中高血压、高血脂、糖尿病、肥胖、酗酒等为脑血管意外常见诱发因素。（见图 8-16）。

脑血管意外（stroke），又称“中风”或“卒中”，是急性脑部血液循环障碍所引起的脑机能紊乱的总称。主要包括出血性中风和缺血性中风两大类。前者是一种源于脑实质内血管在基础疾病的基础上，发生的急性、自发性的非外伤出血，包括脑出血和蛛网膜下腔出血（见图 8-17）；后者是指脑部血液供应障碍，缺血、缺氧引起脑组织坏死软化，包括脑血栓和脑栓塞（见图 8-18）。有时将短暂性脑缺血发作（TIA）也归为缺血性中风范畴。其特点是突发性、短暂性、可逆性神经功能障碍。发作持续数分钟，通常在 30 分钟内完全恢复，超过 2 小时常遗留轻微神经功能缺损表现，或 CT 及 MRI 显示脑组织缺血征象。好发于 34 ～ 65 岁，男性多于女性。发病突然，多在体位改变、活动过度、颈部突然转动或屈伸等情况下发病。发病无先兆，有一过性的神经系统定位体征，一般无意识障碍，历时 5 ～ 20 分钟，可反复发作，但一般在 24 小时内完全恢复，无后遗症。

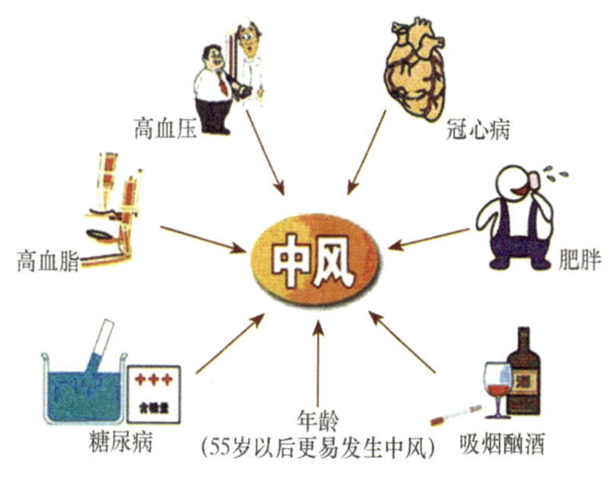

图 8-16　脑血管意外诱发因素

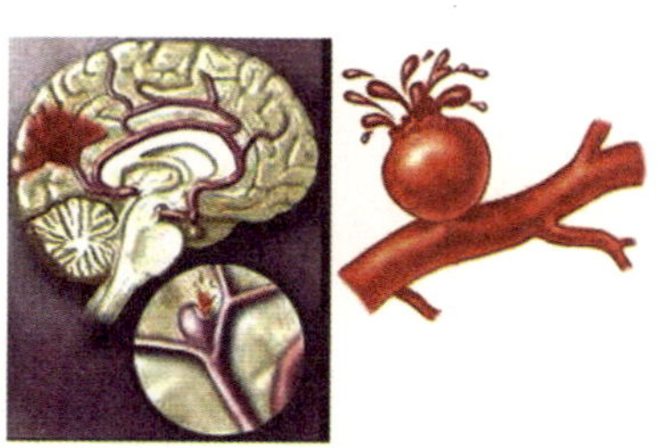

图 8-17　出血性中风

一、临床特点

中风多突然发病，以中老年多见，部分可无预报信号。发病时因中风的性质、部位、病变大小等不同，可出现不同的临床表现：部分患者口角歪斜、吐词欠清、吞咽困难、肢体偏瘫；部分患者以头痛、呕吐为表现；严重者发病后很快进入昏迷、呼吸困难、瞳孔改变、血压升高，甚至很快死亡。

★ 判断一个人是否发生了中风，用简单的“微笑、举手、说一句话”三个动作。一是对着镜子微笑一下，看两边的嘴角是否不对称。二是平举双手，看 10s 之内是否有一边手臂控制不住往下坠落。三是说一句比较复杂的话，看是否不能说，或者含混不清。这三个问题中，只要有一个是肯定答案，很有可能就是发生了中风。

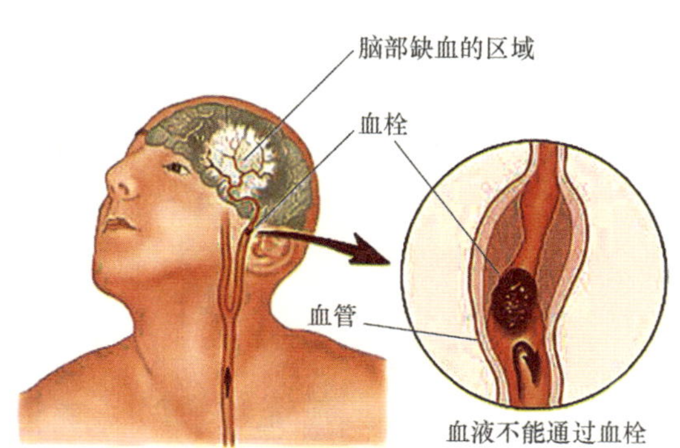

图 8-18　缺血性中风

二、鉴别诊断

中风因类型不同，其病因、年龄、诱因、临床表现等有所不同，(见表 8-3)。

表 8-3 不同脑血管意外鉴别表

疾病表现	出血性脑血管病		缺血性脑血管病	
	脑出血	蛛网膜下腔出血	脑血栓	脑栓塞
常见病因	高血压病 动脉硬化	动脉瘤 血管畸形	动脉粥样硬化、“三高”、红细胞增多症	风心病、脂肪栓塞、羊水栓塞
年龄	50 岁以上	中青年	中老年	35 ～ 45 岁
起病	急	急	较慢	最急
诱因	情绪激动、用力时	情绪激动、用力时	休息、睡眠时	心律失常、长期卧床时
头痛	常见	剧烈	无	无
呕吐	多见	多见	无	可有
偏瘫	有	无	有	有
脑膜刺激征	有	明显	无	无
脑脊液压力	增高	增高	正常	可增高
血性脑脊液	洗肉水样	均匀一致血性	无	无

三、脑出血急救处理

脑出血是指脑部动脉、静脉、毛细血管破裂引起的脑实质内和脑室内出血，其中动脉破裂出血最为常见。脑出血起病急、病情重、病死率高，是常见急症。

(一) 诊断要点

脑出血一般病前无预感，少数患者在出血前数小时或数日可有头痛、头晕、短暂意识模糊、嗜睡、精神症状、一过性肢体运动、感觉或说话不清等脑部症状。**以下特征可作为诊断依据：**①患者年龄多在 50 岁以上。②既往有高血压动脉硬化史。③多在寒冷或气温骤变时节发生。④在情绪激动、精神紧张、剧烈活动、用力过度、咳嗽、排便等诱因下发病。⑤起病突然，发病后出现头痛、恶心、呕吐，半数患者有意识障碍或出现抽搐、尿失禁。⑥可有明显定位体征，如偏瘫、脑膜刺激征。⑦发病后血压明显升高。⑧通过 CT 扫描及 MRI 基本可确诊。

(二) 急救处理

急救原则是维持生命指征、止血和防止再出血，减轻和控制脑水肿，预防和治疗并发症。但因在船上无法确诊，在处理上主要是加强护理及对症治疗。

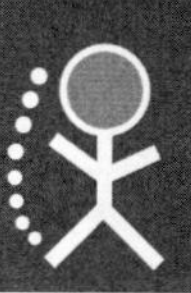

1．一般处理

①绝对卧床休息：脑出血患者头部稍垫高，并避免不必要的搬动。必须搬动时，动作要轻，固定头部，以防出血加重。脑出血患者一般应卧床休息 2 ～ 4 周。②保持呼吸道通畅：立即解开领口，头可偏向一侧，及时清理口鼻腔内的分泌物及呕吐物，以防流入气管，引起窒息或吸入性肺炎。如条件许可，应尽早建立人工气道，必要时可用鼻导管法持续吸氧 3 ～ 4L/min。③加强口腔护理，并预防肺部等感染。④留置导尿时应进行膀胱冲洗。⑤对昏迷患者需定期翻身，防治褥疮形成。⑥保持水、电解质平衡及营养支持：因急性期 24 ～ 48h 患者应予禁食，故需建立静脉通道，并适当输液，总量控制在 1500 ～ 2000mL/d，48h 后，如果意识好转，且吞咽无障碍者可试进流质，少量多餐，否则应下胃管鼻饲维持营养。⑦避免情绪激动及血压升高。⑧其他对症治疗：如烦躁不安，抽搐者可用安定类药物；脑出血高热时可头枕冰袋、冰帽降温，对脑组织损伤有保护作用。⑨观察病情，对于急性期患者尤为重要，应密切观察患者意识、瞳孔大小、血压，以及内环境变化。

（参阅“第三章　基本护理　第一节　船上护理要求和基本内容”）

2．特殊治疗

1）降低颅内压。颅内压升高是脑出血患者死亡的主要原因，因此积极降低颅内压是治疗脑出血的重要任务之一。脑出血的降颅压治疗首先以高渗液体为主。甘露醇疗效最为确切，作用也最快，常用量 20% 的甘露醇 125 ～ 250mL，每 4 ～ 6h 静滴一次，或加速尿 20 ～ 40mg 交替使用。

2）调控血压。脑出血患者不宜干预血压，因为脑出血后血压升高是对颅内压升高的一种反射性自我调节，应先降颅内压，再根据血压情况决定是否进行降血压治疗。血压降低幅度不宜过大，否则可能造成脑的低灌注状态。①血压大于 200/110mmHg 时，在降颅压的同时可慎重、平稳地降血压治疗，使血压维持在 180/105mmHg。②对于收缩压在 170 ～ 200mmHg 或舒张压 100 ～ 110mmHg，暂时可不必使用降压药，先脱水降颅压，并密切观察血压情况，必要时再用降压药。③收缩压小于 165mmHg 或舒张压＜ 95mmHg，不需降血压治疗。④血压过低者应升压治疗，保证脑部血液灌注。

3）其他治疗。在未确诊之前，除有出血倾向和并发消化道出血的患者可适当应用止血药物外，多数患者不必常规使用。

4）外科手术治疗。自发性脑出血患者手术适应症、方法和时机，目前尚无统一标准。手术主要目的是止血、消除水肿，从而降低颅压，降低死亡率和致残率。

一般患者中风后治疗的黄金时间为发病后 3 ～ 6h。尽可能争取在 3h 之内将其送到医院，如脑血栓形成，在发病后 6h 内如能得到及时救治，采用较为先进的血管内溶栓治疗，有可能化解血栓，使脑血管得到再通，获得康复。对于像动脉瘤或脑血管畸形等治疗难度较高的脑血管病，需前往有条件的大型医疗中心及时救治，采用早期手术或血管内介入治疗的方法，解决病因，达到治愈目的。

中风生存链

Detection	发现	识别中风症状和体征
Dispatch	派遣	拨打急救电话，EMS 优先派遣
Delivery	转运	迅速转运，院前通知医院
Door	到院	及时急诊分诊
Data	数据	急救评估，迅速进行实验室和 CT 检查
Decision	决策	诊断和决定恰当的治疗
Drug	用药	给予适当的药物和其他干预措施

思考题

1. 昏迷深度如何进行判断？如何在船上对昏迷患者进行治疗和护理？
2. 气道异物阻塞的临床表现是什么？如何在现场处理？
3. 心脏骤停的临床表现及判断标准是什么？心脏骤停的处理原则是什么？
4. 心绞痛的临床表现是什么？急性心梗与心绞痛如何鉴别？试述急性心梗的急诊处理。
5. 高血压的诊断及分级标准是什么？如何对高血压急症进行紧急处理？
6. 如何鉴别出血性中风与缺血性中风？试述脑出血的紧急处理。

第九章

创 伤

第一节 脊柱损伤

脊椎损伤（spinal injury）系骨科常见创伤，尤以胸腰部发生率最高。脊椎损伤可以并发脊髓或马尾神经损伤，特别是颈椎骨折、脱位合并有脊髓损伤，能严重致残甚至丧失生命。

一、临床表现

1）有严重的外伤史，如从高处落下，重物打击头、颈、肩和背部，老年人摔倒臀背部着地，或塌方、掩埋等。

2）胸腰椎损伤后，伤者局部疼痛，腰背部肌肉痉挛，不能起立，翻身困难，感觉腰部软弱无力。如合并腹膜后血肿时，常出现腹胀、腹痛、大便秘结等症状。颈椎损伤时，有头颈痛，不能活动，伤员常用两手扶住头部。

3）造成脊髓或马尾损伤后，受伤平面以下，肢体感觉、运动、反射不同程度障碍或消失，膀胱、肛门括约肌功能丧失或部分丧失。颈段脊髓损伤后，双上肢也有神经功能障碍，且常因体位性低血压，造成头晕、心慌等不适，严重者因肋间肌、膈肌瘫痪，出现胸闷、呼吸困难，甚至死亡。

二、诊断要点

1）脊椎损伤常是严重复合伤的一部分，检查时要首先详细询问受伤史、受伤原因、现场情况、当时姿势、直接受到暴力的部位，伤后有无感觉及运动障碍等。

2）检查脊柱时用手指从上到下逐个按压棘突，可发现位于中线的局部肿胀和明显的局部压痛。胸腰段损伤时常有向后突畸形。颈椎损伤时，肿胀和后突畸形并不明显，但有明显压痛。

3）X 摄片可确诊。

三、脊椎损伤的搬运及固定（实训评估内容）

尽量避免骨折处有移动，更不能让伤员站立或坐起，以免引起或加重脊髓的损伤。颈椎损伤的病人，如搬运不当，有引起颈段脊髓损伤的危险，导致四肢与躯干的高位截瘫，甚至影响呼吸功能，造成伤者短期内死亡。

只要怀疑有脊柱损伤就应按脊柱损伤处理，将脊柱不稳定的伤者仰卧固定在硬担架或硬板上，并使头、颈、躯干、骨盆以中心直线位置固定，保持脊柱伸直位，避免脊柱屈曲或扭转。将伤者置于木板上后用宽布带捆在担架上（见图 9-1），如腰背部悬空时，应在其下垫以小枕或卷迭的衣服。

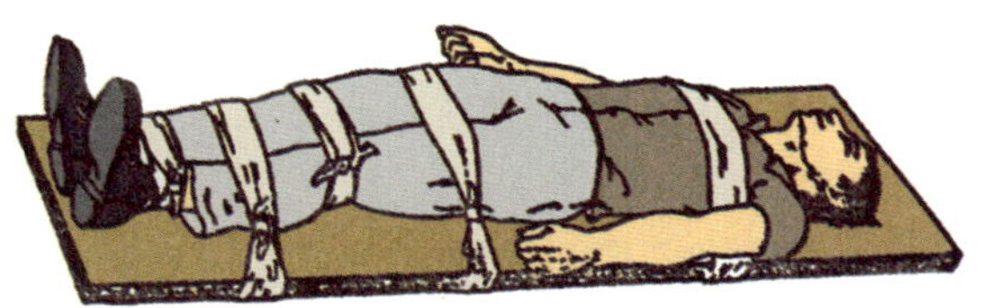

图 9-1　将脊柱骨折的伤员固定在木板上

（参阅“第七章　生命急救的基本技术　第三节　伤病员的搬运”）

四、并发症的防治

（一）防治褥疮

每两小时翻身一次，翻身时要保护受伤局部，保持脊柱中立位翻转，防止脊柱扭曲而造成新损伤（见图 9-2）。每次翻身时按摩局部，促进血液循环。

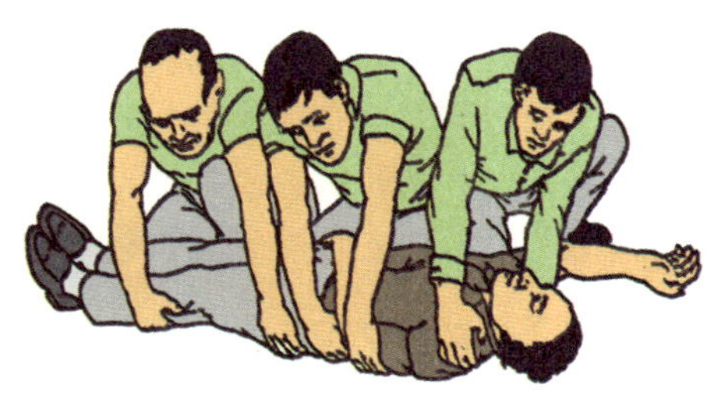

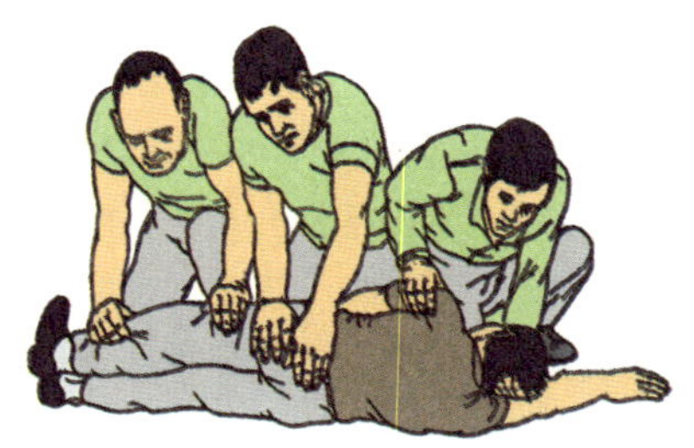

图 9-2　颈椎损伤翻身方法

（参阅“第三章　基本护理　第一节　意识丧失及卧床病人护理”）

（二）防治泌尿道感染

1）插放导尿管时要严格按照无菌操作原则进行。

2）留置导尿袋应低于膀胱水平，避免尿液逆流。

3）导尿管定期开放，每 4 ～ 6h 放尿一次，余时间夹闭，使膀胱充盈，避免膀胱挛缩。

4）每日可用呋喃西林或无菌生理盐水 250 ～ 500mL 冲洗膀胱 1 ～ 2 次。

5）鼓励伤者多饮水，每天不得少于 2000mL。

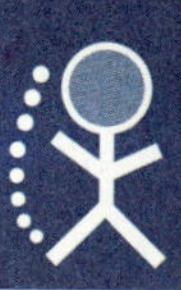

（三）便秘处理

1）逐渐增加膳食纤维含量；每日做腹部按摩（可行右下向上、向左、向下环状按摩），促进肠蠕动和肠内容物移动。

2）若数日未排便，可用大便软化剂或缓泻剂；必要时操作者戴上手套，用手指将伤者直肠内粪块碾碎后掏出。

（四）防治呼吸道感染

每次翻身时拍打胸背部（由下向上，由外向内），帮助咳嗽，排痰；鼓励伤者做深呼吸运动，按腹咳嗽，辅助排出分泌物。

（五）体温失调的处理

伤者对气温的变化丧失体温调节及适应的能力，常会出现高热（常 40℃以上），或低温（常 35℃以下）。治疗主要针对高热，可采取物理降温，并调节好室温。治疗并发症可使用抗生素、输液等措施。

★ 高位截瘫

高位截瘫是指脊髓横贯性病变发生在较高水平位上。医学上一般将第二胸椎以上的脊髓横贯性病变引起的截瘫称为高位截瘫，第三胸椎以下的脊髓损伤所引起的截瘫称为下半身截瘫。

高位截瘫一般都会出现四肢瘫痪，预后多不良，其他方面跟下肢截瘫相同。如受伤脊髓横断平面以下，肢体的感觉（痛觉、触觉和温度觉）、运动、反射完全消失，膀胱、肛门括约肌功能完全丧失的，称完全性截瘫；有部份功能存在的称不完全性截瘫。颈段脊髓损伤后，双上肢有神经功能障碍者，为四肢瘫。

第二节 骨 折

骨的完整性或连续性中断时称为骨折（fracture）。暴力作用、肌肉拉伤、累积性劳损及骨骼疾病等均会导致骨折。

一、骨折的分类

（一）依据骨折处是否与外界相通

1. 闭合性骨折

骨折处皮肤或粘膜完整，不与外界相通。

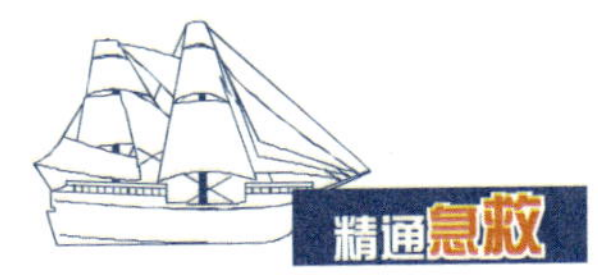

2．开放性骨折

骨折附近的皮肤或粘膜破裂，骨折处与外界相通。对于骨盆骨折引起膀胱、尿道破裂，尾骨骨折引起直肠破裂，也均为开放性骨折。

（二）依据骨折复位后是否稳定

1．稳定性骨折

骨折端不易移位或复位后经适当外固定不易发生再移位者。如裂缝骨折、青枝骨折（多发生于儿童，因其骨质较柔韧，不易完全断裂）、嵌插骨折、长骨横形骨折、压缩骨折等。

2．不稳定性骨折

骨折复位后易于发生再移位者。如斜形、螺旋形、粉碎性骨折及股骨干横骨折。

（三）依据骨折时间

1．新鲜骨折

一般指 1 ～ 2 周以内的骨折。此期间较容易进行手法复位，但还是主张越早复位越好。

2．陈旧性骨折

伤后 3 周以上的骨折。3 周的时限并非恒定，例如儿童肘部骨折，超过 10 天就很难整复。

（四）依据骨折前骨组织是否正常

1．外伤性骨折

骨结构正常，因暴力引起的骨折，称之为外伤性骨折。

2．病理性骨折

病理性骨折是在发生骨折以前，骨本身已存在着影响其结构坚固性的内在因素，这些内在因素使骨结构变得薄弱，如骨肿瘤、多发性骨髓瘤、骨质疏松等，在不足以引起正常骨骼发生骨折的轻微外力作用下，即可造成骨折。

二、骨折的症状与诊断

（一）局部表现

1．疼痛与压痛

所有骨折均有疼痛，移动患肢时加剧。触诊时，骨折处有局部性压痛。

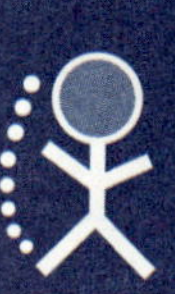

2．局部肿胀与瘀斑

因骨折时，骨髓、骨膜及周围软组织内的血管破裂出血，软组织也因受伤而发生水肿，患肢显著肿胀，瘀血。

3．功能障碍

骨折后，肢体部分或全部丧失活动功能。

4．畸形

因骨折段移位，导致受伤部位失去正常形态，主要表现为短缩、成角、旋转畸形。

5．反常活动

骨折后，在肢体没有关节的部位出现异常活动。

6．骨擦音或骨擦感

骨折端互相摩擦时，可产生骨擦音或骨擦感。

其中**畸形、反常活动、骨擦音或骨擦感是骨折特有体征。**

（二）全身表现

1．休克

休克是骨折常见并发症。多见于多发性骨折、股骨骨折、骨盆骨折、脊椎骨折和严重的开放性骨折。伤者常因骨折大量出血、重要脏器或广泛性软组织损伤，以及剧烈疼痛、恐惧等多种因素综合引起有效循环血量锐减，而导致休克。

2．发热

骨折后一般体温正常，只有在严重损伤，有大量内出血，血肿吸收时，体温略有升高，通常不超过38℃。开放性骨折持续发热，要考虑感染可能。

（三）诊断

1）有外伤等骨折诱发病史。

2）畸形、反常活动、骨擦音或骨擦感这三种体征只要出现一种，即可诊断为骨折。但未见此三种体征时，也不能排除骨折。

3）X线摄片可明确诊断。

三、骨折的并发症

急性期：休克、感染（多见于开放性骨折）、内脏损伤、重要动脉损伤、脊髓损伤、周围神经损伤，及脂肪栓塞。

后期：坠积性肺炎、褥疮、软组织骨化、创伤性关节炎、关节僵硬。

四、骨折的处理原则

（一）抢救生命

如伤者处于休克状态，应以抗休克为首要任务；对有颅脑复合伤而处于昏迷中的病人，应注意保证呼吸道通畅；如合并出血，即予止血包扎。

（二）创口包扎

开放性骨折创口多有出血，用绷带压迫包扎后即可止血；在有大血管出血时，可用止血带止血，应记录开始的时间；若骨折端已戳出伤口，不应纳回复位，以免将污物带进创口深处，可待医院清创术后，再行复位；若在包扎创口时，骨折端已自行滑回创口内，则务必向首诊医师说明。

（三）妥善固定

妥善固定是骨折急救处理重要措施，凡有可疑骨折的病人，均应按骨折处理。若备有特制的夹板，最为妥善，否则应就地取材，如树枝、木棍、木板等都适于作外固定之用。若一无所有，也可将受伤的上肢绑在胸部，将下肢同健侧下肢一起捆绑固定。

急救固定的目的：①避免在搬运时加重软组织、血管、神经、内脏等的损伤。②避免骨折端活动，减轻病人的痛苦。③便于搬运。

（四）迅速转运

伤者经妥善固定后，应迅速运往就近医院治疗。

五、身体各部位骨折的临时固定方法（实训评估内容）

（一）上肢骨折的临时固定方法

1. 肱骨骨折的临时固定

固定方法：用两块夹板分别放在上臂内外两侧（如果只有一块夹板，则放在上臂外侧），用绷带或三角巾等将上下两端固定。肘关节屈曲 90°，前臂用三角巾等物悬吊（见图 9-3）。如无夹板，可用三角巾折叠成 10 ～ 15cm 宽的条带，其中央正对骨折处，将上臂固定在躯干

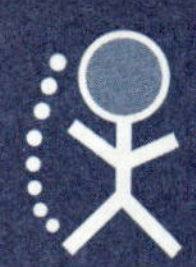

上，于对侧腋下打结。屈肘 90°，再用另一条三角巾将前臂悬吊于胸前。

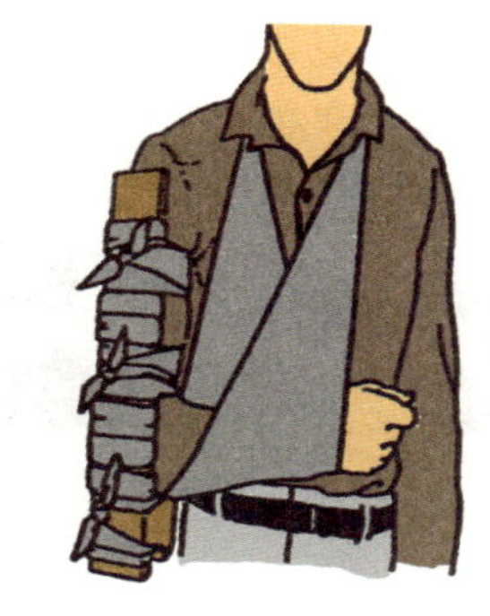

图 9-3　肱骨骨折夹板固定方法

2．桡、尺骨骨折的临时固定

固定方法：用两块长度超过肘、腕关节的夹板分别放在前臂的内外侧（只有一块夹板，则放在前臂外侧），并在手心放好衬垫，让伤者握好，以使腕关节稍向背屈，再固定夹板上下两端。屈肘 90°，用三角巾悬吊，手略高于肘（见图 9-4）。如无夹板，则用三角巾将骨折的前臂悬吊于胸前，手略高于肘。再用另一条三角巾折叠成 10 ~ 15cm 宽的条带，将上臂固定在躯干上，于对侧腋下打结。

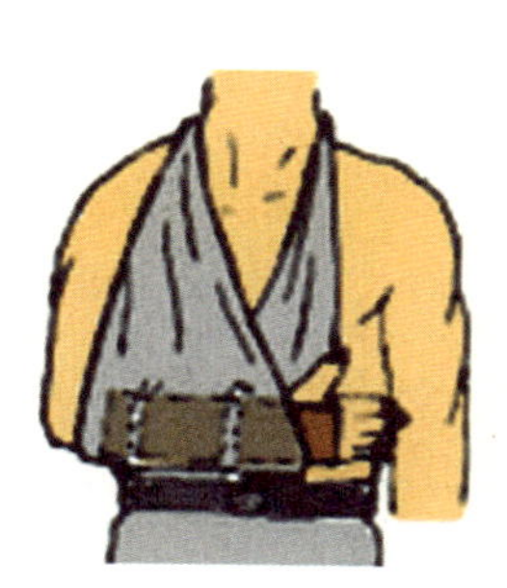
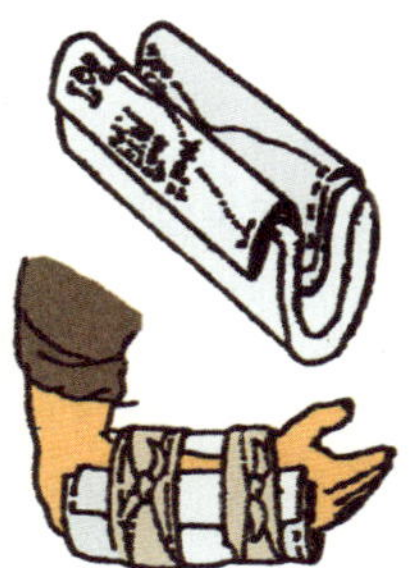
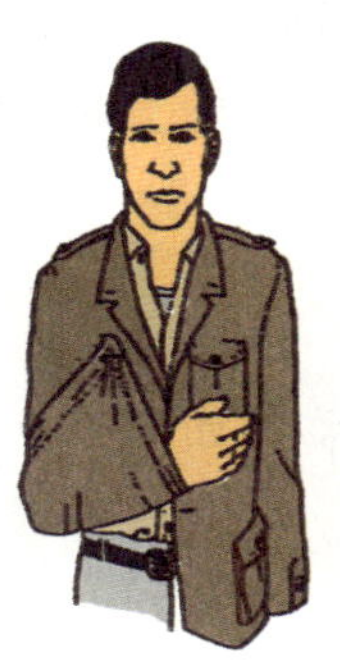
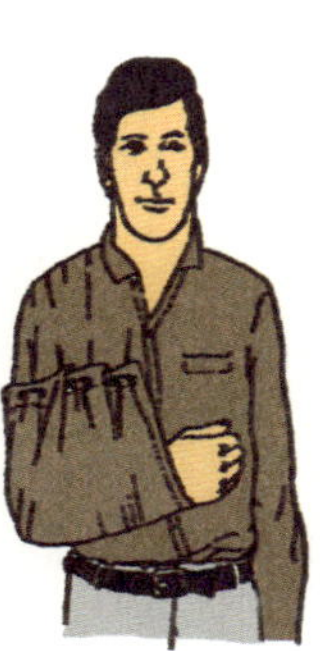

图 9-4　桡、尺骨折不同材料的固定方法

3．掌、指骨骨折的临时固定

固定方法：用手握纱布棉花团或绷带卷，然后用有垫夹板固定手及前臂，并用三角巾悬吊于胸前（见图 9-5）。手指骨折夹板与患指同宽，长度超过患侧指骨至掌部（见图 9-6）。

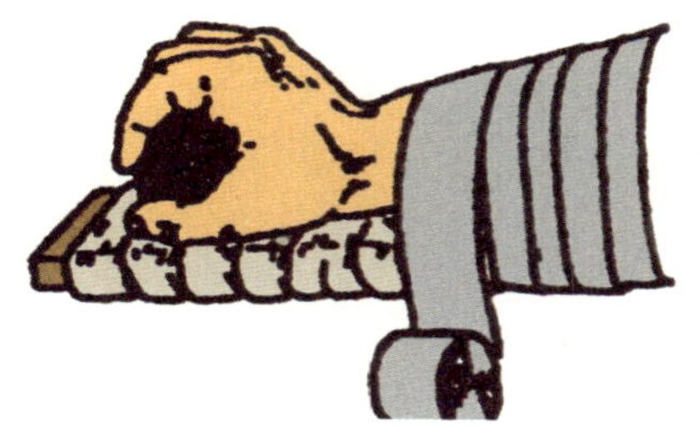

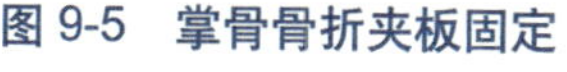

图 9-5　掌骨骨折夹板固定

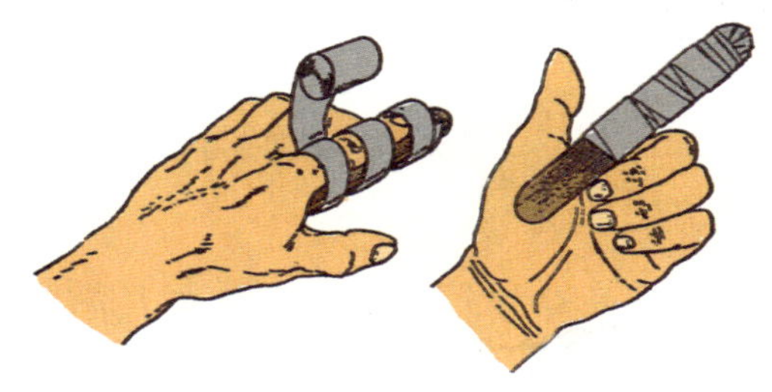

图 9-6　指骨骨折夹板固定

（二）下肢骨折的临时固定方法

1．股骨骨折的临时固定

固定方法：用一有垫长木板置于下肢外侧，下起足跟部，上达腋下；另一有垫短木板置于大腿内侧。腋窝及会阴部加垫保护，两腿并拢，关节处及空隙部位均放置衬垫。然后用 5 ~ 7

条三角巾或布带先将骨折部位的上下两端固定，然后分别固定腋下、腰部、膝、踝等处，足部用三角巾“8”字固定，如图 9-7 所示。

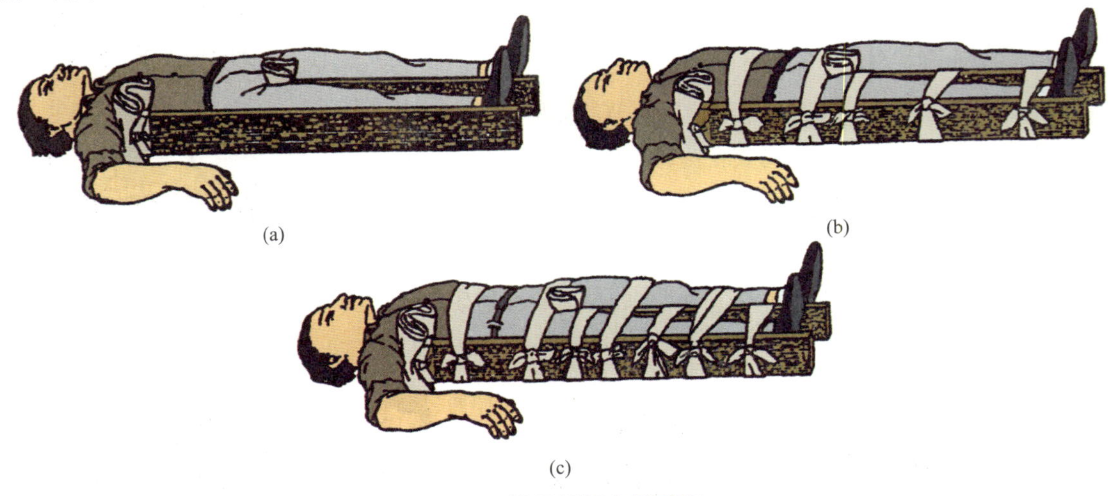

(a) (b) (c)

图 9-7 股骨骨折夹板固定

2. 胫、腓骨骨折的临时固定

固定方法：基本同大腿骨折固定。用有垫长夹板一或二块，上自大腿中部，下至足跟部捆扎固定。亦可先用折叠的床单及毯子自大腿下端到足部加以包裹，然后外用木板固定（见图 9-8）。

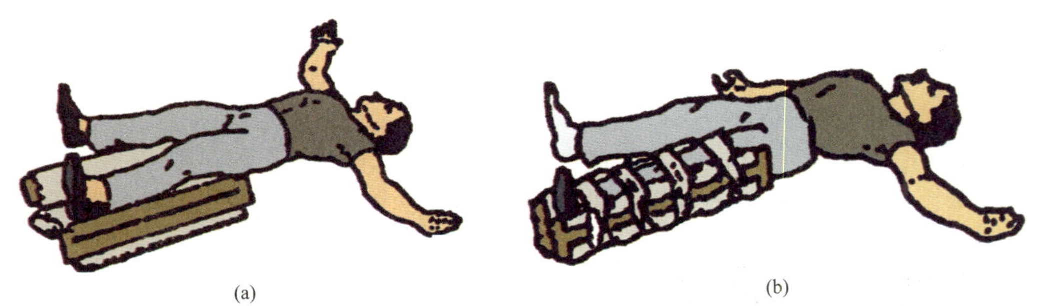

(a) (b)

图 9-8 胫、腓骨折夹板固定

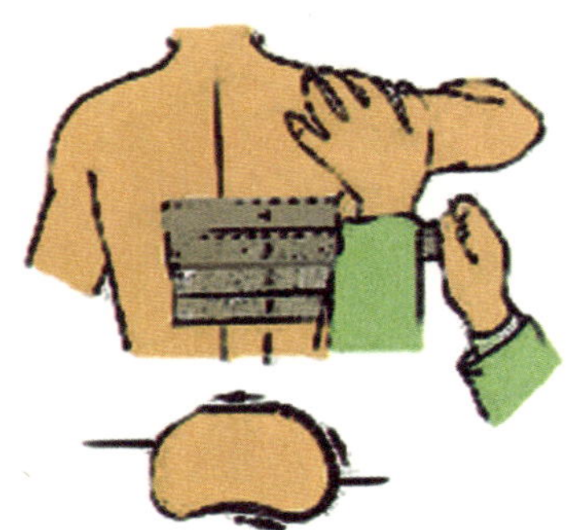

图 9-9 肋骨骨折胶布固定

（三）胸部骨折的临时固定方法

1. 肋骨骨折的临时固定

固定方法：伤者正坐，作呼气使胸廓缩至最小，然后屏气，用宽约 7 ～ 10cm 长的胶布，自健侧肩胛中线绕过骨折处紧贴健侧锁骨中线（长度为胸廓周径的 2/3），第二条盖在第一条的上缘，互相重叠 2 ～ 3cm，由后向前，由下至上进行固定，一直将骨折区和上下邻近肋骨全部固定为止（见图 9-9）。如无胶布，可用绷带固定：先用软垫垫住患侧

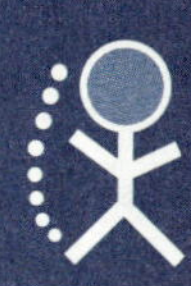

胸部，嘱伤者尽量呼气，于呼气末用绷带将胸部由下而上包缠固定。

2. 锁骨骨折的临时固定

固定方法：可用“T”型夹板放于伤者肩背后，再用“8”字绷带固定；如无夹板可直接用绷带或三角巾“8”字固定（图 9-10）。

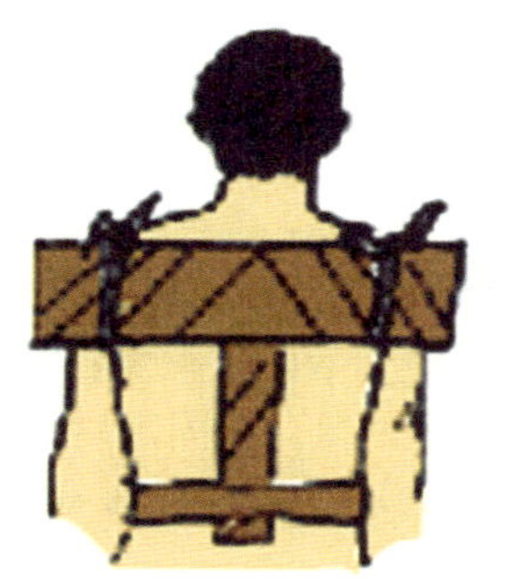
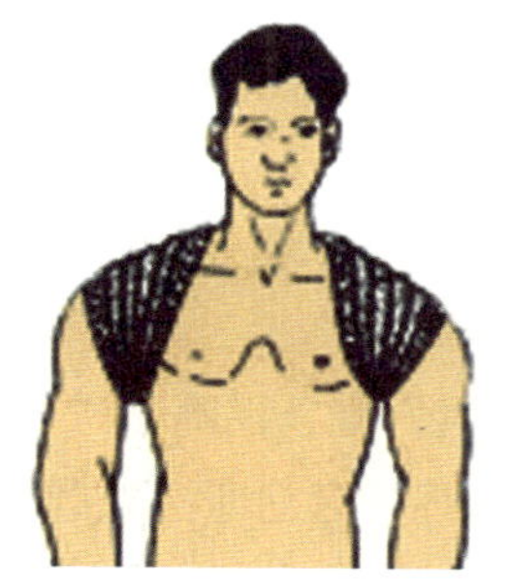
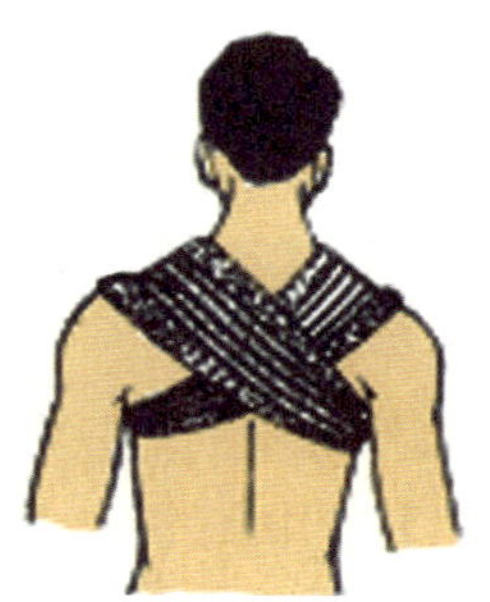

图 9-10 锁骨骨折不同材料的固定方法

（四）骨盆骨折的临时固定方法

骨盆骨折多由强大暴力所致，并可合并膀胱、尿道和直肠损伤及大量内出血，患者可能有不同程度的休克。在这种情况下，应检查伤者的全身情况，并确定有无内脏损伤和内出血。

1. 骨盆骨折的检查方法

1）检查者用手掌按住左右两侧髂前上棘，并向后外轻轻推压，骨盆环连续不完整时可产生疼痛。

2）用两手掌扶托两侧髂前上棘并向内对向挤压，骨盆环连接不完整时，可产生疼痛。

3）直接挤压耻骨联合处，不但耻骨肢骨折处和耻骨联合分离处可产生疼痛，髂骨翼骨折受到牵扯亦有疼痛。

2. 处理

有严重脏器损伤及大量内出血的骨盆骨折，要优先对并发伤、休克等进行救治，然后再固定骨盆。

固定方法：以宽阔绷带或多头带包扎骨盆，臀部两旁垫以软垫或衣服；或使用骨盆布兜，其方法是选用一块中单或现场能找到的布料，平整地围绕于骨盆周围，用钳子夹紧固定或捆扎于骨盆前方，两膝下放置软枕，膝部屈曲。并用布带将膝上、下部捆住，固定在硬担架上，避免震动，减少疼痛，如图 9-11 所示。

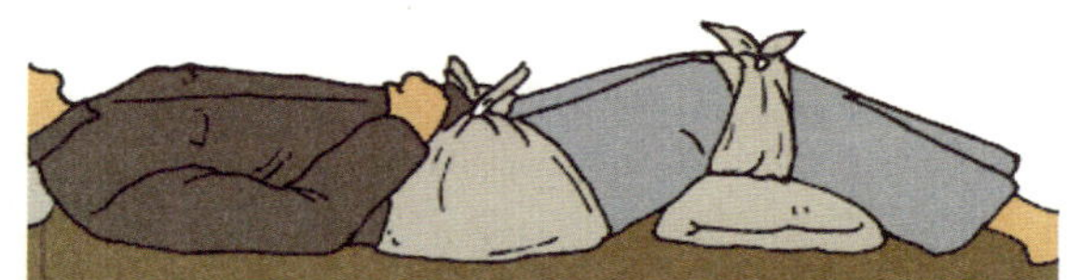

图 9-11 骨盆骨折固定

六、骨折固定及转运的注意事项

1）怀疑骨折时尽量不要移动伤员。下肢或脊柱骨折，应就地固定；如怀疑出血、休克者，应迅速止血包扎，有条件者应先建立静脉通道，再转运伤员。

2）四肢骨折固定时，应先固定骨折的近端，后固定骨折的远端。如固定顺序相反，可导致骨折再度移位。

3）夹板必须扶托整个伤肢，骨折上下两端的关节均必须固定住。

4）绷带、三角巾不要绑扎在骨折处。

5）夹板等固定材料不能与皮肤直接接触，要用棉垫、衣物等柔软物垫好，尤其骨突部位及夹板两端要垫好。

6）固定四肢骨折时应露出指（趾）端，以随时观察血液循环情况。如固定后及转运途中出现患肢苍白、紫绀、发冷、麻木等表现，应立即松开重新固定，以免造成肢体缺血、坏死。

7）根据伤者伤势及具体情况，选择合适的搬运方式和搬运工具。

（详参阅“第七章　生命急救的基本技术　第三节　伤病员的搬运”）

8）转运途中尽量减少震动，以避免伤者痛苦及加重伤情。

9）转运途中保持伤者呼吸道通畅，并严密观察其生命体征。

第三节　关节脱位

一、概述

组成关节各骨的关节面失去正常的对合关系，称为关节脱位 (dislocation)。

（一）分类

1. 按脱位产生的原因

按脱位产生的原因，关节脱位分为创伤性脱位、先天性脱位、病理性脱位和习惯性脱位。

2. 按脱位程度

按脱位程度，关节脱位分为完全脱位和不完全脱位。

3. 按脱位后时间

按脱位后时间，关节脱位分为新鲜脱位（未满 3 周）和陈旧性脱位（3 周以上）。

关节脱位大多为间接暴力所致，如上肢外展、外旋、上举暴力可产生肩关节脱位；上肢过伸暴力可产生肘关节脱位；下肢屈曲、内收暴力可产生髋关节脱位。

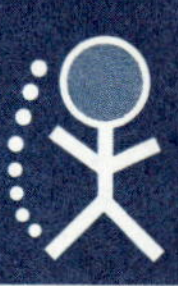

(二) 症状与诊断

脱位的临床症状较明显，易于诊断。

1. 疼痛

关节脱位时，附近的软组织也有损伤，滑膜及关节囊富含感觉神经末梢，因刺激可引起剧烈疼痛。

2. 肿胀和皮下出血

由于血管破裂和滑膜反应，关节腔内及周围软组织内可有不同程度的积血，造成关节肿胀和皮下、肌间瘀血。

3. 功能障碍

关节脱位时，由于关节正常结构破坏，周围组织反应性痉挛，造成关节活动受限。晚期由于关节发生粘连，造成关节的正常功能障碍。

4. 关节畸形

由于关节脱位，可造成伤侧肢体缩短、外展、外旋、屈曲、内收等各种各样的畸形。

5. 弹性固定

由于关节囊、韧带的作用和肌肉痉挛，将患肢保持在异常位置，被动运动时可感到弹性抗力，称弹性固定。

6. 关节盂空虚感

可在体表摸到原关节盂处空虚。

其中关节畸形、弹性固定、关节盂空虚感是关节脱位特有体征。

7. X线摄片可确诊

(三) 并发症

1. 骨折

肩关节脱位常合并肱骨大结节骨折，肩胛盂缘骨折。

2. 神经损伤

肩关节脱位可有腋神经损伤；髋关节后脱位可有坐骨神经损伤。

3．缺血性坏死

髋关节后脱位，可发生股骨头坏死。

4．创伤性关节炎

下肢较多见，以髋、踝关节更多见。

（四）处理原则

关节脱位宜尽早手法复位，早期复位容易，效果好，有时甚至不需要麻醉。复位要求达到完全解剖位置。对于合并关节周围撕脱骨折，一般在关节脱位整复时随同复位，无需特殊治疗，但这需要专业医生操作。复位后需将肢体固定在不宜脱位的位置，根据脱位关节的不同，一般固定时间为 1 ～ 4 周不等。

二、肩关节脱位

（一）症状与诊断

除患处疼痛、肿胀、功能障碍外，还有以下特征：

1）伤者常用健侧手托住患侧前臂，头和身体向患侧倾斜。

2）肱骨头移位，三角肌塌陷，外观呈“方肩”畸形。可在腋下、喙突下或锁骨下摸到肱骨头，原关节盂处空虚，如图 9-12 所示。

3）伤肢轻度外展，不能贴紧胸壁。如肘部贴于胸前时，手掌不能接触对侧肩部；或手掌搭于健侧肩部时，肘部不能贴近胸壁。

4）X 线检查可明确脱位类型和确定有无骨折情况，如图 9-13 所示。

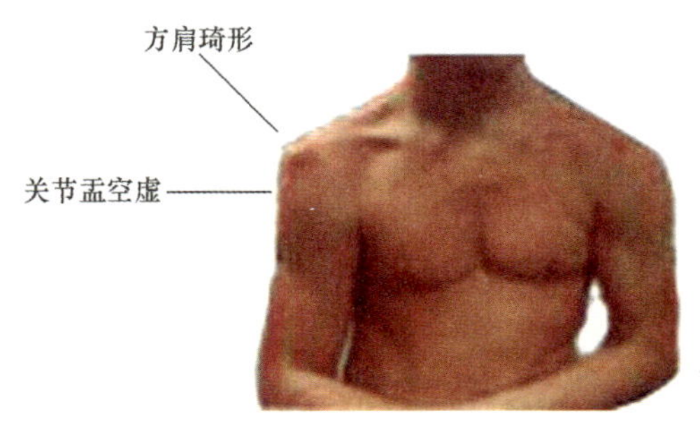

图 9-12　右肩关节脱位图

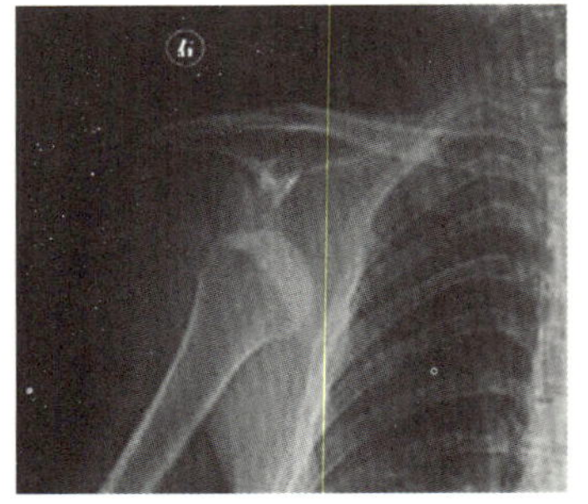
图 9-13　肩关节脱位 X 线摄片

（二）处理

1．手法复位

肩关节复位以手法复位为主。

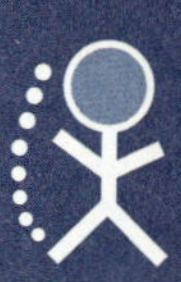

1）**手拉足蹬法**。伤者仰卧，操作者半坐于患侧床边，将一足跟置于伤者腋窝紧贴胸壁并向外推挤上臂上端，双手握患肢腕部作手力牵引，以足跟顶住腋窝作对抗牵引。左肩脱位时操作者用左足，右肩脱位时用右足。用力持续牵引患肢，并逐渐内收、内旋，即可复位。手拉足蹬法复位法如图 9-14 所示。

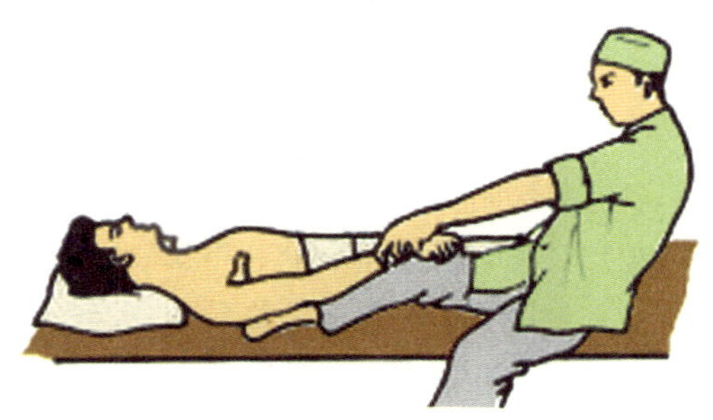

图 9-14 手拉足蹬法复位

2）**科氏法**。伤者坐位或仰卧位。操作者一手握患肢腕部，另手握肘部，屈肘 90°，沿肱骨纵轴持续牵引。先将上臂外展、外旋，然后内收，使肘部紧贴胸壁并移向中线，再内旋，将患肢手掌搭于对侧肩部即可复位。科氏法复位如图 9-15 所示。

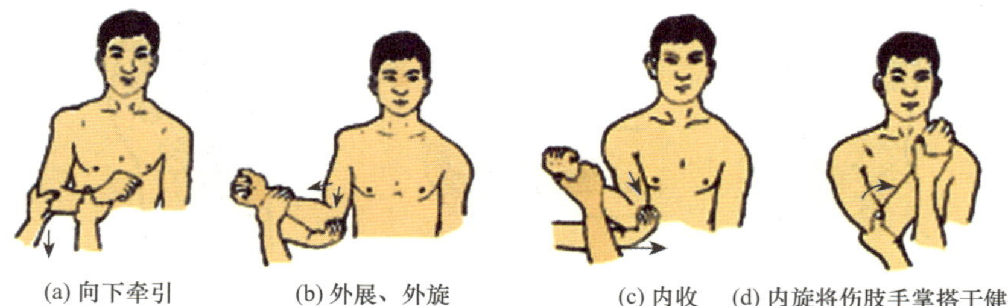

(a) 向下牵引　(b) 外展、外旋　(c) 内收　(d) 内旋将伤肢手掌搭于健侧肩上

图 9-15 科氏法复位

在船上无专业医师时，可采用临时垂拉法牵引（见图 9-16），但时间不宜长，应尽早转送医院。

2. 固定

将肩关节置于内收、内旋位，屈肘 90°，腋窝处置一大棉垫，用绷带固定，患肢用宽带固定在躯干不宜脱位的位置，前臂用三角巾悬吊（见图 9-17）。共固定 1 ～ 4 周不等，如合并骨折需延长 1 ～ 2 周。如手法不能早期复位，则应尽早无线电医疗咨询转送专业医院。

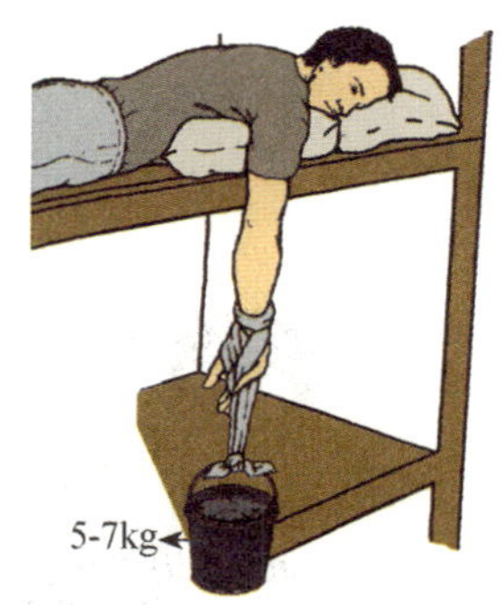

图 9-16 肩关节脱位重力垂拉牵引

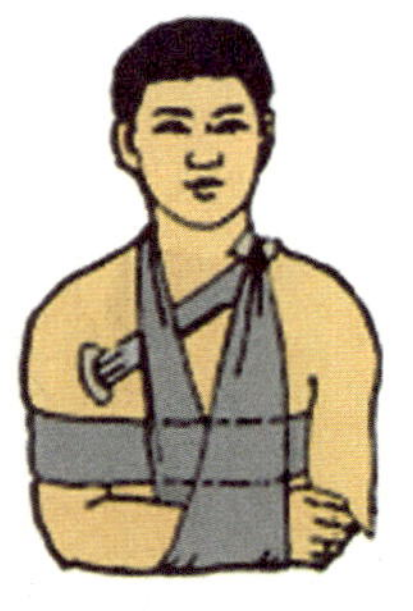

图 9-17 肩关节脱位复位后固定

三、肘关节脱位

肘关节脱位最常见，常为后脱位，多见于青壮年。

（一）症状与诊断

除患处肿胀、疼痛、功能障碍外，还有下列特征：

1）肘部明显畸形。

2）肘关节弹性固定于半伸位。

3）肘后三角失去正常关系。

4）肘前方可摸到肱骨远端，肘后可摸到尺骨鹰咀。

5）前臂缩短，肘关节周径增粗。

6）X 射线检查可了解脱位情况，有无骨折。

肘关节脱位各角度观察情况，如图 9-18 所示。

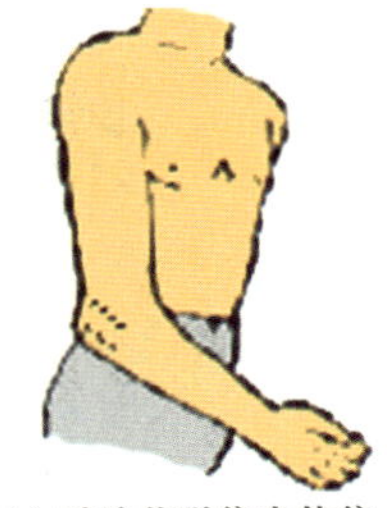

(a) 肘关节脱位半伸位

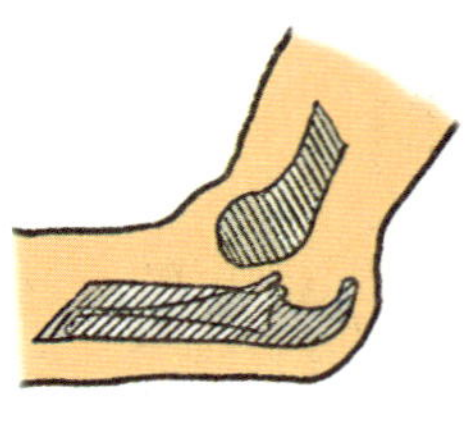

(b) 肘关节脱位（侧位观）

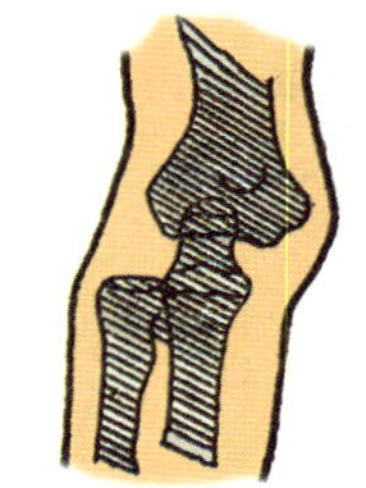

(c) 肘关节脱位（正位观）

图 9-18　肘关节脱位

（二）处理

1. 手法复位

伤员坐位或仰卧，助手握上臂作对抗牵引。操作者一手握患肢腕部，顺原有畸形位方向持续牵引，另一手掌自肘前方将肱骨下端向后推压，余指在肘后将鹰咀突向前提拉，即能复位，如图 9-19 所示。不可在完全伸直位或屈曲成直角位牵引。

2. 固定

复位成功后，将患肢上臂内收、内旋、屈肘 90°。置于胸前，用绷带和颈吊带固定 3 周，如图 9-20 所示。以后逐步开始肘部活动练习。

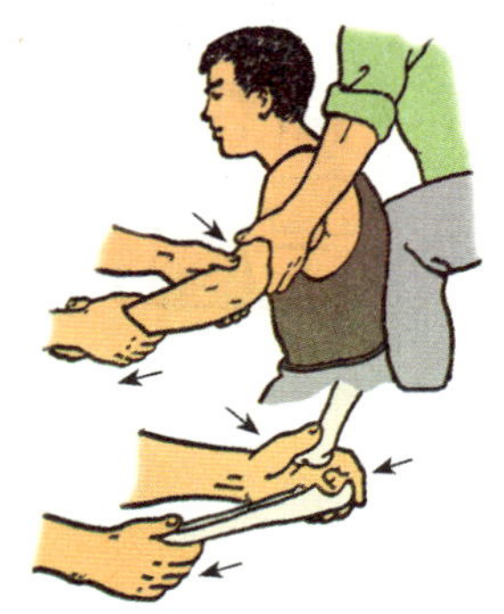

图 9-19　肘关节后脱位复位法

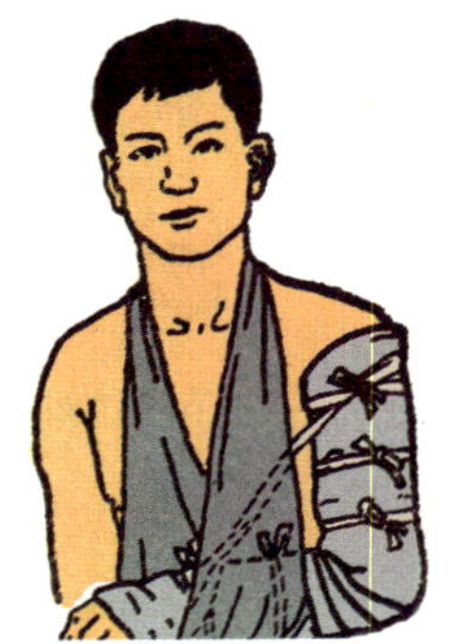

图 9-20　肘关节脱位复位后固定

四、下颌关节脱位

在大笑、打哈欠、呕吐或用力嚼较大的硬物时，容易发生下颌关节脱位。

（一）症状与诊断

脱位后病人呈半开口状态，不能闭口，也不能再张大。下齿槽伸至上齿槽的前方。口涎外流，说话、吞咽困难。单侧脱位时，下颌骨偏向健侧；双侧脱位时，下颌骨向前移位。检查时可见下颌关节突明显凸出并向前移位，其后方则凹陷，为空虚之下颌关节窝。根据病史和临床检查结果即可确定诊断。

（二）处理

1．手法复位

复位时伤员坐于矮凳上，头靠墙，操作者站在伤员前方；操作者用多层无菌纱布包裹两拇指，然后将两拇指伸入伤员口中，分别压于两侧下方最后一个臼齿上，其余指托住下颌骨之两侧。两拇指逐渐向下、向后加压，同时其余手指将颏部向上、向前托起，成一弧形动作，使关节突滑入关节窝。复位成功时可听到或感到有滑动，下颌即可闭合，如图 9-21 所示。此时，操作者应迅速将两拇指向两侧移开退出，以免因嚼肌反射性收缩而被咬伤。

2．固定

用四尾带或绷带包托住下颌骨于闭合位（见图 9-22）2 ～ 3 周。绷带不宜过紧，只要能防止张口超过 1cm 即可，但固定时间要足够。

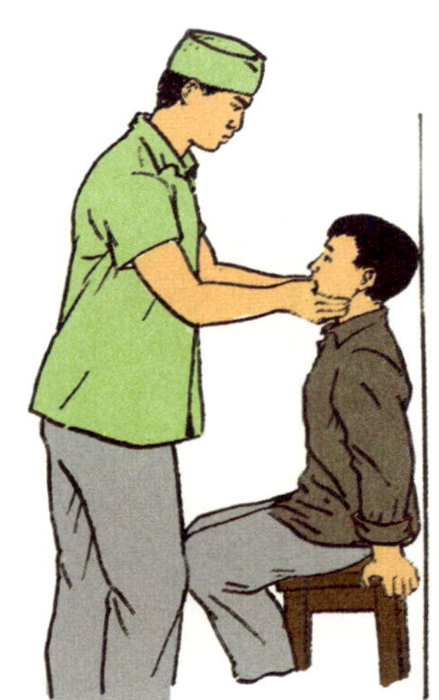
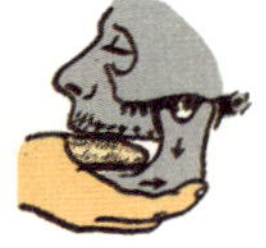
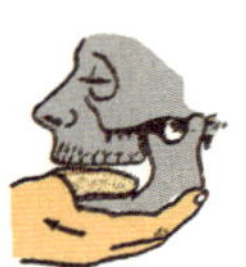

图 9-21 下颌关节脱位口内复位法

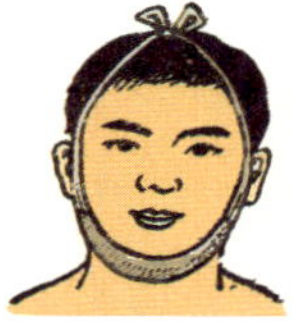
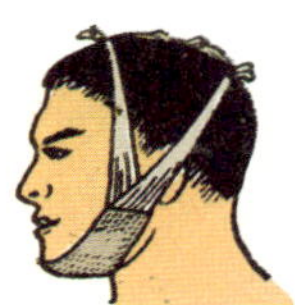

图 9-22 下颌关节脱位复位后固定

第四节　软组织损伤

一、软组织损伤分类及特点

软组织损伤（soft tissue injuries）是指各种急性外伤或慢性劳损以及自身疾病病理等原因造成人体的皮肤、皮下浅深筋膜、肌肉、肌腱、腱鞘、韧带、关节囊、滑膜囊、椎间盘、周围神经血管等组织的病理损害，称为软组织损伤。软组织损伤根据皮肤是否完整可分为闭合性损伤和开放性损伤；根据损伤时间可分为急性损伤和慢性损伤。急性损伤分扭伤、挫伤、拉伤、挤压伤等；慢性损伤称陈伤、劳损，如腰肌劳损、颈椎病、肩周炎、腰椎间盘突出等。软组织损伤共同特点为疼痛，肿胀，畸形，功能障碍。

急性软组织损伤系指软组织受到急性外来（暴力）或内在的不同致伤因素的作用，造成组织急性破坏和生理功能的暂时紊乱而产生损伤。急性软组织损伤一般是受外来的机构应力的作用，当应力作用达到一定的强度超过软组织承受负荷，即能诱发损伤，产生症状，出现剧烈疼痛、局部肿胀、淤血、畸形、功能障碍的表现。

慢性软组织损伤系指软组织长期受到积累性、隐蔽性、疲劳性的损伤作用，或急性期治疗不当，而造成软组织劳损、炎症、骨退行性变等病理损害，出现慢性疼痛、迁延不愈、反复发作的表现。

二、急性闭合性软组织损伤

（一）分类

1．挫伤

多由于钝性暴力直接打击所致的皮下组织损伤，重者可伤及筋膜、肌肉等。局部表现为皮肤青紫，皮下瘀血、肿胀或血肿、疼痛和压痛以及功能障碍。

2．扭伤

由于关节受到外力作用（过伸或过屈）超过了关节正常的活动范围而引起的关节囊、韧带、肌腱等发生撕裂。表现为局部肿胀、皮肤青紫、触痛、关节活动障碍等。多见于手指、腕、踝、膝关节及腰部。

3．挤压伤

多为重物挤压富有肌肉的肢体和躯干部位所致。有较广泛的组织破坏，引起伤部显著肿胀、皮肤紧张，易并发休克和急性肾功能衰竭。

4．肌肉和肌腱断裂

这是一种比较严重的软组织损伤。症状为断裂处局部疼痛、压痛、肿胀，并出现受伤肌肉

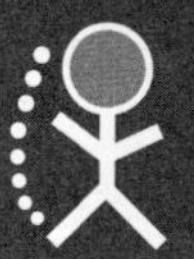

暂时性或永久性的功能丧失。常见的有股四头肌肌腱断裂及跟腱断裂等。

（二）局部处理

首先要检查有无脏器的损伤：①如胸壁挫伤有无肋骨骨折并发血、气胸；②腹壁挫伤有无腹内脏器的破裂并发出血；③腰背损伤有无肾挫伤或脊椎骨折等。如有重要脏器损伤，应严密观察生命体征并及时转送。

1）对一般的挫伤或扭伤，需局部制动和抬高伤肢，必要时用绷带或夹板固定，暂时限制肢体活动 2 ～ 3 周，有利于损伤韧带的修复。在受伤初 24 ～ 48h 内，局部可用冷敷、弹力绷带包扎等以减轻组织充血。48h 以后，出血已经停止，但局部仍有淤血和肿胀，可采用热敷、理疗或中药外敷等以促进吸收。血肿液化后可在无菌条件下穿刺抽血，加压包扎。

2）对于挤压伤，除了局部制动和抬高伤肢，以及全身治疗以外，肿胀引起肢体远端循环障碍时，需转送医院行切开减压。

3）对于肌肉或肌腱断裂，若为部分断裂，可采用上述保守治疗。若主要的肌肉或肌腱完全断裂，则必须转送医院进行手术缝合，术后肢体要固定 4 ～ 6 周。

三、开放性软组织损伤

开放性损伤是指皮肤发生破损，伤口与外界相通。多由锐性物体或高速物体造成。常见的有擦伤、切伤、刺伤和撕裂伤等。

开放性损伤不仅有出血，也可能有细菌、异物等进入伤口，引起感染。部分伤口伴有血管、神经、骨骼损伤。严重者甚至出现颅脑、心肺、腹腔脏器损伤，如不及时救治，危及生命。

开放性损伤优先抢救的急症有：心脏骤停、窒息、大出血、开放性气胸、休克、腹部内脏突出物等，同时要尽力预防并发症。

（一）伤口处理目的

1）保护伤口，减少污染，避免进一步损伤。

2）减少出血，防止休克。

3）保护血管、神经、肌腱、内脏等重要组织结构。

（二）伤口处理原则

在检查伤口时，要注意判断伤口的部位、大小、深浅及污染程度和异物特点，实施相关处理：

1）尽可能带上医用手套，如果没有，可用洁净敷料、布片等为隔离层。

2）脱去或剪去衣服，暴露伤口及部位。

3）用敷料覆盖伤口，对嵌入异物保持原位。

4）用妥善的方法止血包扎。

5）严密观察意识、呼吸、循环体征。

6）无线电医疗咨询，做好随时转送准备。

（三）伤口处理方法

通过对损伤部位的检查，认识伤口的类型，大致了解损伤的程度，如伤口深、出血多，可能有血管损伤；胸部伤口可能有气胸；腹部伤口可能有肝脾、胃肠损伤；肢体畸形可能有骨折；异物扎入机体可能损伤血管和重要脏器。

1．一般伤口处理

开放性软组损伤发生以后，应及时用无菌敷料或干净的布类将伤口包扎好，以达到伤口隔离的目的，伤口包扎是减少污染的有效措施。强调的是切忌用污水或碘酒、酒精类消毒液体冲洗伤口，伤口表面不要涂抹任何药物。

擦伤 机体表面与粗糙的物体相互摩擦而引起的皮肤表层损伤。伤口特点：浅而面积大，边缘不整，有表皮脱落，点状出血。组织液渗出无感染时，伤口易干燥结痂而愈合；伤口感染后易化脓，有较稠的渗出液。处理如下：

① 创口浅、面积小的擦伤：可用生理盐水或凉开水洗净创口，周围用 70% 酒精棉球消毒，创口上涂抹红汞，待干即可，勿需包扎。

② 创口内有异物的擦伤：用生理盐水冲洗创口，并清除异物，再用双氧水清洗，周围用 75% 的酒精消毒，无菌敷料处理。

③ 创口较深，污染严重的擦伤：除消毒、包扎等处理外，应注射破伤风抗毒血清(T.A.T)。

④ 大面积伤口不宜使用碘酊、酒精。红汞与碘酊不宜同时使用。

⑤ 感染伤口每日或隔日换药。

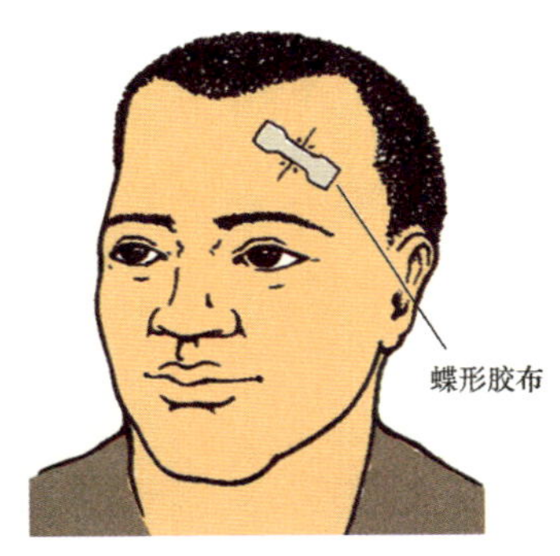

图 9-23　蝶形胶布对合固定伤口

裂伤 身体受钝性暴力打击引起的皮肤、皮下组织撕裂。运动中头部裂伤最多，约占整个裂伤的 61%，其中额部和面部居多。处理如下：

对较长、较深的裂伤，可进行清创缝合；对 1 ～ 2 针的小裂伤，无需缝合，可用蝶形胶布对合伤口，以减少疤痕形成，如图 9-23 所示。

刺伤 一般是尖锐细物刺穿皮肤及皮下组织器官的损伤。伤口特点：伤口细小，但较深，可能伤及深部组织或器官，或者将异物带入伤口深处，引起感染，特别是厌氧菌感染。处理如下：

如果流血不是特别快，不要马上按住，流血可以带出脏的异物，减轻感染。在未发现大血管和内脏损伤时，应尽早清创，用 3% 双氧水反复冲洗伤口，并扩大至伤口外部，清除残留异物，并充分进行伤口引流。

切伤 指锐器切入皮肤及皮下组织所致的损伤。处理如下：

① 注意检查伤口，观察污染情况，判断有否神经、血管、肌腱等组织的损伤。

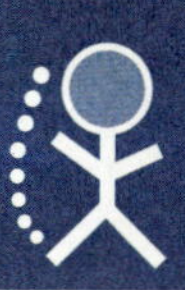

② 较浅、小、干净伤口，可用碘酊或其他消毒，然后用创可贴或消毒纱布覆盖。

③ 较大、深、不洁伤口，应现场加压包扎后送医院进行清创、止血、缝合。口服或注射抗菌素，常规注射破伤风抗毒素预防破伤风。

2. 特殊创伤处理

头部伤口 头部损伤较常见，头皮血供丰富，出血量多，常伴有颅骨骨折和颅脑损伤。处理如下：

① 头部伤口要尽快用无菌敷料或洁净布料压迫止血，并用三角巾或弹力网罩固定。

② 如有耳、鼻漏液说明有颅底骨折，这时禁止堵塞耳道及鼻孔，以防颅内感染及颅内高压。

③ 现场可用无菌敷料擦去耳鼻周围血迹或污物，用酒精消毒。如无条件，可用洁净的毛巾、纸巾擦拭。

手指离断伤

处理如下：

① 立刻掐住伤指根部两侧，减少出血。

② 然后用回反式绷带包扎手指残端，不要用绳索等无弹性的物品捆扎，以免加重手指损伤。

③ 离断的手指可用洁净物品包好，放入塑料袋或小瓶中后，再放入装有冰块的容器中，如图 9-24 所示。（不要将离断的手指直接放入冷水或冰块中，以免影响手指再植存活率）。

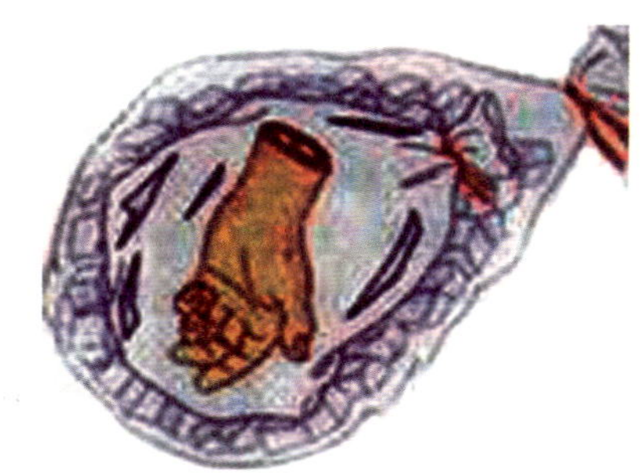

图 9-24 离断肢体保存

开放性气胸 严重创伤或刀扎伤等造成胸部开放伤，伤口与胸膜腔相通，伤者会出现呼吸困难，伤口处伴随呼吸有气流声。处理如下（见图 9-25）。

① 立即用纱布或洁净敷料压在伤口上，并用胶布固定。

② 将伤侧手臂抬高。

③ 用四条三角巾折成四指宽带分别绕胸固定于健侧打结；或用宽约 7 ~ 10cm 的胶布，自健侧肩胛中线绕过创口处紧贴健侧锁骨中线（长度为胸廓周径的 2/3，第二条盖在第一条的上缘，互相重叠 2 ~ 3cm，由后向前，由下至上进行固定，一直将创口和上下邻近区全部固定为止。

④ 伤者取半卧位。

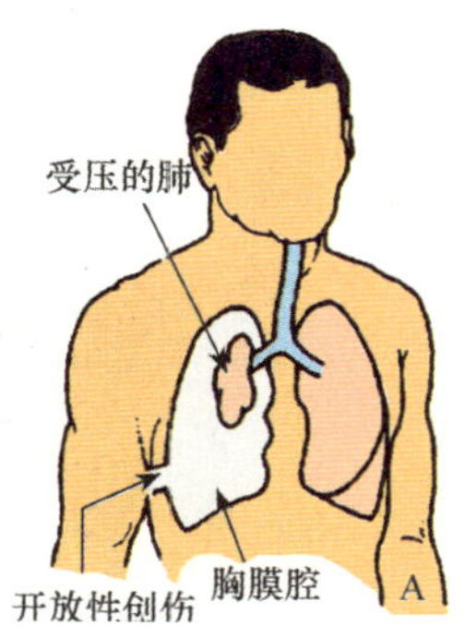

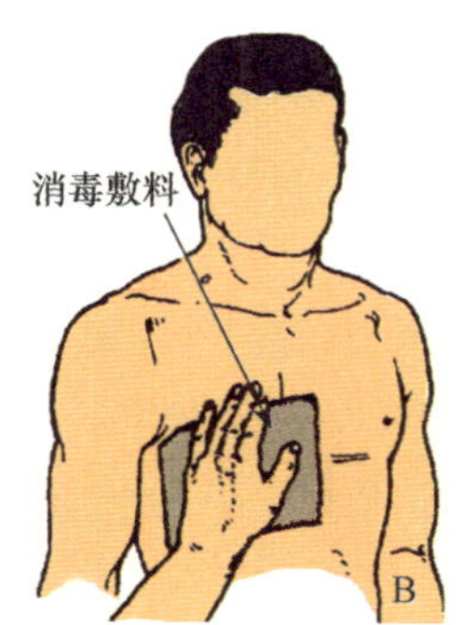

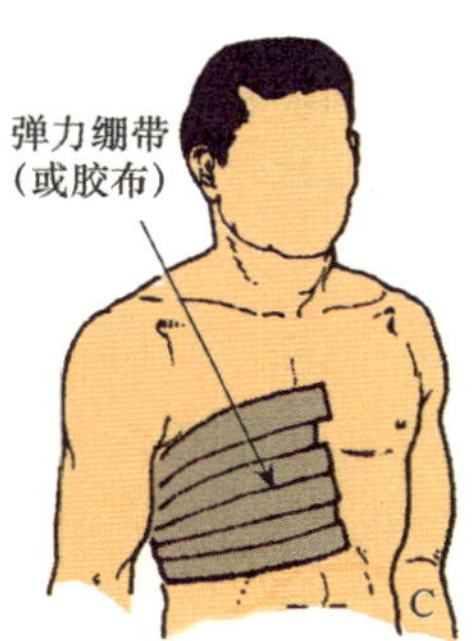

图 9-25 开放性气胸现场处理

腹部内脏脱出 发现腹部内脏突出，不要将脱出物送回腹腔，以免引起腹腔感染。处理如下（见图 9-26）。

① 立即用大块敷料覆盖伤口。

② 用三角巾做成环形圈，圈的大小能将腹内脱出物环套为宜，将环形圈环套脱出物。

③ 然后用饭碗或茶缸将环形圈一并扣住。

④ 用三角巾腹部包扎固定。

⑤ 伤者平卧，双腿屈曲。

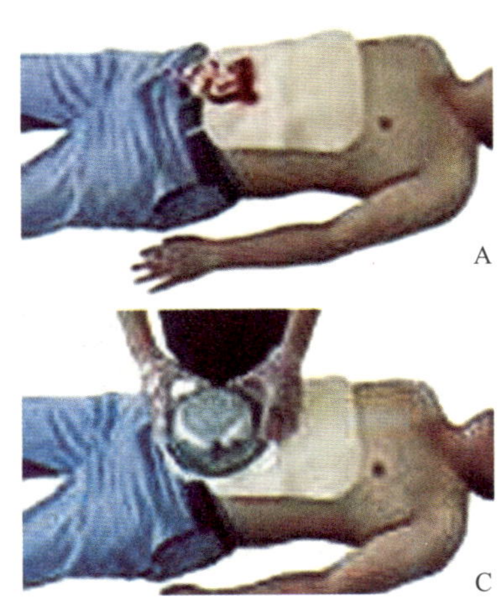

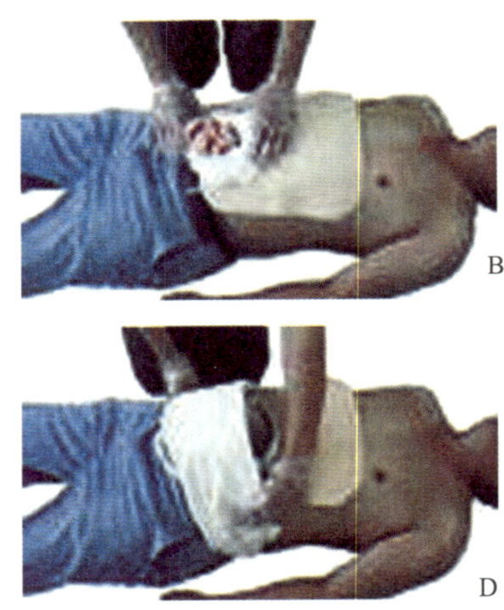

图 9-26 腹部内脏脱出现场处理

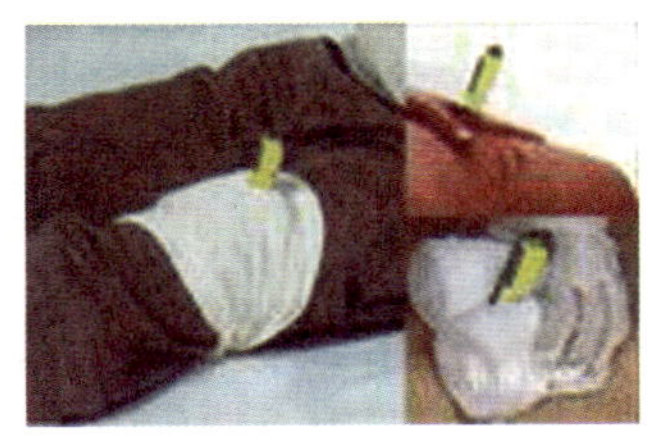

图 9-27 伤口异物现场处理

伤口异物 伤口表浅异物可以祛除，然后包扎伤口。如异物为尖刀、钢筋、木棍，并扎入伤口深部，不要轻易拔除，否则引起大出血及神经损伤。这时应维持异物原地不动，待转入医院后处理。现场处理如下（见图 9-27）。

① 敷料上剪洞，套过异物，置于伤口上。

② 然后将敷料卷圈放在异物两侧，将异物固定。

③ 用敷料或三角巾包扎。

★四、慢性软组织损伤

（一）颈椎病

颈椎病是由于颈椎间盘退化导致上、下椎体骨赘增生，压迫神经根、脊髓或影响椎动脉供血（见图 9-28），引起一系列症状。多发生于中年以上，男性较多，多为单侧，也可双侧。常发生于以下人群：①长时间低头看书、坐办公室人员。②头颈部外伤人员。③不良姿势：如躺在床上看电视看

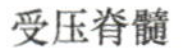

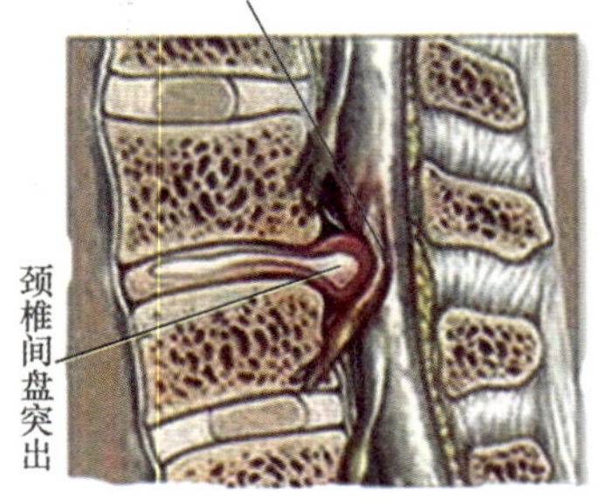

图 9-28 颈椎间盘突出压迫脊髓

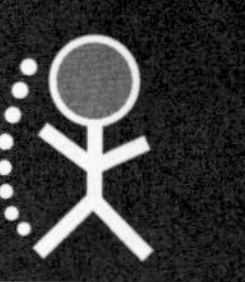

书、高枕、坐位睡觉等。④颈椎结构发育不良者。根据受压组织不同，可分为以下 4 型。

1．神经根型

颈间痛反复发作，常因劳累、寒冷、睡眠不佳或伏案工作过久而诱发。仰头、咳嗽、喷嚏时加重。疼痛沿神经根支配区放射到上臂、前臂和手指，颈部活动受限。有时有头皮痛、耳鸣、头晕。较重者手指麻木，活动不灵，精细动作困难。

2．脊髓型

早期单侧或双侧下肢发紧、发麻，自远端开始，以后无力、软弱、以致行走困难。继而上肢麻木，亦自远端开始，手部肌无力。严重者发展至四肢瘫痪、小便潴留、卧床不起。

3．椎动脉型

椎动脉型的主要症状是头痛、头晕、眩晕、甚至猝倒。有时有恶心、耳鸣、耳聋、视物不清等。眩晕和猝倒与体位有明显关系，多在仰头、侧偏或后旋时发病，倒地后体位改变立即清醒。

4．交感神经型

交感神经型的临床上比较少见。颈椎间盘退行性改变的刺激，压迫颈部交感神经纤维，引起一系列反射性症状，多数与椎动脉型合并存在。常合并神经官能症，女性多于男性。有时常与心血管疾病（心动过速、心慌，胸闷）、内分泌疾病等混杂在一起，难以鉴别。

颈椎病目前的治疗主要以保守治疗为主，如药物治疗、牵引、理疗等。神经根压迫症状严重和脊髓型颈椎病患者，保守治疗后症状无明显好转者应采取手术治疗。

（二）肩周炎

肩关节周围炎简称肩周炎，是肩关节周围肌肉、韧带、肌腱、滑囊、关节囊等软组织损伤、退变而引起的关节囊和关节周围软组织的一种慢性无菌性炎症。本病多为 40 岁以上中、老年患病，女性多于男性，左侧多于右侧，亦可两侧先后发病，与动作、姿势有明显关系。肩周炎起病缓慢，病程较长，病程一般在 1 年以内，较长者可达到 1 ～ 2 年。常有以下特征：

1．肩部疼痛

起初时肩部呈阵发性疼痛、酸痛或跳痛。多数为慢性发作，以后疼痛逐渐加剧或顿痛，或刀割样痛，且呈持续性，气候变化或劳累后，常使疼痛加重，疼痛可向颈项及上肢（特别是肘部）扩散，当肩部偶然受到碰撞或牵拉时，常可引起撕裂样剧痛，肩痛昼轻夜重为本病一大特点，多数患者常诉说后半夜痛醒，不能成寐，尤其不能向患侧侧卧。

2．肩关节活动受限

肩关节向各方向活动均可受限，以外展、上举、内外旋更为明显。随着病情进展，肩关节各方向的主动和被动活动均受限，特别是梳头、穿衣、洗脸、脱衣、叉腰等动作均难以完成，严重时肘关节功能也可受影响，屈肘时手不能摸到同侧肩部，尤其在手臂后伸时不能完成屈肘动作。

3. 怕冷

患肩怕冷，不少患者终年用棉垫包肩，即使在暑天，肩部也不敢吹风。

4. 压痛

多数患者在肩关节周围可触到明显的压痛点。

5. 肌肉痉挛与萎缩

肩周围肌肉早期可出现痉挛，晚期可发生废用性肌萎缩，外展、上举不便，后弯不利等典型症状，此时疼痛症状反而减轻。

肩周炎发作期注意肩部防寒保暖，并适当进行肩部活动，如“爬墙式”、“体后拉手式”及“摇膀子”等锻炼。如疼痛剧烈，可在医院行局部封闭、中医中药治疗。

（三）腰椎间盘突出

腰椎间盘突出是指腰部椎间盘的纤维环破裂，其内的连同残存的纤维环和覆盖其上的后韧带向椎管内突出，压迫附近的脊神经根（见图 9-29），产生症状。此症是腰腿痛的常见原因。腰椎间盘突出多发生于壮年体力劳动者。男多于女。平时锻炼较少，偶尔参加重体力劳动时亦易发生，约 70% 的患者有外伤史。

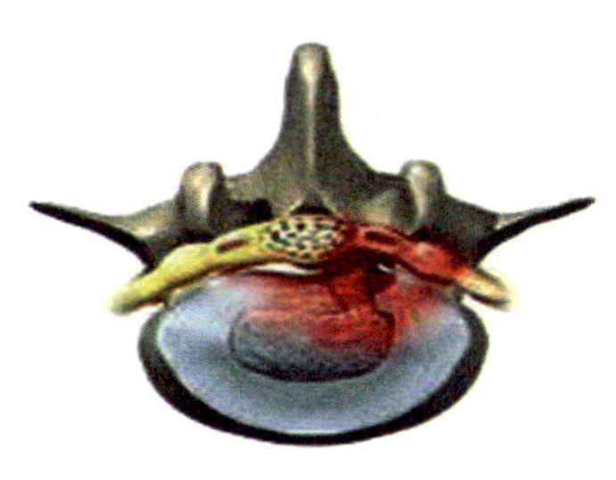

图 9-29　椎间盘突出

多数患者先有腰痛，可反复发作，以后才出现坐骨神经痛。坐骨神经痛多为单侧，沿神经根支配区放射，常放射到臀部、大腿后部和小腿外侧，有时放射到足跟和足背外侧。急性发作时疼痛常剧烈难忍，一般止痛药无效，活动、弯腰、久站、久坐或咳嗽、喷嚏、排便等腹压增高时加剧，卧床休息时缓解。严重者有行走跛行，在床上翻身困难。体征上除患部有压痛外，抬高患侧下肢时，因坐骨神经受牵拉而引起明显腰痛和坐骨神经痛。

目前椎间盘突出除了传统的推拿按摩、骨盆牵引、药物等治疗外，微创治疗是近年来医学领域发展起来的一种新治疗手段。

（四）腰肌劳损

腰肌劳损是指腰骶部肌肉、筋膜以及韧带等软组织的慢性损伤，导致局部无菌性炎症，从而引起腰臀部一侧或两侧的弥漫性疼痛。多见于以下人群：①急性腰扭伤后未能修复。②长期反复的过度腰部运动及过度负荷。③久坐、久站或从弯腰位到直立位手持重物、抬物均可使腰肌长期处于高张力状态，久而久之可导致慢性腰肌劳损。

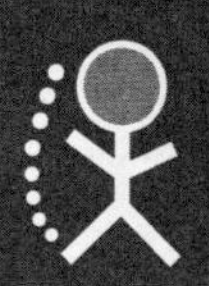

腰肌劳损的症状相对复杂，病情表现也各有不同，常具有以下特征：

1）腰部疼痛程度时强时弱，开始表现为间歇性疼痛，逐渐变为持续性疼痛，并逐渐加剧。

2）按摩之后疼痛可减轻，用手捶腰可减轻疼痛。适当活动能减轻，活动过度又加重，且反复发作。

3）早晨起床时腰痛重，活动以后好转，白天症状较轻，夜间加重，有的还影响睡眠。工作或训练时减轻或消失，休息时腰痛。

4）疼痛随天气变化，受凉或阴雨天疼痛加重。

5）弯腰工作常觉困难，弯腰时间稍久疼痛加剧。

6）腰痛范围较广，疼痛难以形容，比如隐痛、胀痛、酸痛，有的还伴有沉重感。

出现腰肌劳损症状之后，如果经过充分的休息或治疗，劳损的腰部肌肉及韧带可以得到恢复，症状即可得到一定程度的缓解。科学的方法应当是动静结合，治疗与保健相结合，再采用中医中药治疗可达到很好的效果，可根治腰肌劳损。

思考题

1. 试述脊柱损伤的临床表现和诊断要点。
2. 脊柱损伤有哪些并发症？应如何防治？
3. 对脊柱损伤病人应如何搬运？搬运不慎会有什么后果？
4. 骨折有哪几种类型？骨折具有诊断意义的临床表现是什么？
5. 试述前臂、小腿骨折如何固定。固定中有哪些注意事项？
6. 在转运骨折病人中应有哪些注意事项？
7. 肩关节脱位有哪些临床特点？
8. 试述肘关节脱位的复位方法。
9. 试述急慢性软组织损伤的特点。
10. 举例说明开放性软组织损伤的伤口如何处理。
11. 对离断伤肢及内脏突出物应在现场如何处理。

第十章

环境及理化因素损伤

第一节 淹　　溺

淹溺（drowning）俗称溺水，是一种淹没或沉浸在水等液体介质中，由于液体充塞呼吸道及肺泡或反射性引起喉痉挛发生窒息和缺氧，并处于临近死亡状态。从水中救出后暂时性窒息，尚有大动脉搏动者称为近乎淹溺。

一、淹溺的分类和机理

发生溺水后，首先是本能地屏气，以避免水进入呼吸道。不久，由于缺氧，不能继续屏气，水随着吸气而大量进入呼吸道和肺泡，引起严重缺氧、高碳酸血症和代谢性酸中毒。

根据淹溺者呼吸道和肺泡中有无液体介质吸入，分为湿性淹溺和干性淹溺。

湿性淹溺：占淹溺 90%。喉部肌肉松弛吸入大量水分充塞呼吸道和肺泡发生窒息。水大量进入呼吸道数秒钟后神志丧失，发生呼吸停止和心室颤动。

干性淹溺：喉痉挛导致窒息，呼吸道和肺泡很少或无水吸入。

根据淹溺者浸没液体介质不同，分为淡水淹溺和海水淹溺。

淡水淹溺：淡水较血浆或其他体液渗透压低。进入人体后迅速吸收到血循环，使血容量增加，严重病例可引起溶血，出现高钾血症和血红蛋白尿。淡水吸入最重要临床意义是肺损伤。即使迅速复苏后，肺损伤过程也会继续进展。此外，肺泡内液体也妨碍正常气体交换。

海水淹溺：海水含钠量是血浆的 3 倍以上。因此，吸入的海水较淡水在肺泡内停留时间长，不能吸收到血液循环。反之，能使血液中的水进入肺泡腔，产生肺水肿、出现低氧血症。此外，人体溺水吸入淡水或海水后，都会引起肺顺应性降低、肺水肿、严重低氧血症和酸中毒。淹溺者猝死的原因是严重心律失常。

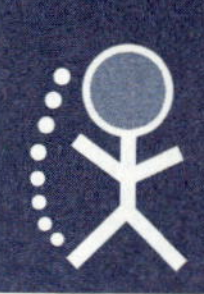

二、临床特点

患者的许多症状和体征只发生在淹溺现场。临床表现的严重程度与淹溺持续时间长短、吸入水量多少、吸入水的性质及器官损害范围有关。缺氧是淹溺患者共同的和重要的表现。

几乎所有淹溺者均有头痛或视觉障碍、剧烈咳嗽、胸痛、呼吸困难、咳粉红色泡沫痰等。溺入海水者有口渴感。最初数小时可有寒战、发热。淹溺通常表现为意识不清、呼吸、心跳微弱或停止。一般表现有皮肤发绀，面部肿胀、双眼结膜充血，口鼻充满泡沫或杂质，四肢冰凉、腹部鼓胀，寒战。部分患者会出现牙关紧闭、抽搐，以及血红蛋白尿、少尿或无尿。常表现为不同程度的低体温。部分患者可伴有头、颈部损伤。

三、急救措施

（一）淹溺复苏

缺氧时间和程度是决定淹溺预后最重要的因素。最重要的紧急治疗是尽快对淹溺者进行通气和供氧。要尽可能迅速将淹溺者安全地从水中救出：如不熟悉水性时可采取自救法，即除呼救外，取仰卧位，使鼻部露出水面呼吸，呼气要浅，吸气要深，因深吸气时人体比重下降，便于浮出水面，此时不要将手臂上举乱扑动，而使身体下沉更快；会游泳者，如小腿抽筋，可采取仰泳位，用手将抽筋腿的脚趾向背侧弯曲，可使痉挛松弛，然后慢慢游向岸边。救护溺水者应迅速游到溺水者附近，从其后方出手救援，或投入救生圈、木板等，让落水者攀扶上岸。一旦从水中救出，应将其头部偏向一侧，迅速用手指、纱布等清除或吸引器抽吸口鼻腔中污水、分泌物、呕吐物及其他异物，保持气道通畅。对无反应和无呼吸的淹溺者应立即进行心肺复苏，特别是呼吸支持（有条件时进行气管插管），必要时运用呼吸兴奋剂。如疑患者存在脊髓损伤，搬动时应将其头、颈和躯干保持在同一轴面上整体转动。

（二）倒水方法

是否倒水视具体情况而定。没有呼吸道阻塞时可不必倒水。切忌倒水时间过长，以能倒出口、咽及气管内的水分为度，以免影响心肺复苏的最佳时机。

现场常用的倒水（控水）方法：将患者腹部置于施救者屈膝的大腿上，头部下垂，施救者平压患者背部，将呼吸道和胃内的水倒出；或由施救者抱起患者的腰腹部，使背部朝上，头部下垂予以倒水，如图 10-1 所示。

在现场急救过程中需注意加强保温措施，清醒者可口服少量含糖热饮。并注意保持呼吸道通畅。

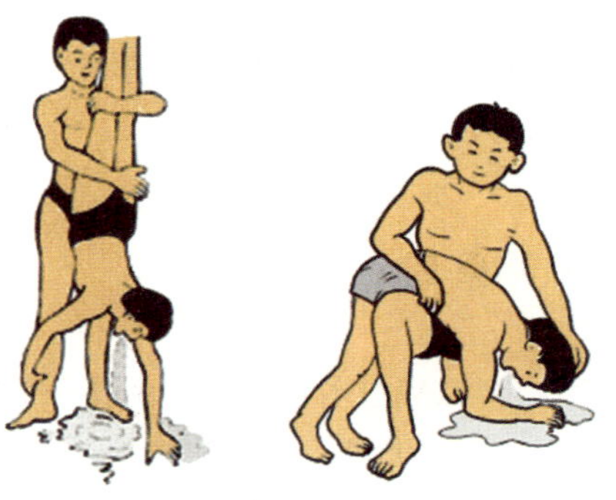

图 10-1　淹溺倒水法

四、后续生命支持

经现场抢救的淹溺患者应及时送至医院给予进一步的评估和监护，采取综合措施支持循环呼吸功能。

（一）补充血容量，维持水、电解质和酸碱平衡

淡水淹溺时，因血液稀释，应适当限制入水量，及时应用脱水剂（甘露醇、呋塞米、白蛋白等）防治脑水肿，并适量补充氯化钠溶液等；海水淹溺时，由于大量体液渗入肺组织，血容量偏低，需及时补充液体，可用葡萄糖溶液、低分子右旋糖酐等，严格控制氯化钠溶液；注意纠正高钾血症及酸中毒。

（二）供氧

吸入高浓度氧或进行高压氧治疗，如有条件可使用人工呼吸机。

（三）复温

对冷水中淹溺者按低体温处理，可采取相应的复温措施。

（四）脑复苏

有颅内压升高者可静脉输注甘露醇，降低颅内压，缓解脑水肿。

（五）对症治疗

对血红蛋白尿、少尿或无尿患者，应积极防治急性肾功能不全的发生；应用皮质激素可能有助于对抗脑水肿、肺水肿和溶血；防治多器官功能障碍；防治肺部感染等。

第二节　体温过低

体温过低（冻僵）（frozen stiff）是指各种原因引起的产热减少或散热增加导致机体中心体温小于35℃，常以神经系统和心血管损害为主要表现。通常在暴露寒冷环境（－5℃以下）后6小时内发病。

一、原因

1）散热过多：长时间暴露在低温环境下，如冷水或冰水淹溺，使机体散热过多、过快；在寒冷环境中大量饮酒，使血管过度扩张热量散失。

2）产热减少：重度营养不良、极度衰竭，使机体产热减少。

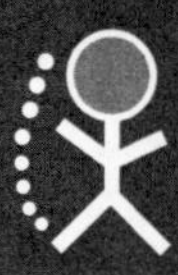

3）体温调节中枢受损：中枢神经系统功能不良，如颅脑损伤、药物中毒。

二、临床分级

临床对体温过低程度划分：

轻度：32 ～ 35℃。

中度：30 ～ 32℃。

重度：＜30℃。

致死温度：23 ～ 25℃。

三、临床表现

早期表现为神经兴奋，随着体温继续下降，机体进入代谢和功能抑制状态。具体表现：

体温 32 ～ 35℃，患者疲乏、健忘和多尿，肌肉震颤、血压升高、心率和呼吸加快，逐渐出现不完全性肠梗阻；体温 28 ～ 32℃，患者表情淡漠、精神错乱、语言障碍、行为异常、运动失调或昏睡、心电图异常；体温 30℃，患者寒战停止、神志丧失、瞳孔扩大和心动过缓；体温＜28℃，患者出现少尿、瞳孔对光反射消失、呼吸减慢和心室颤动；体温 24℃，患者出现僵死样面容；体温≤20℃患者皮肤苍白或青紫，心搏和呼吸停止，瞳孔散大固定，四肢肌肉和关节僵硬。

普通的体温表不能测量过低的体温，必须用特殊的低体温测量仪测机体的中心体温。中心体温测量有两个部位：①直肠测温：应将温度计探极插入 15cm 深处测取体温；②食管测温：将温度计探极放置喉下 24cm 深处测取体温。若只有标准的临床体温表，汞柱不能升至 34℃以上表明有体温过低。

四、急救处理

体温过低加重时，身体就难以再次自我加热。在评估病情时首先要防止进一步散热。当发现患者发抖停止，而嗜睡和精神错乱加重时，这就成为一个十分紧迫的重要急诊。对体温过低者，即使探不到其呼吸及脉搏，亦绝不可假设其已经死亡，应积极组织施救。

（一）一般处置

对尚能维持灌注心律的患者，救助的重点是防止进一步散热、复温和谨慎地转运：避免患者继续暴露于受伤现场，将患者移置于温暖环境（维持室温在 22 ～ 24℃）或有遮盖的地方，用不传热的物品铺在地上，使患者躺下。除去湿衣服并迅速将皮肤擦干，添加衣服，用睡袋、毛毯、棉被包裹躯体。现场无条件时，可用报纸、银箔或其他不传热材料盖着，甚至可躺在患者身旁，把你的体温传给患者。对严重患者在转送中应避免粗暴搬动和颠簸，否则可能促成室颤。

（二）复温措施

1）被动复温：覆盖保暖毯或将患者置于温暖环境，通过机体产热复温。

2）主动体外复温：通过加热装置包括热辐射、强制性热空气通风和热水袋等外源性热传递复温。进行体外快速加热会促使冰冷的血液流入体内，进一步加重病情，核心体温继续下降，因此通常复温速度为 0.3 ～ 2℃ /h。不可置热体（热水袋）于四肢上，这样会增加血液流往冰冷手脚，使核心体温下降。可将热体放在以下部位：颈部、腋窝、腰背部、腹股沟等处，这些部位血流接近体表，可以携带热量进入体内。如患者体质尚好，可将其浸浴于 38 ～ 40℃温水浴缸中恢复体温，但衰竭者慎用。

3）主动体内复温：一般在医院进行，指采用加温加湿给氧（42 ～ 46℃）、加温静脉输液（43℃）、胃肠道、腹腔温水灌洗等技术复温，复温速度为 0.5 ～ 1℃ /h。

复温的选择决定于患者有无灌注心律以及体温下降程度。有灌注心律的轻度低体温患者采用被动复温；有灌注心律的中度低体温患者采用主动体外复温；重度低体温患者或无灌注心律心脏骤停患者采用主动体内复温。

（三）心肺复苏

低温心脏骤停救治原则是在积极处理低体温的同时进行 CPR。在体温未恢复之前药物和电击除颤反应差。

（四）能量支持

人体在寒冷环境中要维持体温，就必然代谢增加。体力消耗增多，只有增加营养物质的摄取量才能满足人体需要，因而高热量的蛋白质、脂肪类的食物应该比平常增加。酒精和水不能产热，相反会增加身体的散热，导致体力衰弱，故寒冷时绝对不要饮酒御寒。

（五）严密观察生命体征

至少每小时测量一次体温，直至体温回复至正常且稳定水平。同时注意呼吸、脉搏、血压的变化及脏器功能监护。

（六）医疗咨询及转送

对严重体温过低或并发低血容量、低血糖、深部静脉血栓形成、心肌梗塞、肺水肿、肺炎等患者，需尽早医疗咨询，转送医院救治。

第三节　冻　　伤

冻伤即冷损伤（cold injury），是低温作用于机体的局部或全身引起的损伤，低温强度和作用时间、空气湿度和风速与冻伤的轻重程度密切相关。慢性疾病、营养不良、饥饿、疲劳、年老、神志不清、痴呆、醉酒、休克和创伤等是冻伤的易患因素。

冻伤按损伤范围可分为全身性冻伤（冻僵）和局部性冻伤（冻结性局部冻伤、冻疮、战壕足与浸泡足），按损伤性质可分为非冻结性冻伤（冻疮、战壕足与浸泡足）和冻结性冻伤（局部冻伤、冻僵），见表 10-1。本节主要介绍局部性冻伤。

表 10-1 冻伤性质分类、表现及处理表

冻伤性质	非冻结性冻伤	冻结性冻伤
冻伤环境	长时间暴露在 0 ～ 10℃的低温、潮湿环境	局部或全部短时间暴露于极低气温，或者较长时间暴露于 0℃（冰点）以下低温
冻伤类型	冻疮、战壕足与浸泡足	局部冻伤、全身冻僵
冻伤部位	手、足等暴露部位	鼻、耳、颜面、手足等暴露部位或全身冻僵
冻伤程度	略轻	较重
局部表现	局部红肿，可出现水疱，并发感染可出现糜烂或溃疡。受冻皮肤渐次出现发红、苍白、发凉，皮肤或肢端刺痛，皮肤僵硬、麻木、感觉丧失	患处温度低、皮肤苍白、麻木、刺痛。复温后轻者可见局部红肿、水疱，重者皮肤紫红或紫黑，甚至坏死
全身表现	不明显	冻僵（易发生在冷水或冰水淹溺）
急救处理	局部涂冻疮膏，温敷创面、换药	保暖、复温、创面处理、酌情应用破伤风抗毒素、改善血液循环药物、营养支持、抗生素

一、临床特点

根据局部冻伤创面损伤程度可分为四度，见表 10-2。

表 10-2 局部冻伤四度划分

程度	Ⅰ度	Ⅱ度	Ⅲ度	Ⅳ度
深度	表皮层	真皮层	皮肤全层或深达皮下组织	全层、皮下、肌肉和骨骼
皮肤	局部皮肤红肿、发热感	局部红肿，有水疱，局部可成黑痂	局部皮肤紫红或紫黑色，皮温降低，创面周围红肿、疼痛，出现血性水疱，皮肤坏死	局部皮肤深紫黑色，皮温降低，数周后成干性坏死（感染可呈湿性坏死）
感觉	热、痒、灼痛	疼痛但感觉迟钝	感觉障碍或消失	感觉丧失
疤痕	不留疤痕	少有疤痕	留有疤痕	肢体残缺

根据局部冻伤的临床表现可分为三期，即反应前期（前驱期）、反应期（炎症期）和反应后期（恢复期）：

1．反应前期：指冻伤后至复温融化前的一个阶段，其主要临床表现是受冻部位冰凉、苍白、坚硬、感觉麻木或丧失。由于局部处于冻结状态，其损伤范围和程度往往难以断定。

2．反应期：包括复温融化和复温融化后的阶段。冻伤损伤范围和程度，随复温后逐渐明显。损伤在表皮层时，局部皮肤发红，肿胀，主要症状是刺痛、灼痛，一般能在短期内（约 1 周）痊愈。损伤达真皮层时，有局部充血和水肿，复温后 12 ～ 24h 出现浆液性水泡。局部疼痛较剧，但感觉迟钝，对针刺、冷、热感觉消失。干性坏死出现分界线的时间，一般 1 ～ 2 个月。从坏死组织完全脱落，健康肉芽出现和上皮生成常需 2 ～ 3 个月以上。

3．反应后期：指表皮层、真皮层冻伤愈合和皮肤全层冻伤坏死脱落后，肉芽创面形成的阶段。此期可出现：①冻伤皮肤局部发冷，感觉减退或敏感；②对冷敏感，寒冷季节皮肤出现苍白或青紫；③痛觉敏感，肢体不能持重等。

二、紧急处理

（一）脱离寒冷环境

尽快脱离寒冷环境，全身或局部保暖，给予热饮料；迅速脱掉潮冷冻结的衣服鞋袜，不易脱掉时可剪开或连肢体一并浸入温水中，待融化后解脱。

（二）复温

可将冻伤处浸入 40 ～ 42℃大量温水中复温，至冻区皮肤转红，尤其是指（趾）甲床潮红，组织变软为止，但要小心烫伤失去知觉的组织，一般复温不宜超过 20min（见图 10-2）。浸泡后患部保持干燥，可用柔软的棉花、干软布包裹保护受冻部位。严禁对冻伤局部进行拍打、雪搓、火烤、开水烫。

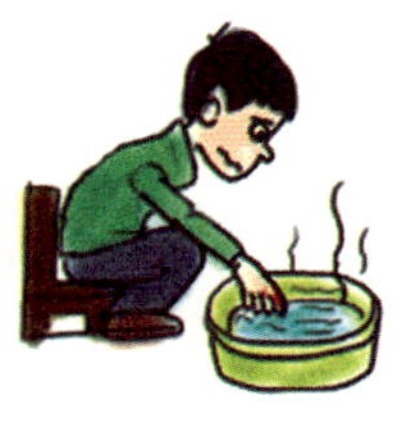

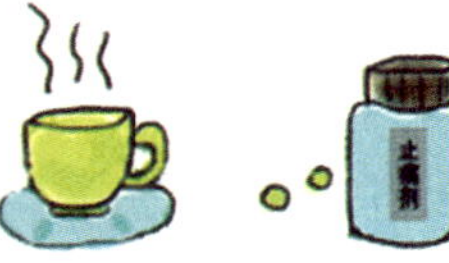

图 10-2　局部冻伤处理

面积大而严重者，一种方法是将冻伤部位用温毛巾覆盖，自然解冻。然后从紧靠身体躯干部位开始，用毛巾热敷加温直至受损处皮肤变红润为止。另一种方法用他人体温来复温，如将冻伤处放入他人腋窝里，或将病人置于温暖房间复温。

（三）皮肤处理

Ⅰ度冻伤：保持创面干燥。Ⅱ度冻伤：复温消毒，干纱布包扎或暴露疗法。如有小水疱，让其自行吸收；大水疱，可在无菌条件下抽吸水疱液，并保持疱皮完整。Ⅲ度、Ⅳ度冻伤：暴露疗法，保持创面清洁干燥，待坏死组织边界清楚时予以切除。肢体远端湿性坏疽可行截肢（趾）术。

对于非冻结性局部冻伤，可在局部涂冻疮膏，局部用药应涂厚，每日数次温敷创面。并根据

创面情况每日换药，用无菌纱布包扎。小面积轻度冻伤，可用温暖的手去按摩，无需其他治疗。

（四）防止感染

酌情应用破伤风抗毒素、低分子右旋糖酐改善血液循环、营养支持，必要时予抗感染。

第四节　烧　烫　伤

烧（烫）伤（burns and scalds）泛指各种热源、光电、化学腐蚀剂、放射线等因素所致的人体组织损伤。小面积浅度烧伤预后良好。大面积或深度烧伤，渗出、休克、感染、修复等病理过程和表现较明显，可并发脓毒症和多脏器功能障碍，预后严重，需紧急救治。

一、烧伤面积及深度的估算和判断

（一）烧伤面积估算

1. 手掌法

适用于小面积烧伤。不论年龄、性别，将伤者五个手指并拢，其手掌面积估计为1%体表面积，如图10-3所示。

2. 中国新九分法

对面积大的烧伤常采用中国新九分法（见图10-4）。口诀是“一九（头颈部）、二九（双上肢）、三乘九（躯干、会阴加1），五乘九（臀部及双下肢）”。

呼吸道烧伤另行注明，不计算面积。

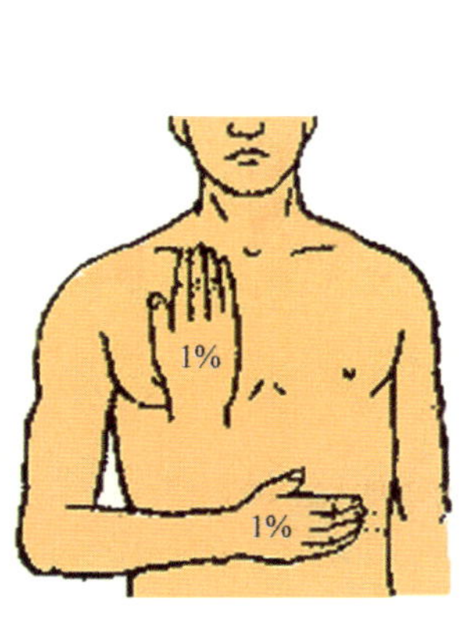

图10-3　手掌法

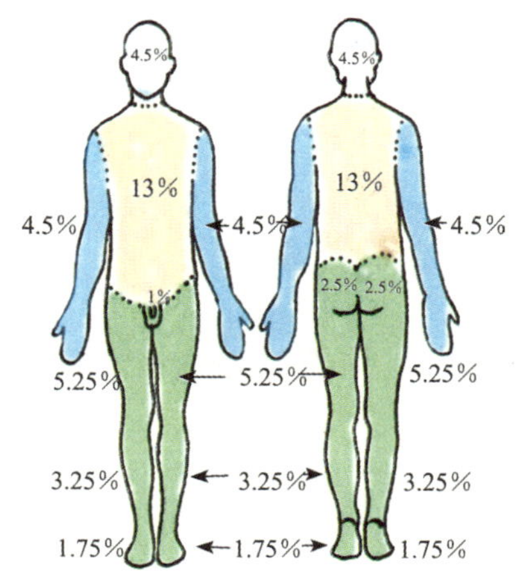

图10-4　烧伤面积九分法估算（正、背面）

（二）烧伤深度判断

临床上已普遍采用三度四分法，即Ⅰ度、浅Ⅱ度、深Ⅱ度和Ⅲ度烧伤。

口诀："Ⅰ度红斑，Ⅱ度水疱，Ⅲ度焦痂。"

烧伤深度对照表及示意图见表 10-3 和图 10-5。

表 10-3　烧伤深度对照表

	皮肤层	皮肤表现	感觉	恢复时间	疤痕	图片
Ⅰ度	表皮角质层，生发层健在	轻度红、肿、痛、热，表面干燥，无水泡	感觉敏感疼痛	3～5天	无疤痕	
浅Ⅱ度	真皮浅层，部分生发层健在	有水疱，局部红肿明显，基底均匀红润、潮湿	感觉过敏剧痛	1～2周	无疤痕，可有色素沉着	
深Ⅱ度	达真皮深层，有皮肤附件残留	有或无水疱，局部肿胀，基底苍白，有红色斑点，创面微湿	感觉迟钝	3～4周	有疤痕	
Ⅲ度	皮肤全层，甚至达皮下、肌肉或骨骼	坚硬如革，蜡白、焦黄、或炭化，干燥，无弹性	感觉丧失	需植皮愈合	疤痕明显，畸形或残疾	

二、烧伤严重程度判断标准

对烧伤严重程度，主要根据烧伤面积、深度及是否有并发症进行判断。

轻度烧伤　总面积 10% 以下的Ⅱ度烧伤。

中度烧伤　Ⅱ度烧伤总面积达 10%～29%；或Ⅲ度烧伤面积在 10%以下。

重度烧伤　烧伤总面积 30%～50%；Ⅲ度烧伤面积 10%～20%；或烧伤面积虽不足 30%，但全身情况较重或已有休克、特殊部位（手、足、颜面、肛门生殖器）、复合伤、呼吸道吸入性损伤或化学中毒等并发症。

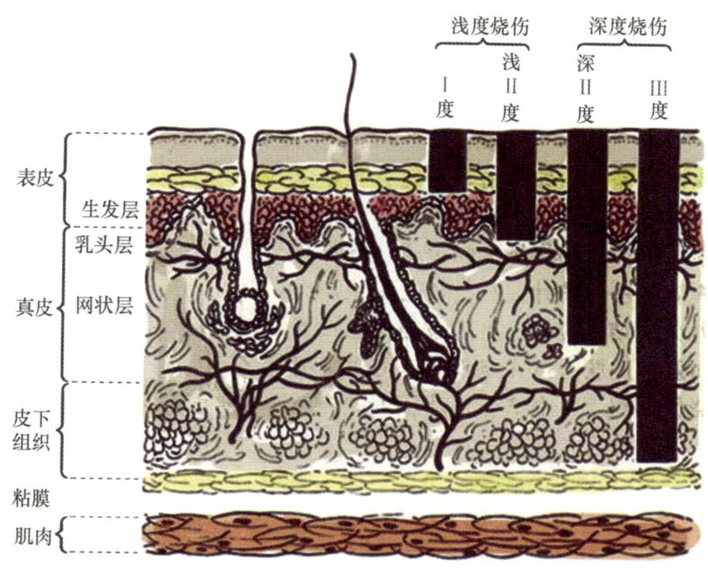

图 10-5　烧伤的深度

特重烧伤　烧伤总面积 50%以上；Ⅲ度烧伤面积 20%以上；已有严重并发症。

"吸入性损伤" 习惯称"呼吸道烧伤"，是较危重部位烧伤。之所以改称为"吸入性损伤"是因其致伤因素不单纯由于热力。燃烧时的烟雾含有大量的化学物质，可被吸入至下呼吸道，这些化学物质有局部腐蚀和全身中毒的作用，如 CO、氰化物中毒等，所以在相对封闭的火灾现场，死于吸入性窒息者多于烧伤，合并严重吸入性损伤者仍为烧伤救治中的突出难题。

吸入性损伤的诊断：①燃烧现场相对密闭。②呼吸道刺激，咳出炭末痰，呼吸困难，肺部可能有哮鸣音。③面、颈、口鼻周常有深度烧伤，鼻毛烧伤，声音嘶哑。

三、治疗原则

小面积浅表烧伤按外科原则，清创、保护创面，能自然愈合。大面积深度烧伤的全身性反应重，治疗原则是：

1）早期及时补液，维持呼吸道通畅，纠正低血容量休克。

2）深度烧伤组织是全身性感染的主要来源，应早期切除，尽早植皮。

3）及时纠正休克，控制感染是防治多脏器功能障碍的关键。

四、具体措施

（一）现场处理

1. 迅速脱离热源

火焰烧伤应尽快脱离火场，脱去烧（烫）着的衣物，就地翻滚或跳入水池，熄灭火焰。互

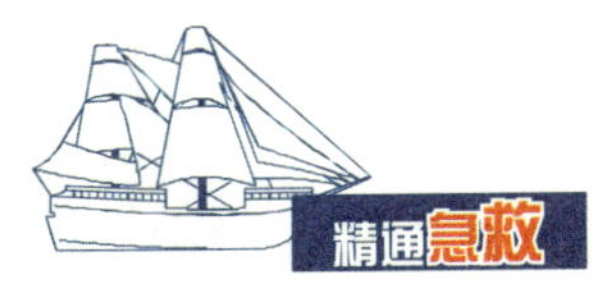

救者可就近用非易燃物品（如棉被、毛毯）覆盖（见图 10-6），隔绝灭火。忌奔跑呼叫，以免风助火势，烧伤头面部和呼吸道。也要避免双手扑打火焰，造成双手烧伤。热液浸渍的衣裤，可以冷水冲淋后剪开取下，强力剥脱易撕脱疱皮。

2．保护烧伤部位

在现场附近，只求创面不再污染、不再损伤，可用干净敷料或床单等手边材料覆盖保护创面。避免用有色药物而影响对烧伤深度判断。

3．保持呼吸道通畅

火焰烧伤常伴呼吸道受烟雾、热力等损伤，特别应注意保持呼吸道通畅。合并一氧化碳中毒者应移至通风处，必要时应吸入氧气。

4．镇静止痛

烧伤后伤者都有不同程度烦躁不安和疼痛，可酌情给予地西泮、度冷丁等，但后者在呼吸道烧伤和颅脑损伤者禁用。

5．轻度烧伤

特别是四肢烧伤，应尽可能立即用冷水浸沐或持续冲淋伤处，可迅速降低热度，如图 10-7 所示。一般为半个小时或不痛为止。

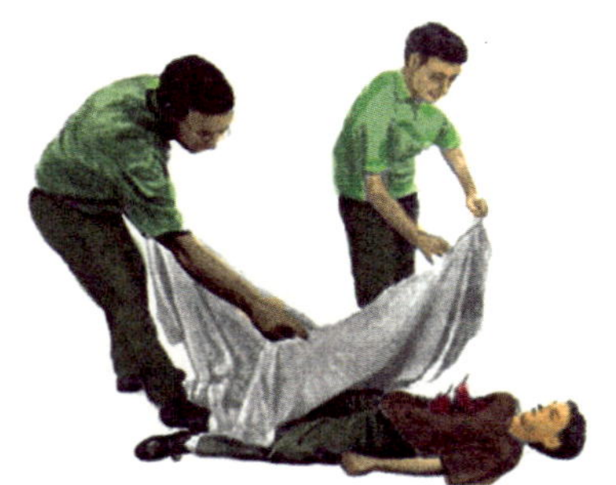

图 10-6　用毯子覆盖隔绝灭火

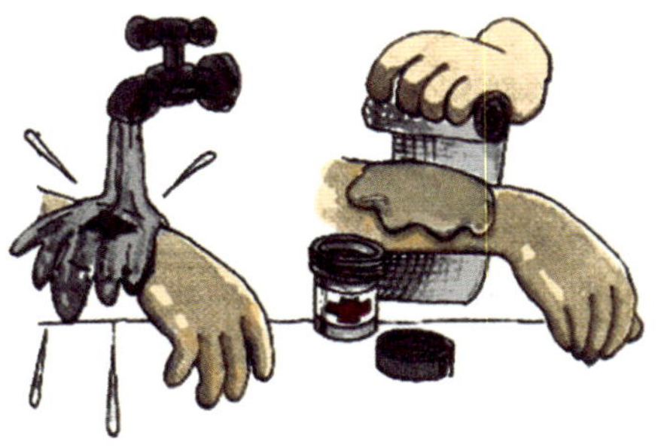

图 10-7　用冷水冲洗伤处并消毒包扎

6．大面积严重烧伤

①记录血压、脉搏、呼吸，并注意有无呼吸道烧伤及其他合并伤。②立即建立静脉输液通道，按烧伤面积、深度制定输液计划。③留置导尿管，观察每小时尿量，并注意有无血红蛋白尿。④创面污染重或有深度烧伤者，均应注射破伤风抗毒血清，并用抗生素治疗。

7．其他

注意有无复合伤，对大出血、开放性气胸、骨折等应先施行相应的急救措施。特别应注意

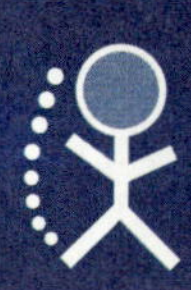

保持呼吸道通畅，必要时心肺复苏。

8．咨询及转送

无线电医疗咨询，尽早就近转送医院，途中应注意观察生命体征的变化。

（二）创面处理

创面处理一般原则是：①Ⅰ度创面要保持创面清洁，减轻疼痛。②浅Ⅱ度创面要防止感染，减轻疼痛，促进愈合。③深Ⅱ度创面要防止感染，保留残存上皮组织，以减少疤痕形成，使创面迅速结痂。④Ⅲ度创面要防止感染，保持焦痂完整、干燥。有计划、有步骤地尽早去除坏死组织，及时植皮覆盖创面，缩短创面愈合时间。

Ⅰ度烧伤创面处理　属红斑性炎症反应，无需特殊处理，能自行消退。如烧灼感重，可涂薄层油脂。

Ⅱ度烧伤创面处理　包括清洁创周健康皮肤，先剃除头、面、会阴伤处的毛发，创面周围的正常皮肤以肥皂水清洗；创面如污染较重，先以清水或等渗盐水冲洗；除去脱落的表皮或异物，以1‰新洁尔灭溶液、2‰洗必泰或等渗盐水轻拭，创面周围也以上述药液消毒。浅Ⅱ度水泡皮应予保留，水泡大者，可用消毒空针抽去水泡液（深度烧伤的泡皮应予清除）。如果用包扎疗法（一般用于四肢或躯干），内层用油质纱布（如中药油纱或灭菌凡士林纱布等），外层加用吸水敷料（纱布和棉垫），以绷带均匀环形包扎，包扎范围应超过创周5cm。包扎四肢时从远端开始，指（趾）露出，以便观察末梢循环。包扎厚度以渗出液不湿透到最外层敷料为度。经上述处理，除非敷料浸湿、有异味或有其他感染迹象，不必经常换药，以免损伤新生上皮。如创面已感染，应勤换敷料，清除脓性分泌物，保持创面清洁，多能自行愈合。面、颈与会阴部烧伤不适合包扎处，则予暴露。一般可不用抗生素。

Ⅲ度烧伤创面处理　清创，估算烧伤面积、深度。特别应注意有无Ⅲ度环状焦痂的压迫，其在肢体部位可影响血液循环，躯干部可影响呼吸，应尽早切开焦痂减压。广泛大面积烧伤一般采用暴露疗法，即清创后，将伤员安放在铺有无菌床单和纱布垫的床上，使创面直接暴露在温暖、干燥、清洁的空气中，使创面迅速干燥、结痂。深度烧伤，应正确选择外用抗菌药物，目前证实有效的外用药有1%磺胺嘧啶银霜剂、碘伏等。外用抗菌药物只能一定程度抑制细菌生长，随时都有侵入性感染的威胁，为此近年的治疗多采用积极的手术治疗，包括早期切痂（切除深度烧伤组织达深筋膜平面）或削痂（削除坏死组织至健康平面），并尽快皮肤移植。

感染创面处理　对创面感染要及时引流，清除已溶化的坏死组织。痂下感染时，应剪除痂皮。创面脓液多时，可用吸水性能好的纱布3～6层，蘸湿生理盐水、高渗盐水、碘伏、呋喃西林、新洁尔灭、洗必泰等药液，稍挤干覆盖。根据创面感染程度和脓液多少，每日可更换敷料2～4次。但对感染严重、坏死组织多的创面不应作湿敷，应采用暴露法，并使用1%磺胺嘧啶银冷霜等。

（三）并发症及后续处理

休克、感染、多脏器功能衰竭是烧伤严重并发症及死亡原因。

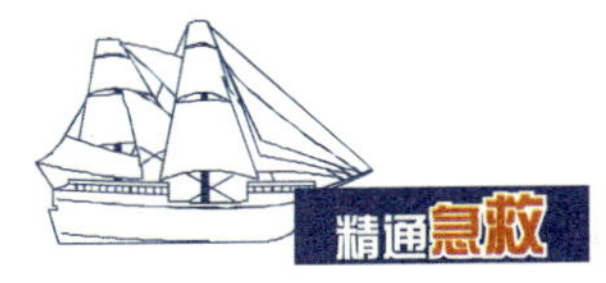

1. 烧伤休克防治

烧伤休克可危及生命。液体治疗重在及时，而休克期是否以平稳状态渡过至关重要。烧伤休克的发生时间与烧伤严重程度关系密切，面积越大，深度越深者，休克发生越早越重。休克期未平稳度过常与补液延迟、长途转送或气道通畅问题未予解决等有关。较长时间的组织缺血缺氧，既容易引发感染，又广泛损害了多个内脏，从而影响全病程的平稳以及能否成功救治。

临床表现与诊断主要表现：①心率增快、脉搏细弱，听诊心音低弱。②血压的变化：早期往往表现为脉压变小，随后为血压下降。③呼吸浅、快。④尿量减少是低血容量休克的一个重要标志，成人每小时尿量低于 20ml 常示血容量不足。⑤口渴难忍，在小儿特别明显。⑥烦躁不安，是脑组织缺血、缺氧的一种表现。⑦周边静脉充盈不良、肢端凉，伤者诉畏寒。

补液是防治烧伤休克的主要措施。应尽快寻找较粗且易于固定的静脉行穿刺，以保持一条通畅的**静脉输液通道**，这对严重烧伤病人早期救治十分重要。

早期补液方案根据国内多年的临床实践，常用下列输液公式：按照病人的烧伤面积和体重计算，伤后第一个 24 小时，每 1% 烧伤面积（Ⅱ度、Ⅲ度烧伤）每公斤体重应补胶体和电解质液共 1.5ml（小儿 2.0ml）。胶体（血浆或白蛋白）和电解质液（平衡盐液）的比例为 0.5 ：1，广泛深度烧伤者与小儿烧伤其比例可改为 0.75 ：0.75。另以 5% 葡萄糖溶液补充水分 2000ml（小儿另按年龄、体重计算），总量的一半应于伤后 8 小时内输入。第二个 24 小时，胶体和电解质液为第一个 24 小时的一半，水分补充仍为 2000ml。电解质液、胶体和水分应交叉输入。

举例：一位烧伤面积 60%体重 50kg 病人，第一个 24 小时补液总量为 $60\times50\times1.5+2000=6500$ml，其中胶体为 $60\times50\times0.5=1500$ml，电解质液为 $60\times50\times1=3000$ml，水分为 2000ml，输入速度先快后慢。第二个 24 小时，胶体减半为 750ml，电解质液减半为 1500ml，水分仍为 2000ml。

船舶航行时无血浆蛋白类胶体，可用低中分子右旋糖酐替代血浆，起到暂时扩容及利尿作用，总量一日不超过 1000ml，并做好转诊准备。此外，广泛深度烧伤者，常伴有较严重的酸中毒和血红蛋白尿，为纠正酸中毒和避免血红蛋白降解产物在肾小管的沉积，在输液成分中可增配 1.25% 碳酸氢钠。

由于病人伤情和个体的差异，抗休克期更应强调严密观察，根据病人的反应，随时调整输液的速度和成分。**如出现血压低、尿量少、烦躁不安等现象，则应加快输液速度。**在注意输液的同时，特别应注意呼吸道的通畅。否则，只靠输液，休克期是不可能平稳的。

2. 烧伤感染防治

感染是救治烧伤中突出的问题。据报道烧伤死亡原因中，感染居首位。感染如未能控制，终因脓毒性休克、多器官功能衰竭而死亡。烧伤休克和感染存在内在联系，及时积极地纠正休克，维护机体防御功能，是防治感染的重要措施之一。

抗感染措施如下：

积极纠正休克　尽快纠正休克，可维护机体的防御功能，保护肠粘膜的组织屏障，对防止感染有重要意义。

正确处理创面　烧伤创面，特别是深度烧伤创面是主要感染源，对深度烧伤进行早期切痂、

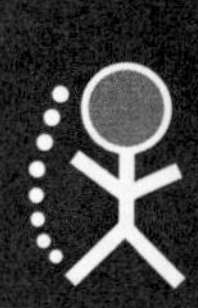

削痂植皮，是防治全身性感染的关键措施。

抗生素的应用和选择 抗生素的选择应针对致病菌，及时用药。一般烧伤创面的病菌常为多菌种（以革兰阴性杆菌为主），对严重并发全身性感染者，在无条件做细菌培养时，可联合应用一种第三代头孢菌素和一种氨基糖苷类抗生素，予静脉滴注。感染症状控制后，应及时停药，不能留待体温完全正常，因烧伤创面未修复前，一定程度的体温升高是不可避免的，长时间运用抗生素反而导致体内菌群失调或二重感染（如真菌感染）。

营养的支持 目的是维持人体每日生理需要量及水、电解质平衡，从而维护脏器功能。营养支持可经肠内或肠外营养，尽可能用肠内营养法，因其接近生理、可促使肠粘膜屏障的修复，且并发症较少。

磷烧伤处理 磷是细胞浆毒物，吸收后能引起肝、肾、心、肺等脏器损害。磷与空气接触即自燃，急救时应将伤处浸入水中，以隔绝氧气，切忌暴露于空气中，以免继续燃烧。应在水下移除磷粒，用 1% 硫酸铜涂布，可形成无毒性的磷化铜，便于识别和移除。但必须控制硫酸铜的浓度不超过 1%，如浓度过高，反可招致铜中毒。忌用油质敷料，因磷易溶于油脂而更易吸收，适用 3% ~ 5% 碳酸氢钠湿敷包扎。深度创面尽早切除与植皮。

另外，接触、误服、吸入酸碱腐蚀剂，极易导致皮肤黏膜、消化道、呼吸道严重损害和全身毒性反应，需立刻在现场紧急处理。

（参阅“第十一章 船载有毒货中毒 第二节 不同途径中毒的急救方法”）

第五节 电 击 伤

电击伤（electrical injury）也称触电，是一定量的电流通过人体引起的机体损伤和功能障碍。电流能量转化为热量还可造成电烧伤。雷击即闪电是一瞬间的超高压直流电。

电击损伤程度与电流强度、电流种类、电压高低、通电时间、人体电阻、电流途径有关。电流通过心脏易导致心脏骤停，通过脑干使中枢神经麻痹、呼吸暂停。

一、临床特点

（一）全身表现

触电后轻者可仅出现痛性肌肉收缩、惊恐、面色苍白、头痛、头晕、心悸等，也可有心律失常。重者可致意识丧失、休克、心脏呼吸骤停。电击后常出现严重的室性心律失常、肺水肿、胃肠道出血、凝血功能障碍、急性肾功能不全。临床上应特别重视患者有多重损伤的可能性，包括强直性肌肉损伤、内脏器官损伤和体内外烧伤。幸存者可能有心脏和神经后遗症。

（二）局部表现

高压电击的严重烧伤常见于电流进出部位，皮肤入口的烧伤比出口处严重，烧伤部位组织

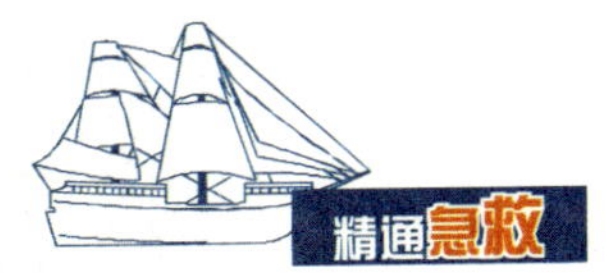

焦化或炭化。触电的肢体因屈肌收缩关节而处于屈曲位，肌群强直性收缩甚至导致骨折或关节脱位；因肌肉组织损伤、水肿和坏死，会出现神经、血管受压体征；脉搏减弱，感觉和痛觉消失；胸部电击伤可致气胸；腹壁损伤可致内脏坏死或脏器穿孔；电击创面的最突出特点为皮肤的创面很小，而皮肤下的深度组织损伤却很广泛。闪电损伤时皮肤上会出现微红树枝样或细条状条纹。大约半数电击者有单侧或双侧鼓膜破裂、视力障碍、单侧或双侧白内障。

二、现场急救

1）脱离电源：应迅速切断电源，或应用绝缘体使患者与电源分离。但应强调确保现场救助者自身的安全。

2）心肺复苏：按复苏指南的流程进行心肺复苏，不能轻易终止复苏。

3）补液：对低容量休克和组织严重电烧伤的患者，应迅速静脉补液，补液量较同等面积烧伤者要多。

4）对症治疗：包括防止脑水肿、监测和防治高钾血症、纠正心、肾功能不全、维持酸碱平衡。

三、创面处理

积极清除创面坏死组织。对于深部组织损伤、坏死，可用双氧水清洗创口，常开放治疗。尽早注射破伤风抗毒素，必要时抗感染治疗。对于广泛组织损伤、器官创伤和骨折者，因由有经验的专业医师处理。

思考题

1. 海水淹溺与淡水淹溺有什么不同？
2. 淹溺最重要的紧急治疗是什么？试述现场急救措施。
3. 淹溺后续的生命支持包括哪些方面？
4. 何谓体温过低？如何分级？
5. 体温过低有哪些临床表现？
6. 试述体温过低的急救处理。复温中有哪些注意事项？
7. 体温过低能饮酒驱寒吗？为什么？
8. 冻伤的肢体如何现场处理？
9. 如何估算烧烫伤面积和深度？烧烫伤严重程度如何判定？
10. 简述烧烫伤的处理措施。创面如何处理？
11. 烧烫伤主要有哪些并发症？如何防治烧烫伤引起的休克？
12. 试述电击伤的损伤机制及现场急救。

第十一章

船载有毒货物中毒

第一节　中毒途径及诊治

中毒（poisoning）是指有毒物质进入人体后，达到中毒量而产生局部和全身性损害。引起中毒的化学物质称为毒物。根据来源、性质和用途不同可将毒物分为：工业性毒物（如金属、腐蚀剂、消毒剂）、药物（如镇静催眠药、阿司匹林、扑热息痛）、农药（如有机磷农药）、有毒动植物（如河豚鱼、白果、蘑菇）、有毒气体（如CO、氰化物气体、冷却气体、石油、氯气、硫化氢）。某些船载货物中，可能含有潜在的这些毒性物质，当毒物以不同途径侵入到机体时，就可能造成中毒。

一、中毒途径及诊断

中毒途径有三种，即**吸入性中毒、接触性中毒和食入性中毒。**

船上出现以下情况需考虑中毒：

1）有毒物泄漏的证据。

2）发生化学品燃烧、爆炸等事故并放出有毒物质。

3）发病特征与船载货物的某些性质相似。

4）有流行病特征，船上有数人有类似症状表现。

5）疑似货物中毒时，需了解发病者工种、工龄、接触毒物种类和时间、环境条件、防护措施，以及先前是否发生过类似事故等。

6）疑似生活性中毒者，应详细了解病人精神状态、长期服用药物种类、药品有无缺少等。

7）疑似一氧化碳中毒时，需查问室内炉火和通风情况、有无煤气泄露、当时同室其他人员是否也有中毒表现。

8）疑似食物中毒时，应调查同餐进食者有无类似症状发生。

（一）中毒表现

中毒临床表现复杂，症状多数缺乏特异性。一般经过潜伏期、急性期和后期三个阶段，严重者会出现不同程度并发症。

潜伏期：是毒物进入体内至出现症状的间隔时间。通常接触毒物后迅速发病，但有时需经几小时后发病。

急性期：此期中毒体征和症状表现明显。根据中毒的途径和毒物类型不同，临床表现各不相同。一般表现为：头痛、恶心呕吐、嗜睡、精神失常、意识丧失、惊厥、疼痛、皮肤青紫或灰色、呼吸困难等。

后期：在少量毒物中毒后，大多数病人在几小时内体征症状消失。中毒严重可持续数小时或数天。

常见严重并发症有：窒息、支气管炎、肺炎、肺水肿、心衰、循环衰竭、肝肾功能衰竭。

（二）中毒诊断

船上因条件限制，无法开展实验室等相关辅助检查，中毒的诊断主要依据接触史和部分特征性表现或环境调查，以证实人体内或周围环境中存在毒物，并排除其他有相似症状的疾病，方可作出诊断。对于有明确接触史的病人诊断很容易，对于无明确接触史的病人，如果出现不明原因的抽搐、昏迷、休克、呼吸困难等，通过既往病史不能解释的情况下都应想到中毒的可能。

二、中毒处理

根据毒物种类，进入途径和临床表现进行治疗。可分去毒、解毒和对症三步急救。

（一）急救原则

1）立即脱离现场，终止与毒物继续接触。

2）迅速清除体内已被吸收或尚未吸收的毒物。

3）如有可能，尽早使用特效解毒药。

4）对症支持治疗。对脑水肿、肺水肿、呼吸衰竭、休克、心律失常等抢救非常关键。

（二）急救措施

1. 评估生命体征

若病人出现呼吸、循环功能不稳定，如休克、严重低氧血症和呼吸心脏骤停，应立即进行心肺复苏，尽快采取相应的救治措施。

2. 脱离中毒现场，终止毒物接触

毒物由呼吸道或皮肤侵入时，应立即将病人撤离中毒现场，移至空气新鲜的地方；脱去污染

的衣服，用水（特殊毒物也可选用肥皂水、碳酸氢钠、醋酸等）清洗接触部位的皮肤和毛发。

3．清除体内尚未或已吸收的毒物

对口服中毒者尤为重要。毒物清除越早、越彻底，病情改善越明显，预后越好。

催吐 适用于神志清楚并能配合的病人。昏迷、休克、腐蚀剂中毒、抽搐发作时、严重心脏病、食道静脉曲张、主动脉瘤、严重溃疡病者禁忌催吐。

物理催吐：饮温水 300 ~ 500ml，用手指或压舌板刺激咽后壁或舌根诱发呕吐，不断重复直至胃内容物完全呕出为止。

药物催吐：吐根糖浆 15 ~ 20ml 加入 200ml 水中分次口服。

洗胃 一般在服毒后 6 小时内应洗胃，尤其在 1 小时内洗胃效果最好。但即使超过 6 小时，由于部分毒物仍残留于胃内，多数情况下仍需洗胃。对吞服腐蚀性毒物的病人，洗胃可引起消化道穿孔，一般不宜采用。对昏迷、惊厥病人洗胃时应注意呼吸道保护，避免发生误吸。

洗胃原则上先出后进、快出快进、出入相当。

★ 漏斗灌注法洗胃：患者取左侧卧位。用石蜡油润滑胃管前端（插入长度的 1/3）；由口腔插入 50 ~ 60cm（插入长度大致为前额发际到剑突的距离），确认胃管到达胃内后用胶布固定；置漏斗低于胃部水平位置，挤压橡胶球，抽尽胃液并留作化验；举漏斗高过头部 30 ~ 50cm，将洗胃液缓慢倒入漏斗内约 300ml，当漏斗内尚余少量溶液时，速将漏斗降低至胃部位置以下，并倒向污水桶内（利用虹吸原理）（见图 11-1）。重复上述多次洗胃后拔除胃管时，应先将胃管尾部夹住，以免拔管过程中管内液反流进入气管，引起误吸。对于合并昏迷患者，操作过程需谨慎小心，以防止窒息。

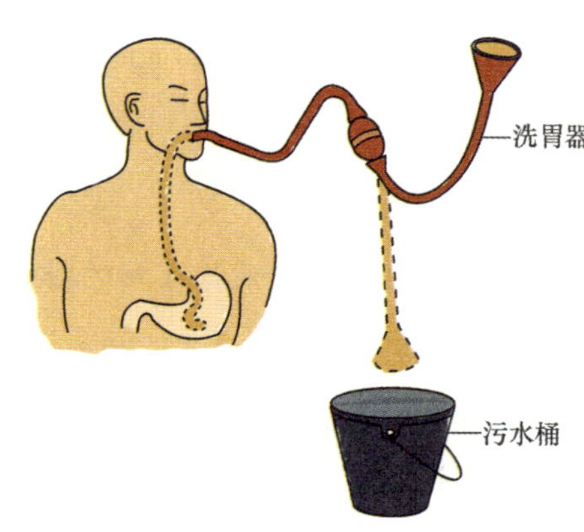

图 11-1 漏斗胃管洗胃法

对不明原因中毒，一般用清水洗胃。如已知毒物种类，则应选用特殊洗胃液，见表 11-1。

表 11-1 洗胃液的选择及注意事项

洗 胃 液	常见毒物	注意事项
牛奶、蛋清、植物油	腐蚀性毒物	
液体石蜡	汽油、煤油、甲醇等	口服液体石蜡后再用清水洗胃
10%活性炭悬液	河豚、生物碱及其他多种毒物	
1 ：5000 高锰酸钾	镇静催眠药、有机磷杀虫药、氰化物等	对硫磷中毒禁用
2%碳酸氢钠	有机磷杀虫药、苯、汞等	敌百虫及强酸中毒禁用
10%氢氧化镁悬液	硝酸、盐酸、硫酸等	
3% ~ 5%醋酸、食醋	氢氧化钠、氢氧化钾等	
生理盐水	砷、硝酸银等	
石灰水上清液	氟化钠、氟乙酰胺等	
5% ~ 10%硫代硫酸钠	氰化物、汞、砷等	

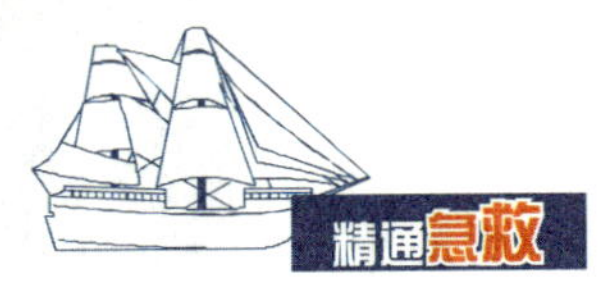

吸附剂：活性炭为强有力的吸附剂，可吸附生物碱、巴比妥类、水杨酸、苯酚、砷、汞等多种毒物，一般在洗胃后常用活性炭 5g 加水 250ml，经胃管灌入。

黏膜保护剂：米汤、牛奶、蛋清（4 只蛋清加水 1 杯拌匀）、植物油能沉淀毒物、保护和润滑黏膜的作用。

导泻 洗胃后灌入泻药，有利于清除肠道内毒物。一般不用油类泻药，以免促进脂溶性毒物吸收。体质极度衰弱、已有严重脱水者及强腐蚀性毒物中毒者及孕妇禁用导泻。常用盐类泻药，如硫酸镁 20g 左右溶于水或 50% 硫酸镁 50ml，口服或经胃管注入导泻。但磷化锌杀鼠药中毒不用镁类泻剂，因其与磷化锌可生成卤碱类有毒物质，可服用液体石蜡 30ml。

★ 全肠道灌洗 是一种快速清除肠道毒物的新方法，主要用于中毒时间超过 6 小时或导泻无效者。此操作多在医院进行。

利尿 它主要用于以原形从肾脏排出的毒物中毒。如无脑水肿、肺水肿和肾功能不全等情况，可快速输入葡萄糖或其他晶体溶液，然后静注呋塞米（速尿），促进毒物随尿液排出。

★ 此外，改变尿液酸 / 碱度，如碱化尿液可用静脉滴注碳酸氢钠使尿 pH 达 8.0，可加速弱酸性毒物排出；静脉应用较大量维生素 C 使尿 pH 小于 5.0，有利弱碱性毒物排出。在改变尿液酸碱度时，非医学专业人员较难掌握操作时机和用量。

4. 其他促进已吸收毒物的排出方法

氧疗法 急性中毒病人常因毒物作用而抑制呼吸及气体交换，造成组织缺氧，多脏器损害。因此，在急性中毒抢救中，氧疗常常是重要而不可缺少的治疗方法之一。必须指出，呼吸中枢兴奋药尼可刹米、山梗菜碱、二甲弗林等，安全范围小，对于深度中枢抑制的中毒病人，临床上主要采用人工呼吸机维持呼吸，它远比呼吸兴奋剂有效、安全和可靠。对于轻度缺氧者，可用鼻导管吸氧或面罩吸氧（效果更好）。高压氧已广泛用于急性中毒的治疗，尤其对于一氧化碳中毒，更是一种特效抢救措施，可促进碳氧血红蛋白解离，加速一氧化碳排出，还能减少迟发性脑病的发生。

★ 血液净化治疗 它是指把病人血液引出体外，通过净化装置除去其中某些有毒物质，达到净化血液、清除毒物目的一系列技术，包括血液透析、血液灌流、血浆置换等。

5. 尽早使用解毒剂或解毒药物

金属中毒解毒药

1）氨羧螯合剂。依地酸钙钠是最常用的氨羧螯合剂，可与多种金属形成稳定而可溶的金属螯合物排出体外。主要治疗铅中毒。

2）巯基螯合剂。常用药物有二巯丙醇、二巯丙磺钠、二巯丁二钠等。此类药物均含有活性巯基，进入人体后可与某些金属形成无毒、难解离的可溶性螯合物随尿排出。此外，还能夺取已与酶结合的重金属，使酶恢复活力。主要治疗砷、汞、铜、锑、铅等中毒。

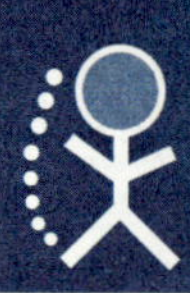

高铁血红蛋白血症解毒药　常用亚甲蓝（美蓝），小剂量亚甲蓝可使高铁血红蛋白还原为正常血红蛋白，是亚硝酸盐、苯胺、硝基苯等高铁血红蛋白生成性毒物中毒的特效解毒药。

氰化物中毒解毒药　氰化物中毒一般采用亚硝酸盐—硫代硫酸钠疗法。中毒后立即给与适量亚硝酸盐，可使血红蛋白氧化，产生一定量高铁血红蛋白。高铁血红蛋白一方面能与血中氰化物结合，另一方面还能夺取氰离子，形成氰化高铁血红蛋白。后者与硫代硫酸钠作用，转化为毒性低的硫氰酸盐排出体外，从而达到解毒目的。

有机磷杀虫药中毒解毒药　主要有阿托品、长托宁（新型）、解磷定等。阿托品、长托宁可与胆碱酯酶夺取胆碱能受体，从而阻断乙酰胆碱的作用；解磷定为胆碱酯酶复活剂。

中枢神经抑制剂中毒解毒药

1）纳洛酮：为阿片受体拮抗剂，对麻醉镇痛药所致的呼吸抑制有特异性拮抗作用，对急性酒精中毒和镇静催眠药中毒引起的意识障碍亦有较好疗效。

2）氟马西尼：苯二氮卓类中毒的特效解毒药。

6. 对症治疗

多数中毒并无特殊解毒疗法，只能通过积极的对症支持治疗，帮助危重病人渡过难关，为重要器官功能恢复创造条件。

1）保持呼吸道通畅，充分供氧。

2）输液或鼻饲供给营养。

3）选用适当抗生素防治感染。

4）应用巴比妥类（鲁米那）、地西泮（安定）等药物抗惊厥治疗。

5）对脑水肿、肺水肿、呼吸衰竭、休克、心律失常、肾功能衰竭、电解质及酸碱平衡紊乱等情况应给予积极救治。

7. 无线电医疗咨询，及早转送病人到医院救治

第二节　不同途径（物质）中毒的急救方法

一、吸入性中毒

吸入性中毒是一些挥发性毒物、毒气、毒烟经呼吸道吸入人体而引起机体局部和全身毒性反应。常见急性气体中毒包括刺激性气体中毒和窒息性气体中毒。

刺激性气体对机体作用的共同特点是对眼和呼吸道黏膜有刺激作用，并可致全身中毒。常见的刺激性气体有氯、光气、氨、氮氧化物、氟化氢、二氧化硫、三氧化硫等。

窒息性气体是指造成组织缺氧的有害气体。常见的窒息性气体可分为单纯窒息性气体（甲烷、氮气、二氧化碳和惰性气体）和化学性窒息性气体（一氧化碳、硫化氢、氰化物）两大类。

化学性窒息性气体吸收后与血红蛋白或细胞色素氧化酶结合，影响氧在组织细胞内的传递、代谢，导致细胞缺氧，称为“内窒息”。

急救原则：

1）立即脱离现场，将病人转移到空气新鲜通风处，注意保暖。

2）松开衣领，保持呼吸道通畅。

3）判断及监测生命体征，如无呼吸、心跳则立即进行心肺复苏。

4）清水含漱或雾化清除口腔、咽部残存毒性颗粒。

5）给予吸氧，有条件则行高压氧治疗。

6）对症治疗，如并发肺炎、支气管炎、肺水肿、脑水肿等给予对症处理。

7）卧床休息，直至病人康复。

8）禁用吗啡等呼吸抑制性药物。

二、接触性中毒

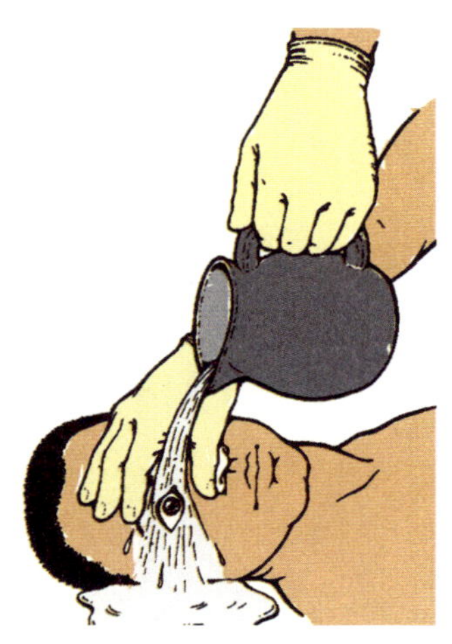

图 11-2 眼睛接触性中毒冲洗

接触性中毒是毒物经皮肤黏膜、眼侵入人体而引起机体的局部或全身毒性反应。

急救原则：

1）立刻脱下受污染的衣服、鞋袜。

2）用大量微温清水清洗受化学物质污染部位约 10～30 分钟。

3）接触酸碱腐蚀剂，冲洗后再用缓冲剂（中和剂）洗涤或湿敷。

4）出现化学烧伤时按烧伤处理。

5）接触或飞溅入眼睛的化学物质或化学烟雾，应翻开眼睑，尽快用大量清水彻底冲洗，如怀疑未冲洗干净，再冲洗 10min（见图 11-2），必要时滴入抗生素眼药水等，再用黑色遮光眼罩保护。

三、食入性中毒

食入性中毒是毒物从口经消化道进入人体而引起机体局部及全身毒性反应。常见的食入性中毒有食物中毒、药物中毒、农药中毒或工业性化学物质中毒等。

急救原则：

可通过病史及临床表现，以及病人食入的残留物、排泄物或身边瓶子及容器、运输的货物等寻求毒物的种类和性质，作出诊断，同时采取急救措施。

1）立刻终止与毒物接触：可采用催吐、洗胃、导泻、利尿的方法去除毒物；如衣物上沾染毒物则立刻脱去，用清水清洗。

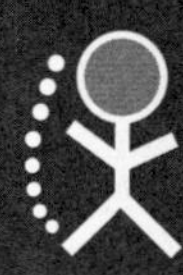

2）中和毒素及黏膜保护：在催吐、洗胃后，在现场可采取用活性碳吸附毒素；用适当的中和剂中和毒素；用蛋清、米汤、牛奶、植物油沉淀毒素，保护胃黏膜等措施。

3）尽早使用解毒剂。

4）对症治疗：预防及治疗并发症，防止多脏器功能衰竭。

四、特征及处理方法

（一）一氧化碳中毒

一氧化碳俗称煤气。为无色、无嗅、无刺激性的窒息性气体。家庭用的煤球炉或燃气炉不完全燃烧均可产生一氧化碳。一氧化碳也是主要的工业、家庭使用的燃料之一，汽车尾气排出的气体中含有一氧化碳。

1. 中毒特征

吸入一氧化碳与血中的血红蛋白结合形成碳氧血红蛋白，失去携带氧的能力，造成组织缺氧，引起一系列中毒表现。 主要有头晕、头痛、耳鸣、心悸、恶心 、呕吐、无力、面色潮红、皮肤黏膜 / 口唇樱桃红色、心率快、烦躁、步态不稳、短暂昏迷；重病人深昏迷、瞳孔缩小、肌张力增加、频繁抽搐、大小便失禁、心律失常、呼吸衰竭等。

2. 中毒处理

迅速将病人转移到新鲜空气处。煤气泄漏时，要迅速关闭煤气阀门，打开门窗通风，切勿使用明火。应予持续吸氧（氧流量 5 ~ 10L/min）。严重 CO 中毒后,24 ~ 48 小时脑水肿达高峰。应积极采取措施，降低颅内压和恢复脑功能。可选用 20%甘露醇、50%葡萄糖溶液、呋塞米等脱水；抽搐可用地西泮或苯巴比妥。迅速送到医院救治，高压氧有良好治疗效果。

（二）氯气中毒

氯为黄绿色有强烈刺激性的气体，溶于水和碱性溶液，遇水生成次氯酸和盐酸，次氯酸再分解为新生态氧、氯和氯酸，对黏膜有刺激和氧化作用，引起黏膜充血、水肿和坏死。较低浓度时作用于眼和上呼吸道，高浓度时作用于下呼吸道，极高浓度时刺激迷走神经，引起反射性呼吸、心脏骤停。

1. 中毒特征

轻中度中毒主要表现表现为咳嗽、咳少量痰、胸闷、呼吸困难；高浓度氯气吸入导致窒息、休克、昏迷、心肌损害、呼吸、心脏骤停，甚至“闪电式死亡”。

2. 中毒处理

立即脱离现场，将病人转移至空气新鲜处，注意保暖。眼和皮肤接触液氯时，要立即用清

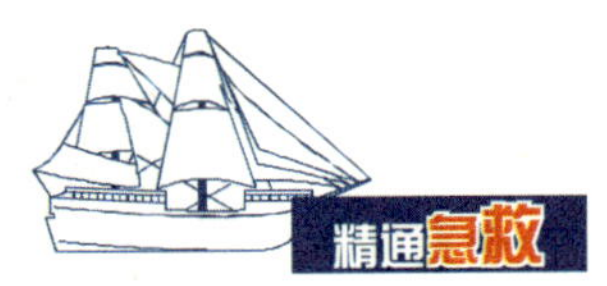

水彻底清洗。轻度中毒者至少要观察12小时，并对症处理。中、重度中毒者需卧床休息，吸氧，保持呼吸道通畅，解除支气管痉挛。可用沙丁胺醇气雾剂或氨茶碱0.25g、地塞米松5mg、庆大霉素8万U加入生理盐水20～50ml中雾化吸入，亦可用5%的碳酸氢钠加地塞米松雾化吸入。合理进行氧疗，必要时应用肾上腺皮质激素。

（三）氰化物中毒

氰化物是世界公认的一类剧毒物。

工业上常见的氰化物为氰化钾，是出现频率最高的一种毒药。自然界中氰化物广泛存在于植物果仁中，以苦杏仁中最多。

1. 中毒特征

大剂量中毒常发生闪电式昏迷和死亡。摄入后几秒钟即发出尖叫声、发绀、全身痉挛，立即呼吸停止。小剂量中毒可以出现15～40min的中毒过程：口腔及咽喉麻木感、流涎、头痛、恶心、胸闷、呼吸加快加深、脉搏加快、心律不齐、瞳孔缩小、皮肤粘膜呈鲜红色、抽搐、昏迷，最后意识丧失而死亡。

2. 中毒处理

急性氰化物中毒的病情发展迅速，故急性中毒的抢救应分秒必争，强调就地应用解毒剂。口服中毒者，可用1∶5000高锰酸钾溶液洗胃，或刺激咽后壁诱导催吐洗胃。吸入中毒者，应立即撤离现场，移至空气新鲜、通风良好的地方休息。

亚硝酸盐－硫代硫酸钠疗法 用亚酸硝异戊酯1～2支击碎后倒入手帕，放在中毒者的口鼻前吸入（每2min一次，连用5～6次），同时3%亚硝酸钠溶液10～15ml缓慢静脉注射，随即用50%硫代硫酸钠20～40ml缓慢静脉注射。

（四）石油中毒

在运输或使用石油及其产品时，由于石油容易挥发，故石油中毒主要见于吸入或误服所致。石油进入人体内，大部分很快从呼吸道排出，一部分由肾脏排出，一部分贮积于供血良好的脏器内，特别是中枢神经系统。石油具有麻醉性和对脂肪、类脂质有极强的亲和力。早期表现为大脑皮质抑制功能失常，继而被麻醉。对呼吸系统刺激可引起吸入性肺炎。石油也能对肝、肾造成损害。

1. 中毒特征

轻度中毒为一般麻醉症状，如头晕、头痛、恶心、呕吐、心悸无力、嗜睡。也可出现酒醉样步态、神志恍惚、精神兴奋、语言增多、言语不清，一般在脱离现场，给予简单治疗后便能很快好转。重度中毒，常在短时间内吸入大量石油蒸汽所致，可分为三种类型：①昏迷型：病人迅速出现昏迷、抽搐、肌肉痉挛、瞳孔放大、二便失禁、脉搏细弱、呼吸表浅或不规则、紫

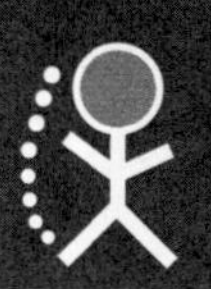

绀、血压下降或出现中枢性高热。②中毒性精神病型：可有烦躁不安、精神失常和癔病样发作。表现为苦笑无常、四肢乱动、忧愁、恐怖、胡言乱语等症状。一般经治疗后于短期内恢复。③吸入性肺炎：石油吸入呼吸道后，可出现咳嗽、咯血、紫绀、寒战、发热，甚至出现肺水肿。与此同时，病人常伴有上述昏迷型和中毒性精神病型的临床表现。肺炎恢复吸收较慢，历时约 1 ～ 2 个月。此外，误服石油常有剧烈上腹部疼痛、恶心、呕吐，也可引起中毒性肝病。

2．中毒处理

立即将病人移至新鲜空气场所，卧床休息，并注意保暖。有呼吸困难者，给予吸氧，并保持呼吸道通畅；有呼吸抑制者可注射洛贝林、可拉明等呼吸兴奋剂，必要时进行人工呼吸。误服石油中毒者，可饮用温牛奶或橄榄油洗胃，硫酸镁导泻或清洁灌肠。如发生脑水肿，可给 20%甘露醇或 25%山梨醇脱水；如出现抽搐，则用地西泮（安定）或苯巴比妥（鲁米那）肌肉注射；血压下降应予抗休克治疗；吸入性肺炎，可用足量抗菌素；剧烈咳嗽可予可待因镇咳；烦躁不安给予适量镇静剂。

（五）铅中毒

急性铅中毒多由于误服及呼吸其粉尘或烟尘、蒸汽以及皮肤吸收或口服其溶剂而中毒。过量接触、吸入铅化合物或含铅中药以及使用含铅化妆品等也可引起中毒。

1．中毒特征

口有金属味、腹绞痛，还可有肝肿大、黄疸和肝功能减退等；头痛、眩晕、情绪改变及意识改变、中毒性脑病；面色苍白、心悸、气短等贫血症状；有腰痛、水肿、蛋白尿、血尿、管型尿，严重者还可出现肾衰竭。

2．中毒处理

口服中毒者，可立即给予大量浓茶或温水，刺激咽部以诱导催吐，然后给予牛奶、蛋清、豆浆以保护胃粘膜。对腹痛者可用热敷或口服阿托品；对昏迷者应及时清除口腔内异物，保持呼吸道的通畅，防止异物误入气管或呼吸道引起窒息。

病情稳定后予依地酸钙钠、二巯丙醇、二巯丁二钠等驱铅治疗。

（六）急性有机磷农药中毒

急性有机磷农药中毒在我国是急诊常见的危重症，占中毒死亡的 83.6%。主要经胃肠道、呼吸道、皮肤和黏膜侵入，以肝脏浓度最高。

1．中毒特征

中毒危象发生的时间与毒物种类、剂量和侵入途径密切相关。口服中毒者多在 10min ～ 2h 内发病；吸入中毒者 30min 内发病；皮肤吸收中毒者常在接触后 2 ～ 6h 发病。典型特征：呼气有蒜味、瞳孔针尖样缩小、大汗淋漓、腺体分泌增多、肌纤维颤动和意识障碍等，严重者可因昏迷和呼吸衰竭而死亡。

2．中毒处理

立即脱离中毒现场，脱去污染的衣服，用肥皂水清洗污染的皮肤、毛发和指甲。眼部污染时用清水或生理盐水冲洗。食入性中毒予催吐、洗胃、导泻、利尿。敌百虫中毒时禁用碳酸氢钠洗胃，对硫磷中毒时禁用高锰酸钾洗胃，因为碳酸氢钠可将敌百虫转化为敌敌畏，高锰酸钾可将对硫磷氧化为对氧磷，使毒性显著增强。早期、足量、联合、重复运用特效解毒药。可用氯解磷定、双复磷：氯解磷定用法，轻者 0.5 ～ 0.75g，重者 1.5 ～ 2.0g，分别稀释后缓慢静注。同时联合用阿托品或长托宁：阿托品，轻者 1 ～ 2mg，间隔 1 ～ 2h 静推一次；重者 5 ～ 10mg，间隔 5 ～ 10min 静推一次。尽快达到和维持阿托品化，并避免发生阿托品中毒。目前临床上已推荐用长托宁替代阿托品作为有机磷中毒急救的首选抗胆碱药物。

（阿托品化：是指应用阿托品后，病人瞳孔较前扩大，出现口干、皮肤干燥、颜面潮红、心率加快、肺部罗音消失等表现，此时应逐步减少阿托品用量。）

（七）腐蚀剂中毒

强酸、强碱中毒的途径有三种，即接触、食入和吸入。

1．中毒特征

①接触性中毒：皮肤由充血到糜烂、溃疡、坏死，焦皮形成，伴局部灼痛，皮肤烧伤一般Ⅱ度以上；眼球接触者，眼睑水肿、畏光、流泪、眼痛、视物模糊，甚至失明。②吸入性中毒：出现呛咳、流泪、胸部压迫感、咳泡沫痰或痰中带血、气促、呼吸困难、窒息、血压下降。③食入性中毒：口、咽喉及胸骨后和腹部立即感剧烈烧灼样疼痛，腹部绞痛，出现难以抑制的呕吐，呕吐物中可有血液和黏膜组织。可有血性腹泻。由于吞咽困难出现口渴。重者发生胃穿孔、窒息、休克。幸存者遗留食管、胃狭窄很常见。

2．中毒处理

（1）接触性中毒

立即脱去病人被沾染的衣裤、鞋袜，并用大量清水冲洗被酸碱腐蚀的皮肤。①对强酸损伤者，可用大量清水冲洗 10 ～ 30min 后，再用 2%～ 4%碳酸氢钠缓冲剂冲洗 10 ～ 20min，或用 1% 氨水、肥皂水等冲洗，然后用 0.1% 苯扎溴铵、生理盐水或清水冲洗创面，直到冲洗干净。②对强碱损伤者，用清水反复冲洗 1 小时以上，直至创面无滑腻感，然后选用 1%醋酸、3%硼酸或酸性果汁等中和，或用 2% 醋酸湿敷皮肤损伤处。碱烧伤中的生石灰（氢氧化钙）和电石（CaC_2）的烧伤必须在清水冲洗前，先去除伤处的颗粒或粉末，以免加水后产热。③眼损伤在大量清水冲洗眼部 10min 后，再以生理盐水冲洗 10min（但生石灰烧伤禁用生理盐水，以免产生更强氢氧化钠），滴 1% 阿托品眼液、可的松和抗生素眼药水。强碱

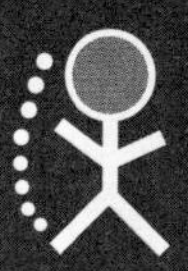

所致的眼损伤，勿用酸性液体冲眼，以免产生眼睛热力烧伤。眼内有石灰颗粒者可用 1 ～ 2% 氯化铵溶液冲洗，使之溶解，禁用酸性液中和。眼部剧痛者可用 2% 丁卡因滴眼。

（2）吸入性中毒

将病人迅速脱离现场，到空气新鲜处，解开上衣，保持呼吸道通畅；可用麻黄碱、地塞米松及抗生素等雾化吸入，并予镇咳、吸氧等对症处理。

（3）食入性中毒

抢救原则是迅速清除、稀释、中和腐蚀剂，保护食管、胃肠黏膜；减轻炎症反应，防止疤痕形成；止痛、抗休克等治疗。禁止洗胃，避免用强酸中和强碱，或强碱中和强酸，以免穿孔。可口服清水 1000 ～ 1500ml，以稀释强酸强碱浓度。①对口服强酸者，禁服碳酸氢钠等碳酸盐中和，以免产生大量二氧化碳致胃肠胀气和穿孔。可先口服蛋清、牛奶或豆浆 200ml，继之口服氢氧化铝凝胶、2.5%氧化镁或 7.5%氢氧化镁 60ml 中和强酸。②对口服强碱者，可先口服生牛奶 200ml，之后口服食醋、1% ～ 5%醋酸、柠檬水，但碳酸盐中毒须改用口服硫酸镁，以免产生过多气体导致胃肠胀气、穿孔。

（八）酒精中毒

酒精中毒，俗称醉酒。因酒类品种不同、饮酒量的不同、饮食多少的不同及个体耐受性不同，临床表现及严重程度也各不相同。

1．中毒特征

一般醉酒者的表现有肌肉控制能力差，步态不稳，语言困难，面部红润或苍白，眼睛充血，可有呕吐，神态不正常，表现为欣快、易激怒或好斗状态。当在短时间内大量饮酒时，尤其是在空腹的情况下，即可发生严重的酒精中毒，表现为意识丧失、昏迷、呼吸缓慢、瞳孔散大、脉搏快和口唇紫绀，甚至呼吸、循环衰竭而死亡。有些昏迷病人，虽然呼吸可闻到酒味，但不一定就是酒精中毒引起的，此类病人必须仔细检查以后，予以判别，排除合并其他疾病所致昏迷可能。

2．中毒处理

船在航行中，只允许适量的饮酒，不会引起精神或情绪上的波动，酒瘾者应尽早地摆脱或控制对酒的依赖。①意识尚清楚的醉酒者，应鼓励其喝 1 ～ 2 杯水，以冲淡酒精的吸收和防止因酒精脱水引起的危害，并令醉酒者卧床休息；②对烦躁不安或过度兴奋者，可用小剂量地西泮；③对严重醉酒者或出现昏迷者，须禁食，及时送往医院。如暂无法转送，在船上可给葡萄糖溶液、维生素 B_1、维生素 B_6 等促进乙醇氧化；用纳络酮催醒：0.4 ～ 0.8mg 静脉注射，酌情重复；对重度中毒者，可将 0.8mg 纳洛酮加入 10% 葡萄糖液 500ml 中静脉滴注维持；按昏迷病人的护理要求进行常规护理，并加强陪护，严防呕吐物吸入引起窒息死亡。④醉酒病人清醒时，可有头痛，全身乏力或胃部不适，须暂停饮酒或含酒精的饮料，必要时可给予抗酸制剂服用，一般在 24 ～ 36h 后逐步恢复正常，可少量进食和补充足量水分。另外，催吐、洗胃、导泻对清除胃肠道内残留乙醇可有部分作用。

（九）其他中毒

1）二氧化碳（CO_2）：是一种惰性气体，比重比空气重，一般沉积在仓房和房间底层。船载谷物发酵以及船载冷冻货物均可产生 CO_2。中毒症状：头晕、头痛、呼吸困难、昏倒、意识丧失。

2）冷却气体：①氨：有强烈刺激性。中毒时可出现流涕，流眼泪，喘息，虚脱。高浓度吸入可致死亡。②氯甲烷：无色，似乙醇味，易燃。中毒时可产生嗜睡、恶心、呕吐、昏迷、惊厥和死亡。③氟利昂：无色，高浓度吸入可产生缺氧症状。中毒时可表现为头昏、行走摇晃、虚脱和意识丧失。

3）消毒剂：①石碳酸、漂白粉等许多消毒剂都有毒性。皮肤接触石碳酸或苯酚稀释液，可引起皮疹，浓溶液可导致皮肤白色无痛性烧伤；误食会出现口腔烧伤和严重呕吐，随之可发生虚脱和昏迷或惊厥。②漂白粉（次氯酸钠）水溶液，误食会出现口腔、胃有灼热感。漂白粉和酸相遇，会产生刺激性气体，可致咳嗽、咽喉灼热感和呼吸困难，症状轻微会自行消失。

4）砷剂（砒霜）：用温水或1%碳酸氢钠洗胃，口服氢氧化铁（12%硫酸亚铁与2%氢氧化镁等量混合）每10min10ml，直至呕吐停止，再以硫酸镁导泻。解毒药为二巯基丙醇。

5）汞及其化合物：误食后立即以2%碳酸氢钠洗胃，后给予牛奶或蛋清口服，以延缓汞吸收，解毒药为二巯基丁二酸钠。

6）铝化合物：误食中毒时，以1%硫酸镁洗胃，后口服硫酸镁30克导泻。腹痛者可肌注阿托品或654～2止痛。

7）毒蕈：误食毒蕈中毒后，迅速以1∶5000高锰酸钾洗胃，严重者用阿托品静脉注射，一般先给2～5mg，后每隔15～30min重复，直至阿托品化后减量。

8）河豚鱼：误食河豚鱼内脏可引起中毒，中毒后以1∶5000高锰酸钾洗胃，硫酸镁导泻，利尿和输液以加快毒物排泄。重者加用皮质激素，对症处理。

第三节　中毒的预防措施

预防中毒比治疗与急救更为重要。预防过程中，要做到以下几点：

1）严格按安全操作规程工作，标明毒品商标。

2）处理危险品时，要穿好防护衣、防护手套及鞋袜，戴呼吸面具。平时，防护设备要定期检查，确认完好无损。工作场所周围，配备清洗设备。

3）装带有毒有害物品的船舱，要定期检测毒气含量。发现泄露要立即处理：人员安全转移或逃离；用适当物质来中和，或用沙覆盖，或用专用容器装封转移到安全地方。

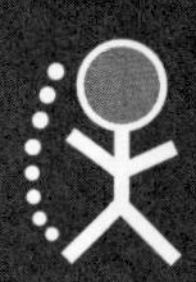

4）产生过有毒气体或蒸熏过的船舱或封闭的空间，应彻底通风。人员进入或进行货物处理前，须经气体检测，必要时，储存危险物品的船舱使用前应进行去污处理。

5）有毒物品在搬运或储存时，应远离其他物品，特别是食品，避免发生意外。

第四节　关于《危险货物事故医疗急救指南》和《国际船舶医疗指南》有关规定

世界卫生组织编著的《国际船舶医疗指南》(International Medical Guide For Ships:IMGS)，是船舶海上航行基本医学保障需求的国际规范蓝本。

《危险货物事故医疗急救指南》(Medical First Aid Guide For Use in Accidents Involving Dangerous Goods，简称 MFAG）是 IMGS 的化学品增补本，指导船上因载运危险货物对人员造成伤害时采取必要的急救措施，尤其是利用船上现有的医疗器械对化学中毒事故提供诊断和治疗的建议。该指南由国际海事组织（WTO）、世界卫生组织（WHO）、国际劳工组织（ILO）合作编写，简称《医疗急救指南》(MFAG)。

MFAG 中涉及的危险货物与《国际海运危险货物规则》(IMDG 规则）、《固体散货安全 操作规则》(BC 规则）中包含的具有化学危险的散装物质是一致的，因此，在使用 MFAG 处理化学品事故时，应与《IMDG 规则》、《BC 规则》配合使用。《IMDG 规则》、《BC 规则》中对每一化学危险物质均标示出其对应的 MFAG 编号，只要根据化学危险物质的名称或联合国编号（UN No.）即可容易地从《IMDG 规则》、《BC 规则》中查找到 MFAG 编号，再据此编号从 MFAG 中查找到对应的症状和急救措施。

《危险货物事故医疗急救指南》的主要内容包括以下几个方面：

一、与船舶装运化学品的危险有关的医疗建议

为了预防引起化学中毒事故，该建议指出：经常运输化学品船舶的高级船员和船员应受过有关一般事故的训练，了解应采取的必要的预防措施。同样他们也应受到有关安全操作规程和发生事故时所采取的急救方法的培训。对于其他船舶而言，重要的是在装卸某一化学品以前，应由船长向有关高级船员和船员讲解那种化学品的危险性和发生事故时应采取的措施，并应强调指出，当装卸化学品时，吸烟，饮水、进食或处于酒精及药物等影响下所产生的危险性。在装卸化学品期间，如任何人出现中毒的可疑迹象或症状，应立即停止工作，按照指南中的建议进行治疗，并尽快找医生诊治。

二、中毒的诊断

在危险货物的运输过程中，当发现或怀疑有人中毒时，首先应确定此人产生的病症是化学

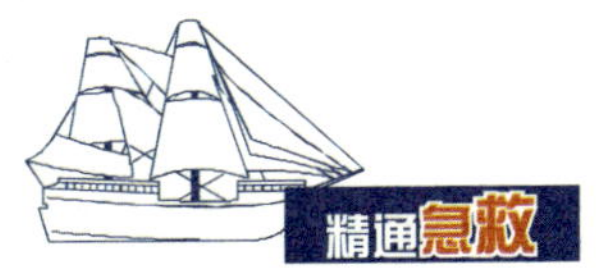

品引起的中毒症状还是其他疾病所引起的症状，然后才能采取相应的治疗措施。

三、急救

该部分规定了一般的急救措施。船上的急救是指对伤病人员进行必要的治疗，或者为了能将伤病员转移到船上医院或舱室内进行进一步治疗预备必要条件所作的一些工作。船上任何人都可能发现伤病员，每一个船员都应了解急救秩序、对不省人事伤员的抢救姿势及人工呼吸的基础知识，以便挽救伤员生命，直到专业人员到达为止。该指南在这节中详细介绍了这些急救基础知识。

四、中毒的并发症

该小节按呼吸系统、心血管系统、神经系统、消化系统、泌尿系统、高体温、化学性灼伤、冻伤等对中毒并发症发生的症状、诊断、治疗等分别作出详尽的介绍，以便让作业人员学习。

五、一般毒性危害

该小节指出了火烧、烧焊、爆炸性化学物品、放射性物质等所致的危害和症状以及抢救治疗方法。

六、紧急处理

这里的紧急处理即为化学物品急救用表中指出的紧急处理这一项内容，它按接触毒物的途径，即皮肤接触、眼睛接触、吸入、摄入等分别详尽提出紧急治疗，也即紧急处理的方法。

七、化学物品急救用表

化学物品急救用表也称医疗急救指南表，是该指南的主要部分。化学物品急救用表是根据化学品的化学性质，将化学品按基团分组列表的。在同一组内的化学品，毒性程度可能不同。凡在IMDG Code中并未专项列出的，并因此被货主申报为未另列名的（N.O.S）或所统称项目的一种化学品、化学溶液或混合物，根据化学性质所认定的毒性，将其归入于一个具有相同毒性的表格中。

八、化学物品急救用索引

如果已知化学品的种类，通过查阅该索引就可获得医疗急救指南表号。该索引有按表号为序和以化学基团为序两种。读者按需选用。

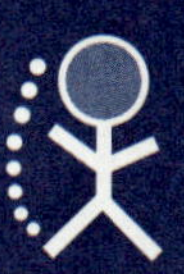

九、药品目录

这是《危险货物事故医疗急救指南》中有关药品的相关要求，推荐了在船上应携带的药品目录和数量。

思考题

1. 从哪些依据可以判断船上可能有中毒发生？
2. 中毒处理的三个步骤是什么？试述中毒的急救原则。
3. 简述吸入性、食入性和接触性中毒的急救措施。
4. 试述严重酒精中毒、腐蚀剂中毒的急救措施。
5. 试述化学物质飞溅入眼睛的处理方法。
6. 应如何开展船上中毒预防？
7. 说出专为船舶海上航行而编写的两本国际通用医学指导书中英文名称。

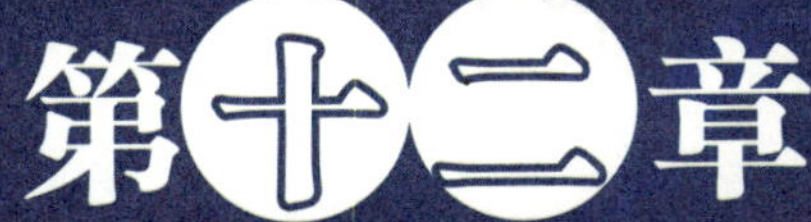

第十二章

实操训练内容及要求

第一节　现场徒手心肺复苏术

在现场判断被救助者无自主呼吸和心跳时，抢救人员在无任何医疗器械和急救药物情况下，对被救助者实施人工呼吸及胸外按压，以力求其自主呼吸和心跳的恢复，同时也为专业人员的到达及后续生命急救赢得时间。本实训重点掌握心肺复苏的操作流程及操作方法。

实训要求：熟悉心肺复苏整个操作流程，即心肺复苏术的判断及心肺复苏术的准备；熟练掌握人工呼吸及胸外按压方法；并学会判断心肺复苏术效果。

2005 年国际心肺复苏指南建议：

评估自我及环境是否安全→判断被救助者意识和反应→高声呼救，启动 EMSS，告知带 AED →安置被救助者，摆正位置→打开气道，判断有无自主呼吸→如无，清除口腔异物，畅通气道→人工呼吸 2 次→判断有无心跳→如无，胸外按压 30 次（如有，只做人工呼吸）→再人工呼吸 2 次→再胸外按压 30 次→ 5 个循环→重新判断有无自主呼吸和心跳→如无，继续心肺复苏。如现场有除颤器应尽早除颤。

2010 美国心肺复苏指南建议：

评估自我及环境是否安全→判断被救助者意识和反应→高声呼救，启动 EMSS，告知带 AED →安置被救助者，摆正位置→判断有无呼吸及心跳→如无，即予胸外按压 30 次→清除口腔异物，开放气道→予人工呼吸 2 次→再胸外按压 30 次→再人工呼吸 2 次→ 5 个循环→重新判断有无自主呼吸和心跳→如无，继续心肺复苏。如现场有除颤器应尽早除颤。

（参阅本教材“第七章　生命急救技术　第一节　心肺复苏术”）

第二节　骨折小夹板固定术

在现场发现有外伤人员时，除进行必要的生命体征观察外，还需对伤处进行判断。在止血

包扎后，对疑似骨折的伤员进行就地固定，目的在于防止休克，减少疼痛，避免组织再损伤和再污染，并创造运送条件。骨折固定理想材料是夹板（但当现场无夹板时需学会就地取材），本实训重点掌握骨折的小夹板固定术。

实训要求：熟悉骨折的判断和小夹板固定术前的准备，掌握各部位骨折的夹板固定操作方法，并学会固定术后观察。

骨折判断→脱去或剪去伤者患处的衣服，摘掉伤处及周围的配饰，暴露伤部→选择相应的夹板及敷垫→伤处固定→术后观察伤者反应及患肢情况。

（参阅本教材“第九章　创伤　第二节　骨折”）

第三节　脊椎损伤的搬运术

对疑似脊椎损伤的伤员，在搬运过程中一定要掌握搬运及固定技巧，否则一旦搬运操作不当，极易导致伤员脊髓损伤，造成伤者感觉运动障碍，甚至瘫痪。本实训重点掌握脊椎损伤的搬运。

实训要求：熟练掌握脊柱损伤的搬运方法和适用范围，以及搬运中注意事项。

脊椎损伤判断→选择硬板及硬担架→疑颈椎骨折，先颈部固定→3 人“平托”、“平移”（疑颈椎骨折，第 4 人做头部牵引）至担架上→固定（疑颈椎骨折，颈部两次还需用沙袋或卷曲衣物固定）→保持呼吸道通畅，转送。

（参阅本教材“第七章　生命急救的基本技术　第三节　伤病员的搬运”及“第九章　创伤　第一节　脊柱损伤”）

第四节　生命体征检查

生命体征的观察评估是判断患者危险程度的重要指标。生命体征包括体温、脉搏、呼吸、血压，以及意识和瞳孔。本实训重点掌握血压的测量和瞳孔的检查。

实训要求：熟练掌握血压的测量方法及瞳孔的检查操作。

血压操作流程：

平静状态→坐或卧位→开启水银槽开关→缠袖带→戴放听诊器→充气→缓慢放气→平视并听诊→第一声搏动为收缩压，搏动声突变低沉或消失为舒张压→松袖带并驱尽余气→关闭水银槽开关。

瞳孔检查：

包括瞳孔的大小和对称性；瞳孔的直接和间接对光反射。

（参阅本教材“第三章　基本护理　第二节　病情的观察检查及记录”）

以上操作还可参阅本教材配套用书《船上精通急救实训指导书》

附录一　病历及记录范例

×××，男，32 岁，二副

初诊记录

2011.02.16.14：30 就诊

反复上腹部隐痛 2 年，加重伴黑便 3 天。

患者自 2009 年 2 月开始，常于饭前感上腹部隐痛，伴反酸、嗳气，饭后可缓解。无发热、黄疸、呕血、黑便。近 3 天来患者自觉发作频繁，且夜间痛、饥饿痛明显，反酸，排便色黑，呈糊状，每天 1 ～ 2 次，尚无明显头昏、黑朦、心慌，无呕吐，否认有食不洁物史。近日纳减，精神睡眠基本正常。

平素体健，否认有肝胆病史及消化道溃疡史，无药物过敏史。

体检：体检：T：36.8℃，P：85 次 /min，R：20 次 /min，BP：106/68mmHg。体型瘦，表情自然，自动体位，检查合作。巩膜无黄染，锁骨上淋巴结未及。心、肺听诊未见异常。腹部平坦，柔软，上腹正中轻压痛，无肌紧张、反跳痛，未触及包块，莫菲征阴性，无移动性浊音，肠鸣音 3 ～ 5 次 /min。

辅助检查（暂缺）

初步诊断　腹痛待查
上消化道出血
胃、十二指肠球部溃疡

处理

1．低温半流质

2．雷尼替定　0.15g　一日两次

3．观察病情，如血压、腹部情况及粪便

4．必要时下船就诊，行大便潜血、胃镜等进一步检查。

林浩

观察记录

2011-2-18　16：20

病史基本同前，服药后仍感上腹部疼痛，以饥饿痛、夜间痛明显。排便每日 2 ～ 3 次，

黑色稀糊状便。活动后略有头昏、心慌。无呕吐、呕血，食欲不好。查体：P：90 次 /min，BP：94/62mmHg。面色白，精神尚可。心率 90 次 /min，律齐，双肺听诊无异常。腹软，上腹部压痛，无肌紧张，无包块，肠鸣音 5 ~ 6 次 /min。患者服药两天，症状无改善，且出现头昏，心慌。大便仍是黑色稀糊状便，血压有下降趋势。鉴于目前症状和体征，考虑患者有上消化道活动性出血可能。建议立即无线电医疗咨询，尽早转诊。暂嘱患者禁食，绝对卧床休息，建立静脉通道。法莫替丁 20mg 加入 5% 糖盐水中静脉点滴，并予营养支持。并观察血压等生命体征以及粪便情况。

林浩

Patient health status form

(To accompany patient being evacuated)

Surname and first name ____________________

Age (years) ____________________

Sex ________

Time (hour) and date ____________

Vital signs

Blood pressure (systolic/diastolic) ______

Pulse (beats/min) __________

Body temperature (oral), note F or C __________

Presenting medical problem: symptoms, site(s) of pain or injury, time of onset, duration of problem, contributing factors ____________________

Treatment given (medication, dressings, etc.) ____________________

Telemedical advice received ____________________

Other current medical problems ____________________

Past history of significant medical problems ____________________

Current medication being taken (generic **and** brand names; dosage; time of last dose) ____________________

Injury or illness

Hour and date of injury or onset of illness ______________________

Hour and date of first examination or treatment ______________________

Location on ship where injury occurred ______________________

Circumstances of injury ______________________

____

Symptoms ______________________

Findings of physical examination ______________________

____

Findings of X-ray or laboratory tests ______________________

Overall clinical impression before treatment ______________________

____

Treatment given on board ______________________

____

Overall clinical impression after treatment ______________________

____

****

Telemedical consultation

Hour and date of initial contact ______________________

Mode of communication (radio, telephone, fax, other) ______________________

Surname and first name of telemedical consultant ______________________

Details of telemedical advice given ______________________

____

****

N.B. Attach all relevant medical reports to this report form.

附录二　常用药物制剂与用法

一、抗微生物药物

（一）抗菌药

1．头孢菌素及 β 内酰胺类抗生素

头孢拉定　胶囊剂：0.25g；注射剂：0.5g、1g/ 支。口服 敏感菌感染 1 ～ 2g/ 日，分 2 ～ 4 次给药。最大剂量：4g/ 日。静脉 / 肌肉注射 重症感染 2 ～ 4g/ 日，分次给药。最大剂量：8g/ 日。预防手术感染 1 ～ 2g，手术前给药。以后根据需要重复给药。

头孢唑林钠　注射剂：0.5g、1g/ 支。成人 500 ～ 1000mg bid-qid，最大量 12g/ 日，对青霉素过敏者及肝肾功能不全者慎用。

头孢呋辛钠　片剂：250mg；注射粉剂：0.75g、1.5g/ 瓶。成人 250mg bid，严重感染者 500mg bid。注射剂　成人，包括老年人一般感染：750mg tid，肌注、静滴或静注。严重感染者 1.5g tid-qid。淋病：单剂量给予 1.5g（同时于臀部两边各肌注 750mg）。脑膜炎：3g tid，静注。

头孢曲松钠　注射剂：1g/ 支。成人和 12 岁以上儿童 1 ～ 2g qd，最大剂量 4g/ 日，肌注、静滴 30min 以上或静注 2 ～ 4min 以上。淋病：250mg，单剂肌注。预防术后感染：术前 30 ～ 90min 注射 1 ～ 2g。肾功能不良者：用量不能超过 2g/ 日。

阿莫西林　胶囊剂：0.125g、0.25g。14 岁以上患者 500mg/ 次，3 ～ 4 次 / 日口服。

2．大环内酯类、林可霉素类及其他抗生素

罗红霉素　片剂：0.15g。口服，0.15g/ 次，2 次 / 日。

阿奇霉素　胶囊剂：0.25g；注射剂：0.5g/ 瓶。口服制剂　每日口服 1 次。衣原体、杜克嗜血杆菌或敏感淋球菌所致性传播疾病：成人 1g 单剂口服。其他感染：成人和体重 >45kg 的儿童 500mg qd，连服 3 日，或首日口服 500mg，第 2 ～ 5 日 250mg qd，总剂量 1500mg。注射剂 500mg qd，静脉内给药 1 ～ 2 日。之后继以口服序贯治疗，250-500mg qd，静脉及口服共计疗程 7 ～ 10 日。

克林霉素　胶囊剂：0.15g；注射液 0.3g/ 支，0.6g/ 支。注射液　成人 0.6 ～ 1.2g/ 日，重度感染 1.2 ～ 2.7g/ 日，分 2 ～ 4 次肌注或静滴；胶囊　成人 0.15 ～ 0.3g tid-qid。为防止急性风湿热的发生，治疗溶血性链球菌感染的疗程至少为 10 日。

3．氨基糖甙类抗生素

硫酸庆大霉素　注射剂：20mg（2 万单位）、40mg（4 万单位）、80mg（8 万单位）。成人

肌内注射或稀释后静脉滴注，一次 80mg，一日 2-3 次，间隔 8 小时。肾功能不全及儿童慎用或减量。

硫酸阿米卡星 注射剂：0.1g（10 万 U）、0.2（20 万 U）。成人，肌内注射或静脉滴注。静脉滴注 0.2 ～ 0.4g/ 日。成人一日不超过 1.5g，疗程不超过 10 天。肾功能不全及儿童慎用或减量。

4. 喹诺酮类抗生素

诺氟沙星 胶囊剂：0.1g。口服，成人每次 0.2-0.4g，2 次 / 日；肾功能减退，每日 1 次 0.4g。

环丙沙星 注射剂：0.1g（50ml）、0.2g（100ml）。静脉滴注：每次 0.1 ～ 0.2g，2 次 / 日，滴注时间不少于 30min。

氧氟沙星 片剂：0.1g。口服 成人 0.2g/ 次，2 次 / 日。

5. 磺胺类抗生素

复方磺胺甲噁唑 片剂：每片含 SMZ400mg，TMP80mg。口服 成人每次 2 片，2 次 / 日。

6. 5 －硝基咪唑类抗生素

甲硝唑 片剂：0.2g、0.5g；注射液：0.05g、0.1g、0.5g。厌氧菌感染：口服 每次 0.2 ～ 0.4g，3 次 / 日。静脉滴注 首次剂量 15mg/kg，每隔 6h 给予维持剂量 7.5mg/kg，疗程 7 ～ 10d。

（二）抗病毒类药

阿昔洛韦 片剂：200mg；胶囊剂：200mg；口服混悬剂：200mg（5ml）。每次 200 ～ 800mg，每 4 小时一次。冻干粉针剂 每次 5-10mg/kg，每 8 小时 1 次。另有霜剂、滴眼液、眼膏等多种外用制剂。

利巴韦林 片剂：100mg；注射剂：100mg/ml；滴鼻剂：0.5%；滴眼剂：0.1%。口服 200mg/ 次，3 ～ 4 次 / 日。肌注或静脉滴注 每日 10 ～ 15mg/kg，分 2 次给。

奥司他韦 片剂：75mg。甲流患者：成人用量为 75mg 一日二次，疗程为 5 天。对于危重或重症病例，奥司他韦剂量可酌情加至 150mg 一日两次。对于病情迁延病例，可适当延长用药时间。

（三）抗真菌药

氟康唑（大扶康） 胶囊：50mg、100mg；注射剂：100mg（50ml）、200mg（100ml）。深部真菌感染：每日 100 ～ 200mg 顿服。首剂加倍。静脉给药量同口服量，速度应控制在 200mg/h 以内。浅表真菌感染：口服每周 1 次 150mg。

（四）抗疟药

磷酸氯喹 片剂：75mg、250mg。预防：0.5g/ 次，1 次 / 周。

青蒿素 片剂：50mg、100mg。控制疟疾症状，口服：首次 1g，第 2、第 3 天各 0.5g。

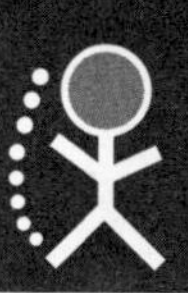

二、镇痛药及拮抗剂

美沙酮 片剂：2.5mg。口服 2.5-5mg/ 次，2 ～ 3 次 / 日。

盐酸吗啡 注射液：10mg/ml。肌肉注射 5 ～ 15mg/ 次，15 ～ 40mg/ 日。极量，20mg/ 次，60mg/ 日。

盐酸哌替啶 注射液：50mg（1ml）、100mg（2ml）。肌内注射 25 ～ 100mg/ 次。极量，150mg/ 次，600mg/ 日。

磷酸可待因 片剂：15mg、30mg。口服 15 ～ 30mg/ 次，3 次 / 日；5% 糖浆剂，6ml/ 次。

盐酸纳洛酮 注射液：0.4mg/ml。用于解救阿片类急性中毒：静脉注射 0.4mg/ 次，每 2 ～ 3min 重复 1 次，直至呼吸恢复。

三、抗变态反应类药物

盐酸异丙嗪 片剂：12.5mg、25mg；注射剂：25mg（1ml）、50mg（2ml）。口服，12.5 ～ 25mg/ 次，2 ～ 3 次 / 日。肌内注射或静脉注射，25 ～ 50mg/ 次。

氯苯那敏 片剂：4mg。口服，4mg/ 次，3 次 / 日。

氯雷他定 片剂：10mg。成人和 12 岁以上儿童 10mg，1 次 / 日。体重大于 30 公斤：1 日 1 次，一次 10mg。

四、心血管系统用药

（一）抗休克药

盐酸肾上腺素 注射液：0.5mg（0.5ml）、1mg（1ml）。0.25 ～ 1mg/ 次，皮下注射、肌注、缓慢静注或稀释后静滴，必要时每 4 小时可重复注射 1 次。心脏骤停：0.25 ～ 0.5mg/ 次，静脉或心内注射。鼻粘膜和齿龈出血：将浸有 1:20000 ～ 1:1000 溶液的纱布填塞出血处。荨麻疹、枯草热、血清反应：皮下注射 1:1000 溶液 0.2 ～ 0.5mL，必要时再以上述剂量注射 1 次。

盐酸多巴胺 注射液：20mg（2ml）。成人 开始时 1 ～ 5ug/kg/ 分，静滴，10min 内以 1 ～ 4ug/kg 的速度递增。以后根据血压情况，可加快速度和加大浓度，但最大剂量不超过 500ug/min。

重酒石酸间羟胺 注射液：10mg（1ml）、50mg（5ml）。成人：2 ～ 10mg/ 次，肌内或皮下注射。重症休克：初量 0.5 ～ 5mg，继而将 15 ～ 100mg 加入 500ml 溶液中静滴，调节滴速以维持合适的血压。极量 100mg/ 次（0.3 ～ 0.4mg/min）。重症休克：0.4mg/kg 或 12mg/m^2，稀释后静滴，滴速以维持合适的血压水平为度。

（二）抗高血压药

硝苯地平 片剂：10mg。5 ～ 10mg/ 次，3 次 / 日，急用时可舌下含化。

尼群地平 片剂：10mg。10 ～ 20mg/ 次，2 次 / 日。

氨氯地平 片剂：5mg。5mg/ 次，1 次 / 日。

卡托普利 片剂：12.5mg、25mg。开始 12.5 ～ 25mg/ 次，逐渐增至 50mg/ 次，2 ～ 3 次 / 日，每日最大剂量为 450mg。

氯沙坦 片剂：50mg、100mg。50 ～ 100mg/ 次，1 次 / 日。

氢氯噻嗪 片剂：12.5mg、25mg。12.5 ～ 25mg/ 次，2 次 / 日。

美托洛尔 片剂：25mg、50mg、100mg；注射液：5mg（5mL）。片剂 高血压：100 ～ 200mg/ 日，分 1 ～ 2 次口服。

吲达帕胺 缓释片剂：2.5mg。1.25 ～ 2.5mg/ 次，1 次 / 日。

复方利血平氨苯喋啶片 10 片、30 片 / 盒。常用量：1 片 / 次，1 次 / 日。维持量：1 片 / 次，2 ～ 3 日 1 次。

利血平 1mg/1ml。初始肌内注射 0.5mg ～ 1mg，以后按需要每 6 小时注射 0.5mg。

硝普钠 注射剂：50mg/ 支。成人：开始剂量 0.5ug/kg/ 分，静滴。根据治疗反应以 0.5ug/kg/min 递增，常用剂量为 5 ug/kg/min，极量为 10ug/kg/min，按效应逐渐调整用量。

（三）抗心绞痛药物

硝酸甘油 片剂：0.3mg、0.5mg、0.6mg；贴剂：5mg、10mg/ 贴；注射剂：5mg/ 支。舌下给药 急性心绞痛 0.3 ～ 0.6mg，需要时重复给药。 如果 15 分钟内重复用药 3 次后疼痛仍不缓解，请就医。透皮贴片 稳定型心绞痛 每个贴片释放硝酸甘油 2.5 ～ 20mg/24 小时：1 片，每 24 更换一次。每天更换部位。最大剂量：20mg/ 天。静脉给药 不稳定型心绞痛 初始剂量：5 ～ 10ug/ 分。常用剂量：10 ～ 200ug/ 分。心力衰竭 初始剂量：5 ～ 25ug/ 分。

硝酸异山梨酯 片剂：2.5mg、5mg、10mg。5 ～ 10mg/ 次，舌下含化；口服 3 次 / 日。

美托洛尔 片剂：25mg、100mg；胶囊剂：50mg。用于心绞痛，一般一次 25 ～ 50mg，一日 2 ～ 3 次，或一次 100mg，一日 2 次。

肠溶阿司匹林 肠溶片：25mg。75 ～ 100mg/ 次，1 次 / 日。

（四）抗心律失常药

盐酸利多卡因 注射剂：0.1g（5ml）。先以 50 ～ 100mg/ 次或 1 ～ 2mg（kg．次），静脉注射，见效后可改为 100mg 以 5% 葡萄糖液 100 ～ 200ml 稀释后静脉滴注，1 ～ 2ml/min。

（五）抗心力衰竭药

呋塞米 片剂：20mg；注射剂：20mg（2ml）。治疗慢性心衰伴水肿，起始剂量为 20 ～ 40mg，每日 1 次，必要时 6 ～ 8 小时后追加 20 ～ 40mg，直至出现满意利尿效果。最大剂量一般应控制在 100mg 以内，治疗急性左心衰竭时，起始 40mg 静脉注射。

卡托普利 片剂：12.5mg、25mg。口服，从 12.5mg，2 ～ 3 次 / 日开始，最大剂量为 150mg/ 日。

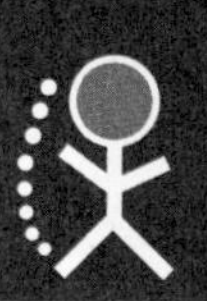

去乙酰毛花苷 注射液：0.4mg（2ml）。以5%或25%葡萄糖液稀释后缓慢静脉注射。首剂0.4mg。

五、呼吸系统用药

（一）呼吸中枢兴奋药

尼可刹米 注射液：0.375g（1.5ml）、0.5g（2ml）。皮下、肌内或静脉注射：0.25～0.5g/次。必要时，每1～2h重复一次，或与其他中枢兴奋药交替使用，直至可以唤醒患者而无肌震颤或抽搐。极量，皮下、肌内或静脉注射：1.25g/次。

洛贝林 注射液：3mg（1ml）、10mg（1ml）。成人，皮下或肌注：3～10mg/次；极量，20mg/次，50mg/日。必要时可静注：3mg/次；极量，6mg/次，20mg/日。

多沙普仑 注射液：20mg（1ml）、100mg（5ml）。静滴：1mg/kg，用5%葡萄糖液稀释成1mg/ml，每小时用量不宜超过300mg。

（二）平喘药

沙丁胺醇 片剂：0.5mg、2mg；胶囊4mg、8mg；缓释剂4mg、8mg；气雾剂：0.2%。口服，2～4mg/次，3～4次/日。喷雾吸入，100～200ug/次，每4～6小时1次。

氨茶碱 片剂：50mg、100mg；缓释片：100mg；控释片：200mg、400mg；注射剂10%：5ml；5%：5ml；2.5%：5ml。口服，0.1～0.2g/次，3次/日。氨茶碱控释片，300mg/12h或400mg/24h。注射，0.25～0.5g，加入5%葡萄糖溶液250ml中静脉滴注，或以25%～50%葡萄糖溶液稀释后缓慢静脉推注。

地塞米松 片剂：0.75mg；注射液：2mg（1ml）、5mg（1ml）。口服开始0.75～1.5mg/次，2～4次/日，维持量0.5～0.75mg/日。皮下、肌内或静脉注射，2～6mg/次。

倍氯米松 气雾剂：200揿/支。治疗哮喘，成人3～4次/日,2揿/次，严重者每日12～16揿。

布地奈特喷雾剂 32μg/喷；每瓶120喷。成人，开始时每个鼻孔各2喷，早晚各1次，一日最大用量不超过8喷（256μg）；症状缓解后每天每个鼻孔喷1次，每次1喷。

（三）镇咳药

联邦止咳露 糖浆60ml、120ml/瓶。每5ml糖浆含磷酸可待因5mg，盐酸麻黄素4mg，氯化铵110mg，扑尔敏1mg。成人10～15ml，3次/日。

枸橼酸喷托维林 片剂：25mg/片。口服，25mg/次，3次/日。

（四）祛痰药

氨溴索 片剂：30mg；口服液：每瓶100ml；注射剂：15mg（2ml）。成人及10岁以上的小孩：每次1片，3次/日，饭后吞服。缓慢静脉滴注：成人及12岁以上儿童，每天2～3次，

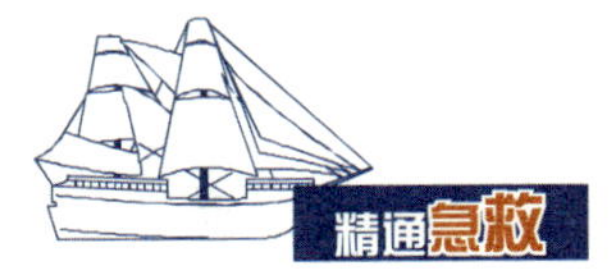

每次 15mg。严重病例可增至每次 30mg。

盐酸溴己新 片剂：8mg。成人，1 ～ 2 片 / 次，3 次 / 日。

复方甘草合剂 糖浆 100ml/ 瓶。成人 10ml/ 次，3 次 / 日，服时振摇。

六、消化系统用药

（一）抗消化性溃疡药

雷尼替丁 片剂：150mg；胶囊剂：150mg。口服，150mg/ 次，2 次 / 日，早晚饭时服用，维持剂量 150mg/ 日，于饭前顿服。

法莫替丁 片剂：10mg、20mg；注射剂：20mg（2ml）。口服，20mg/ 次，2 次 / 日，早餐后、晚餐后或睡前服用。4 ～ 6 周为一疗程，溃疡愈合后维持量减半，饭前服用。注射剂加入到 0.9% 氯化钠注射液或葡萄糖注射液中缓慢静滴 20mg，每日 2 次（间隔 12 小时），疗程 5 天，一旦病情许可，应迅速将静脉给药改为口服给药。

奥美拉唑 胶囊剂：20mg；注射液：40mg/ 支。治疗胃溃疡、十二指肠溃疡、反流性食管炎：每日早晨吞服 20mg，应餐前或空腹口服。注射液，缓慢静滴：40mg / 次，1 次 / 日。

枸橼酸铋钾 胶囊：0.3g。口服 成人一次 1 粒，一日 4 次，前 3 次于三餐前半小时，第 4 次于晚餐后 2 小时服用；或一日 2 次，早晚各服 2 粒。

（二）胃肠解痉药

硫酸阿托品 片剂：0.3mg；注射剂：0.5mg（1ml）、1mg（2ml）。口服，0.3 ～ 0.6mg/ 次，3 次 / 日。注射剂，0.5mg/ 次，皮下、肌内或静脉注射。极量：口服，1mg/ 次，3mg/ 日；皮下或静脉注射，2mg/ 次。

氢溴酸山莨菪碱 片剂：5mg、10mg；注射液：5mg（1ml）、10mg（1ml）、20mg（1ml）。口服，5 ～ 10mg/ 次，3 次 / 日。注射液，5 ～ 10mg/ 次，肌内或静脉注射，1 ～ 2 次 / 日或酌情使用。

（三）止吐药及胃肠动力药

甲氧氯普胺 片剂：5mg；注射剂：10mg（2ml）。口服，5 ～ 10mg/ 次，3 次 / 日，饭前半小时服；注射剂 10 ～ 20mg/ 次，每日不超过 0.5mg/kg，肌注。

多潘立酮 片剂：10mg。口服，10mg/ 次，1 ～ 3 次 / 日，饭前 15 ～ 30min 服用。

（四）助消化药

乳酶生 片剂：0.1g、0.3g。口服 0.3 ～ 0.9g/ 次，3 次 / 日。

（五）泻药

酚酞片 片剂：0.1g。口服，成人一次 50 ～ 200mg，睡前服。用量根据患者情况而增减。

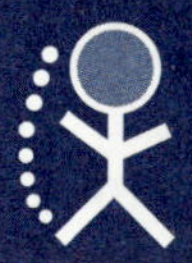

硫酸镁 结晶粉剂：500g/ 袋；溶解剂：3.3g/10ml。口服，5 ~ 20g/ 次，服时以400ml 水稀释。

甘油 栓剂大号2.67g/ 粒，小号1.33g/ 粒。1 粒 / 次塞入肛门。

（六）止泻药

盐酸小檗碱 片剂：0.1g。口服，成人：一次4 片，一日3 次。

蒙脱石散剂 3g/ 袋。将本品倒入50 毫升温水中，摇匀后服用。成人：每日3 袋，每次1 袋。急性腹泻服用本品治疗时，首次剂量加倍。

（七）利胆药

熊去氧胆酸 片剂：50mg。口服，150mg/ 次，3 次 / 日或300mg/ 次，2 次 / 日，饭后服用，持续6 个月。

茴三硫 片剂12.5mg/ 片；胶囊25 毫克 / 粒。口服，片剂25mg/ 次， 3 次 / 日；胶囊1 粒 / 次，3 次 / 日。

七、泌尿系统药物

（一）利尿药

呋塞米 片剂：20mg；注射剂：20mg（2ml）。成人 水肿性疾病：初始剂量20mg/ 日，紧急情况或不能口服者，20 ~ 40mg，静注，必要时每2 小时追加剂量，直至出现满意疗效。维持用药阶段可分次给药。高血压危象：起始40mg 静注，伴急性左心衰竭或急性肾功能衰竭时，可酌情增加剂量。

氢氯噻嗪 片剂：10mg、25mg、50mg。水肿：成人25 ~ 100mg/ 日，分1-3 次口服。高血压：开始50 ~ 75mg/ 日，早晚两次分服，一周后减为25 ~ 50mg/ 日维持量。

螺内酯 片剂：20mg；微粒制剂20mg（相当于普通制剂100mg）。口服，20 ~ 40mg/ 次，3 次 / 日。

（二）脱水药

甘露醇 注射剂：10g（50ml）、20g（100ml）、50g（250ml）。20% 溶液250 ~ 500ml，10ml/min 静脉滴注。

八、解热镇痛抗炎药

阿司匹林 片剂：0.3g，0.5g；肠溶片：25mg、100mg。解热镇痛：0.3 ~ 0.6g/ 次，3 次 / 日；抗风湿：3-4g/ 日，分4 次服；预防血栓形成：40 ~ 300mg/ 日。

对乙酰氨基酚 片剂：0.5g。0.5g/ 次，3 次 / 日，一日量不宜超过2g。

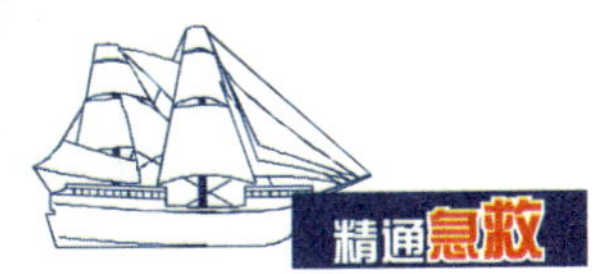

吲哚美辛 控释片剂：25mg；胶囊剂：25mg。25mg/次，2～3次/d，餐中服，以后再调整剂量。

布洛芬 片剂：0.2g。抗风湿：0.4～0.8g/次，3～4次/日。止痛：0.2～0.4g/次，每4～6h一次，餐中服。

说明：gd表示1日1次；bid表示1日2次；tid表示1日3次；qid表示1日4次；qod表示隔日1次；q6-12hr表示6-12小时1次。

上述药物均属于处方类药。船员作为非医疗专业人员，在使用药物时还需参阅药物厂家说明书，尽量避免使用药物的大剂量，必要时应尽早向专业人员咨询求助。

附录三　2010 美国心肺复苏指南建议表

<table>
<tr><th rowspan="2">内　容</th><th colspan="3">建　议</th></tr>
<tr><th>成　人</th><th>儿　童</th><th>婴　儿</th></tr>
<tr><td rowspan="3">识别</td><td colspan="3">无反应（所有年龄）</td></tr>
<tr><td>没有呼吸或不能正常呼吸（即仅仅是喘息）</td><td colspan="2">不呼吸或仅仅是喘息</td></tr>
<tr><td colspan="3">对所有年龄，在 10s 内未扪及脉搏</td></tr>
<tr><td>心肺复苏程序</td><td colspan="3">C—A—B</td></tr>
<tr><td>按压速率</td><td colspan="3">每分钟至少 100 次</td></tr>
<tr><td>按压幅度</td><td>至少 5cm</td><td>至少 1/3 前后径
大约 5cm</td><td>至少 1/3 前后径
大约 4cm</td></tr>
<tr><td>胸廓回弹</td><td colspan="3">保证每次按压后胸廓回弹
医务人员每 2min 交换一次按压职责</td></tr>
<tr><td>按压中断</td><td colspan="3">尽可能减少胸外按压的中断
尽可能将中断控制在 10s 以内</td></tr>
<tr><td>气道</td><td colspan="3">仰头提颏法（医务人员怀疑有外伤：推举下颌法）</td></tr>
<tr><td>按压 - 通气比率（置入高级气道之前）</td><td>30:2
1 或 2 名施救者</td><td colspan="2">30:2（单人施救）
15:2（2 名医务人员施救者）</td></tr>
<tr><td>通气：在施救者未经过培训或经过培训但不熟练情况下</td><td colspan="3">单纯胸外按压</td></tr>
<tr><td>使用高级气道通气（医务人员）</td><td colspan="3">每 6 ～ 8s1 次呼吸（每分钟 8 ～ 10 次呼吸）
与胸外按压不同步
大约每次呼吸 1s 时间
明显的胸廓隆起</td></tr>
<tr><td>除颤</td><td colspan="3">尽快连接并使用 AED。尽可能缩短电击前后的胸外按压中断；每次电击后立即从按压开始心肺复苏</td></tr>
</table>

参考文献

Mark.H.Beers．2009．默克诊疗手册．18 版．王卫平，译．北京：人民卫生出版社

柏树令．2011．系统解剖学．7 版．北京：人民卫生出版社

郭光文，王序．2011．人体解剖彩色图谱．2 版．北京：人民卫生出版社

贾建平．2010．神经病学．6 版．北京：人民卫生出版社

李春生．2010．急诊医学高级教程．北京：人民军医出版社

李淑媛．2007．药理学．2 版．北京：人民卫生出版社

李小寒，尚少梅．2008．基本护理学．4 版．北京：人民卫生出版社

梁彝顺，黄文青，等．1998．海上急救．中华人民共和国港务监督局

娄探奇．2007．诊断学．2 版．北京：人民卫生出版社

陆再英，钟南山．2011．内科学．7 版．北京：人民卫生出版社

沈洪．2008．急诊医学．北京：人民卫生出版社

世界卫生组织．1993．国际船舶医学指南．王崇亮，王礼林，等译．北京：人民军医出版社

王一镗，茅志成．2009．现场急救常用技术．北京：中国医药科技出版社

吴在德，吴肇汉．2008．外科学．7 版．北京：人民卫生出版社

杨绍基，任红．2008．传染病学．7 版．北京：人民卫生出版社

方庆安，张明，等．2012．船舶精通急救．大连：大连海事大学出版社

张达欣，倪莲秀，等．1998．船上精通急救．中华人民共和国港务监督局

International Medical Guide for Ships．3nd．World Health Organization，2007

http://www.mimsonline.com/china